Visual Anatomy Series 3

한눈에 보는 근육뼈대계의 기능과 운동해부학

Visual Anatomy Series 3

한눈에 보는 근육뼈대계의 기능과 운동해부학

KAWASHIMA Toshio
KURIYAMA Setsuro

김 대 중 감수

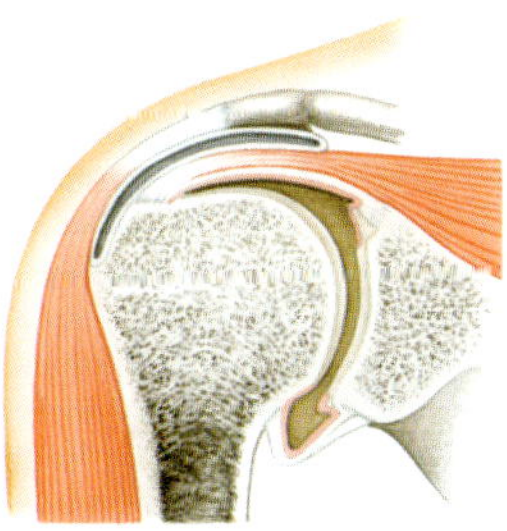

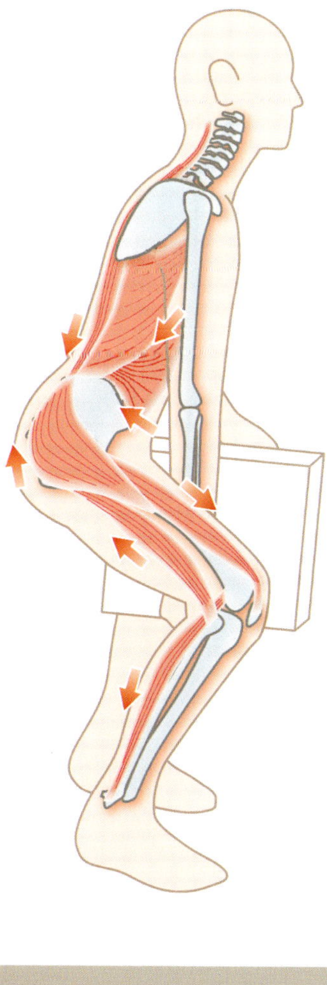

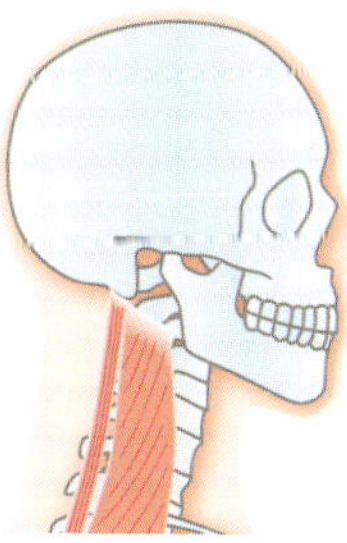

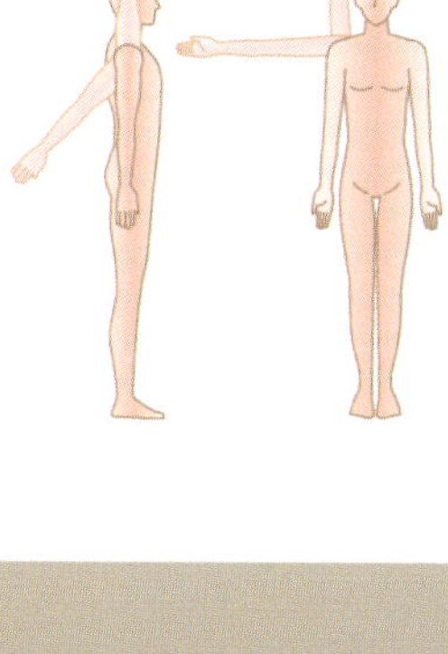

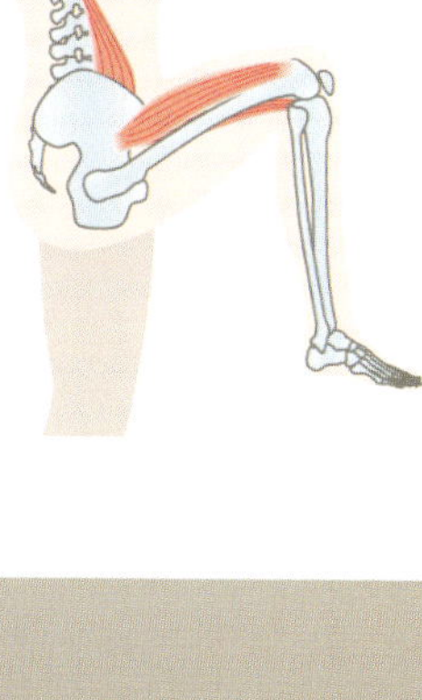

신흥메드싸이언스

ZENBU WAKARU KINNIKU KANSETSU NO UGOKI TO SHIKUMI JITEN
by KAWASHIMA Toshio
Supervised by KURIYAMA Setsuro

Originally published in Japan by SEIBIDO SHUPPAN, Tokyo.
Korean translation rights arranged with SEIBIDO SHUPPAN, Japan
through THE SAKAI AGENCY and A.F.C. LITERARY AGENCY.

한눈에 보는

근육뼈대계의 기능과 운동해부학 Visual Anatomy Series 3

발 행 2016년 7월 30일
지은이 KAWASHIMA Toshio, KURIYAMA Setsuro
감 수 김 대 중
발행인 홍 성 혁
발행처 신흥메드싸이언스
편 집 임 여 주
디자인 노 정 현, 이 서 희
주 소 서울시 영등포구 양평동 3가 15-1번지
월드메르디앙비즈센터 501호
등록번호 제318-2007-000077호
전 화 02-2165-8670
팩 스 02-2165-8675
홈페이지 www.shmed.co.kr
I S B N 978-89-6498-046-0 93510
정 가 28,000원

서문

사람이 움직이기 위한 근육 · 관절의 구조를 알 수 있다.

정상적인 사람은 자연스럽게 걷거나, 뛰거나, 운동을 즐깁니다. 그러나 그 운동은 많은 근육이 작용하며, 많은 관절을 움직여 미세한 조정이 이루어짐으로서 성립됩니다. 이러한 관절 · 근육 등의 운동기의 기본적인 구조나 기능을 배우고, 새롭게 인간의 운동을 관찰하면, 아무렇지도 않게 움직이던 동작도 매우 효율적으로 신체를 사용하여 움직이고 있다는 것을 알 수 있을 것이라고 생각합니다. 운동기의 기능을 이해하고, 사람의 움직임을 아는 것은 건강한 신체를 유지하기 위해 매우 중요하며, 그것은 운동이나 트레이닝에 활용할 수 있으며, 손상되거나 만성 장애 예방에도 유용합니다. 또한, 불행하게도 운동기에 장애가 발병한 경우에는 그 치료 · 재활 치료에도 활용할 수 있을 것입니다.

본서는 부위별 근육 · 관절의 구조와 기능을 중심으로 하여 근육 · 관절 · 뼈의 구조와 역할, 동작별 근육 · 관절의 기능, 운동 때문에 생기는 장애와 동작으로 구성되어 있습니다.

1장에서는 신체의 부위별 특징적인 기능을 주체로 설명하였습니다. 흥미 있는 부위부터 읽어니가도 좋습니다.

2장에서는 인간의 움직임을 표현하기 위해서 필요한 지식이나 언어의 정의를 설명하고, 또한 뼈나 근육, 관절과 같은 기관의 기본적인 구조나 역할을 서술하였습니다. 조금 딱딱한 내용도 있지만, 다른 장에서 구체적인 신체의 움직임을 이해하기 위한 기본이 되는 내용으로 구성되어 있습니다.

3장에서는 '걷기, 뛰기' 던지기' 등의 기본적인 운동이 어떻게 움직이는 지 설명함과 동시에 그 동작이 신체에 미치는 부담에 대해서 설명하였습니다.

4장에서는 주로 운동을 함으로서 많은 사람이 겪게 되는 질환에 대해 설명하고, 선택해야 하는 치료 · 재활 치료에 대해서 설명하였습니다.

읽어보시면 아시겠지만, 인간의 신체(운동기)는 매우 효율적으로 움직일 수 있도록 구성되어 있습니다. 반면, 잘못 사용하게 되면 매우 쉽게 손상되거나, 만성적인 장애를 일으키곤 합니다. 본서를 읽음으로서 사람의 움직임을 이해하고, 건강한 생활을 보내는데 일조할 수 있기를 바랍니다.

KAWASHIMA Toshio

목차

4장 운동 때문에 생기는 장애와 동작 175

본서를 보는 방법

본서는 '부위별 근육 · 관절의 구조와 기능', '근육 · 관절의 구조와 역할', '동작별 근육 · 관절의 움직임', '운동 때문에 생기는 장애와 동작'의 네 부분으로 구성되어 있다.
중심이 되는 1장에서는 부위별 뼈 · 관절의 구조, 관절의 움직임, 근육의 구조, 관절의 움직임에 작용하는 근육을 상세도와 알기 쉬운 그림으로 설명하였고, 그 구조를 한 눈에 보고 알 수 있도록 구성하였다.
근육과 관절의 기본적인 구조는 2장, '걷기, 뛰기' 등의 동작별 근육 · 관절의 움직임은 3장, 운동 때문에 생기는 장애는 4장에서 자세하게 설명하고 있다.
모든 장을 컬러 그림과 해설로 구성하여, 근육 · 관절의 조직과 기능을 알기 쉽게 설명하였다.

뼈 · 관절 상세도

인체의 각 부위에 대해서 뼈 · 관절의 구조를 정밀한 그림으로 표현. 주된 명칭은 우리말과 영어를 함께 표기 하였다.

관련 칼럼

각 항목의 주제에 입각한 보충 설명 및 관련 어구의 의미를 해설.

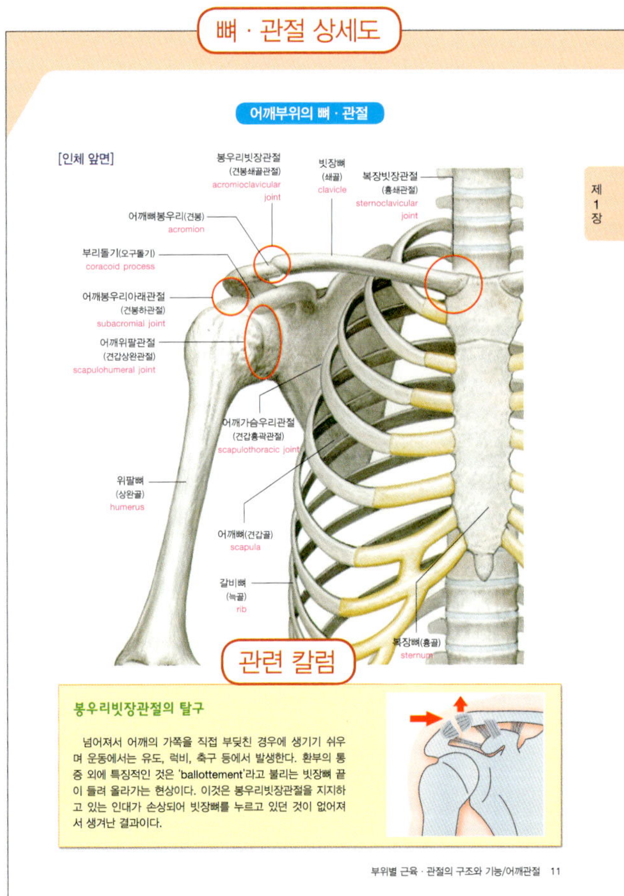

관절의 움직임 · 근육의 작용 해설도

각 부위 관절의 움직임과 작용하는 근육을 그림에 해설. 화살표로 움직임과 작용하는 방향을 표시.

해설문

근육 · 관절의 구조나 기능 등에 대해서 알기 쉽게 해설.

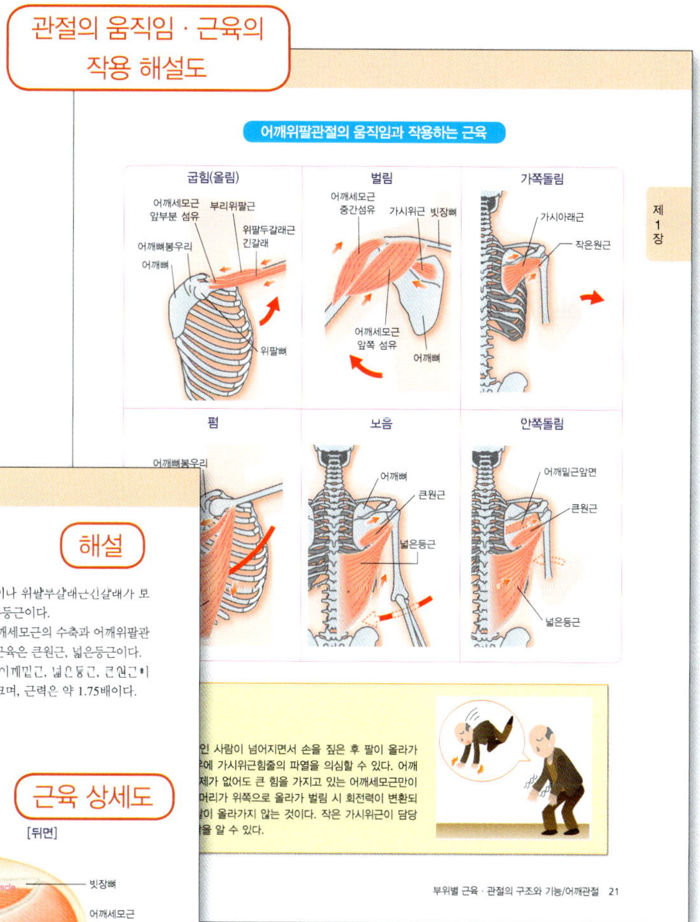

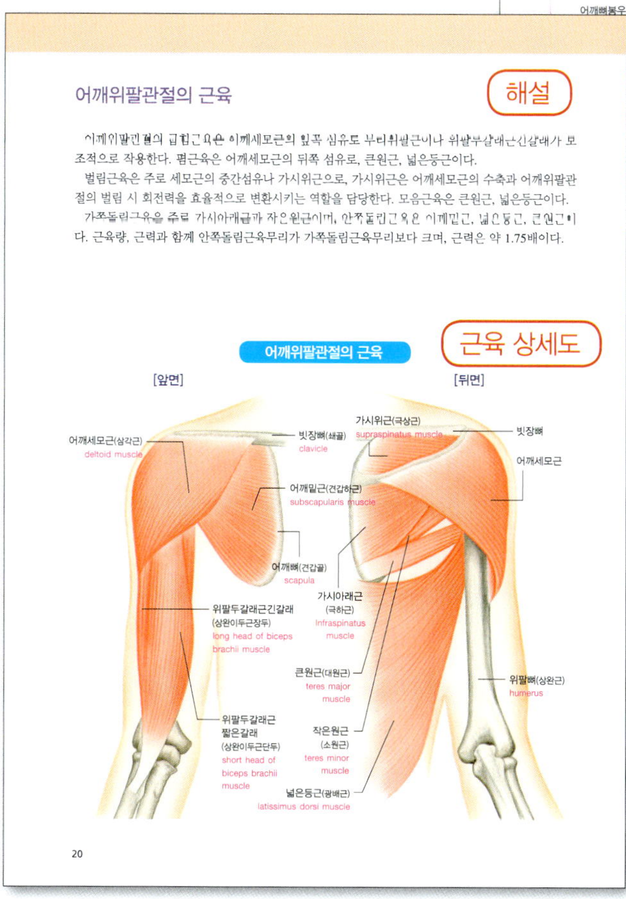

근육 상세도

각 관절의 움직임과 관련된 내용을 상세한 그림으로 표현. 주된 명칭은 우리말과 영어를 함께 표기하였다.

제 1 장

부위별 근육 · 관절의 구조와 기능

어깨관절의 구조

손의 움직임은 팔과 몸통을 연결하는 어깨관절에 의해 생긴다.

어깨관절을 파악하는 방법

팔은 신체 구분의 하나로 어깨관절부터 **위팔(위팔뼈)**, **아래팔(자뼈, 노뼈)**, 손 · 손가락(손목뼈, 손허리뼈, 손가락뼈)으로 구성되어 있다. 팔과 몸통은 **팔이음뼈(어깨뼈, 빗장뼈)**에 의해 연결되며, 팔에 큰 가동성을 부여함으로써 손에 의한 물건의 조작능력을 비약적으로 증가시키는 것이 어깨관절이다.

어깨관절은 복장뼈 · 빗장뼈 · 어깨뼈 · 갈비뼈 · 위팔뼈로 구성된 어깨복합체를 가리키는 경우(**넓은 의미의 어깨관절**)와 그 일부인 어깨뼈와 위팔뼈의 관절(어깨위팔관절)을 가리키는 경우(**좁은 의미의 어깨관절**)가 있다.

어깨복합체의 관절

어깨복합체(shoulder complex)를 구성하는 뼈는 복장뼈 · 빗장뼈 · 어깨뼈 · 갈비뼈 · 위팔뼈이지만, 관절은 **3개의 해부학적 관절**과 **2개의 기능적 관절**로 구성된다.

● 해부학적 관절

어깨위팔관절 (좁은 의미의 어깨관절)	어깨뼈관절오목과 위팔뼈머리의 관절로 가동성이 가장 크다.
봉우리빗장관절	어깨뼈(어깨뼈봉우리)와 빗장뼈의 관절로 가동성은 작다.
복장빗장관절	복장뼈와 빗장뼈의 관절로 가동성은 작다.

● 기능적 관절

어깨봉우리아래관절	위팔뼈머리와 그 위의 어깨뼈봉우리 사이에서 미끄러지는 부위. 해부학적 관절은 아니지만, 기능적으로 중요하며 '제2의 어깨관절'로 불린다.
어깨가슴우리관절	어깨뼈의 앞면과 가슴우리의 뒤가쪽면 사이의 기능적 관절로, 어깨뼈가 등쪽 근육 안에 있어 갈비뼈 위에서 활동한다. 어깨위팔관절 다음으로 가동성이 크다.

어깨부위의 뼈 · 관절

[인체 앞면]

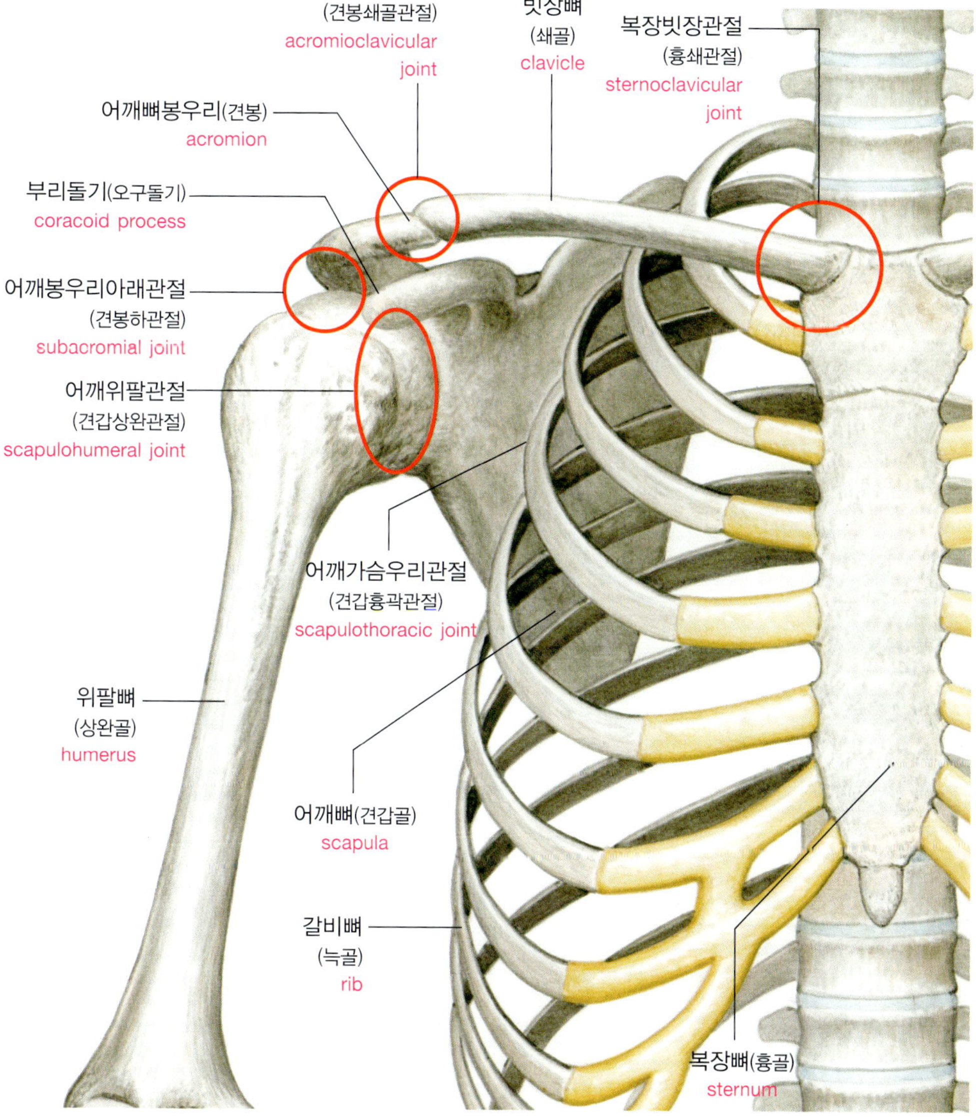

봉우리빗장관절의 탈구

넘어져 어깨의 가쪽을 직접 부딪친 경우에 생기기 쉬우며 운동에서는 유도, 럭비, 축구 등에서 발생한다. 환부의 통증 외에 특징적인 것은 'ballottement'라고 불리는 빗장뼈 끝이 들려 올라가는 현상이다. 이것은 봉우리빗장관절을 지지하고 있는 인대가 손상되어 빗장뼈를 누르고 있던 힘이 없어져서 생겨난 결과이다.

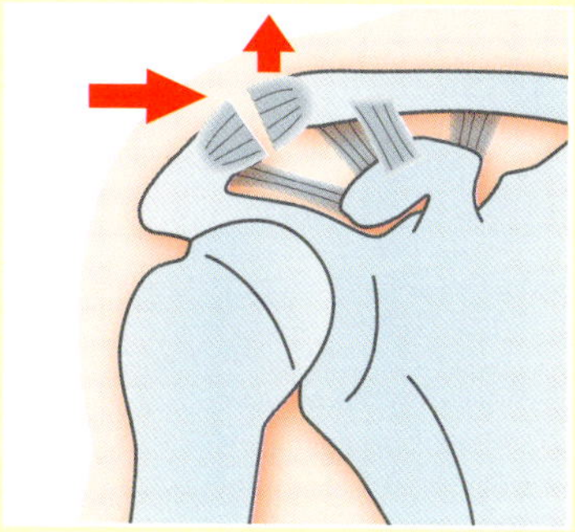

어깨뼈의 움직임

팔을 올릴 때에는 2개의 관절 사이에 리듬이 존재한다.

어깨뼈의 가동범위

어깨뼈는 보통 2번 갈비뼈와 7번 갈비뼈 사이에 위치하고 있으며, 관상면(→ P.97)에 대해 약 35° 앞쪽을 향하고 있다. 어깨빗장관절이나 복장빗장관절의 움직임을 수반하면서 가슴우리 위에서 미끄러지며, 기본자세(→ P.96)를 기준으로 하면 위아래 방향으로 10~12cm, 들임 · 내밈 15cm, 돌림은 약 60°의 가동범위가 있다.

올림은 어깨를 움츠리듯이 가슴우리 위를 위쪽으로 미끄러지는 운동이며, 반대로 **내림**은 아래쪽으로 미끄러지는 운동이다.

내밈은 어깨뼈의 안쪽모서리가 가슴우리 위를 신체의 중심에서 멀어지도록 앞 · 가쪽 방향으로 미끄러지는 운동을 말하며, **들임**은 어깨뼈 안쪽모서리가 신체의 중심을 향하는 운동을 말한다.

또한, 아래각(어깨뼈의 가장 아래 각)이 위가쪽으로 돌림하는 운동을 **위쪽돌림**, 위쪽돌림에서 원래 위치로 돌아오는 운동을 **아래쪽돌림**이라고 한다.

어깨뼈의 운동

올림 · 내림

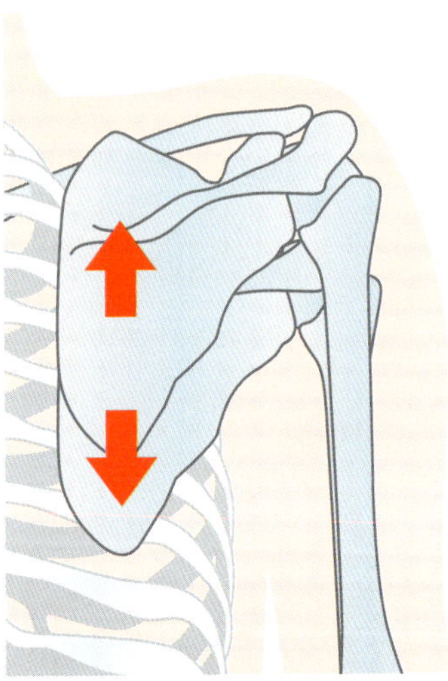

가슴우리 위를 위쪽으로 이동하는 운동이 올림, 그 반대 운동이 내림

들임 · 내밈

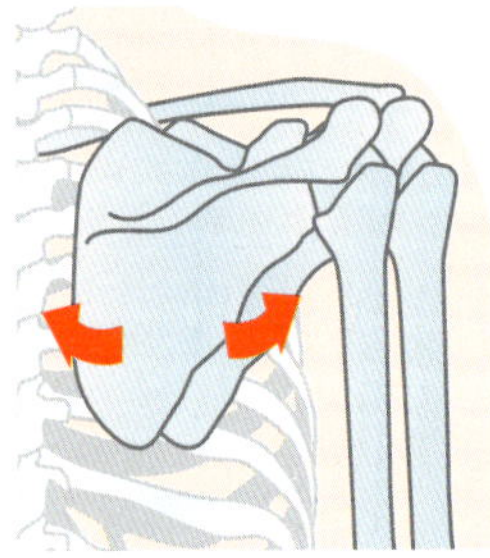

어깨뼈의 가쪽모서리가 앞가쪽 방향으로 미끄러지는 운동이 내밈, 그 반대쪽 운동이 들임

위쪽돌림 · 아래쪽돌림

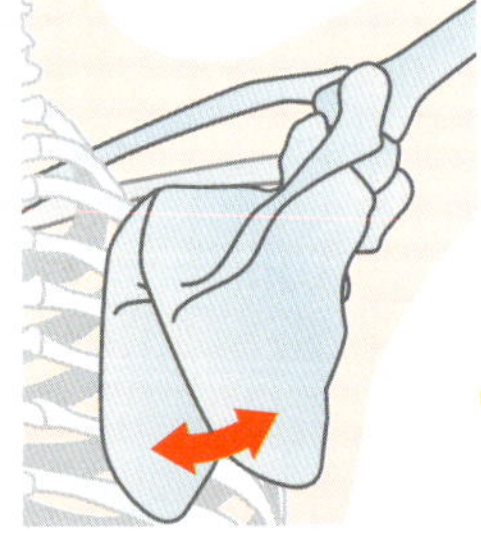

아래각이 위가쪽으로 돌림하는 운동이 위쪽돌림, 그 반대 운동이 아래쪽돌림

어깨뼈의 올림운동

팔을 올리는 올림 동작은 어깨가슴우리관절과 어깨위팔관절의 공동 운동에 의해 수행된다. 구체적으로는 어깨위팔관절의 벌림과 어깨가슴우리관절의 위쪽돌림 사이에 자연스러운 운동학적 리듬이 존재하며, 그 비율은 **2대 1**인 것으로 알려져 있다.

즉, 3°의 벌림운동은 2°의 어깨위팔관절의 벌림과 1°의 어깨가슴우리관절의 위쪽돌림에 의해 성립되는 것이다. 이것을 '**어깨위팔리듬(견갑상완리듬, scapulohumeral rhythm)**'이라고 부르며, 180°의 벌림(최대올림)운동은 어깨위팔관절의 벌림 120°와 어깨가슴우리관절의 위쪽돌림 60°의 합계이다.

벌림운동 시 어깨위팔관절에서는 같은 방향의 구르기 운동과 반대 방향의 미끄러지기 운동인 '**관절주머니 안 운동(joint play)**'(→ P.122)이 발생한다. 위팔뼈머리관절면의 세로 지름은 관절오목의 약 2배 정도임에도 불구하고, 오목상태의 관절오목에서 튀어나오지 않고 벌림운동이 가능할 수 있는 것도 '관절주머니 안 운동(joint play)' 덕분이다.

어깨 위팔 운동

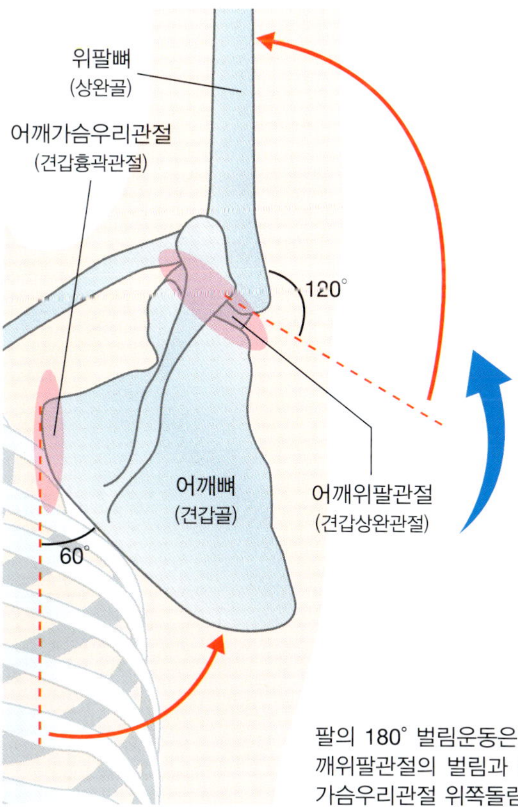

팔의 180° 벌림운동은 120°의 어깨위팔관절의 벌림과 60°의 어깨가슴우리관절 위쪽돌림의 합계

중요한 어깨뼈의 가동성

투구 동작에서는 어깨뼈의 움직임이 중요하다. 어깨뼈의 들임(내전)이 불충분한 상태에서 공을 높이 올리면(top position), 어깨위팔관절에서는 과도한 가동범위가 필요해져 투구장애어깨를 발생시키는 요인이 된다. 때문에 투구장애어깨의 치료에는 어깨뼈를 능숙하게 사용하는 연습도 필요해진다.

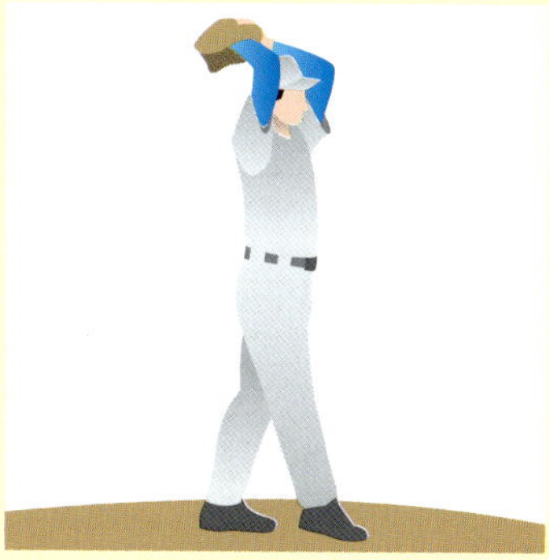

어깨관절의 안정

불안정한 어깨관절은 정적 · 동적 기구에 의해 안정된다.

어깨관절의 특징

어깨관절(어깨위팔관절)은 위팔뼈의 **큰 볼록 모양의 뼈머리**와 **얕은 오목 모양의 관절오목**으로 형성되어 있다. 관절오목은 위팔뼈머리의 약 1/3만을 덮는 느슨한 구조로 되어 있기 때문에 가동성이 매우 넓으며, 어깨뼈의 움직임과 함께 더 큰 운동을 가능하게 하고 있다.

반면, **불안정한 관절**이기도 하다. 한 번 외상성의 탈구 부상이 생기면, 그 후에는 가벼운 외부의 힘에도 탈구를 반복하는 **'반복성 어깨관절 탈구'**나 불안성이 문제가 되는 **'투구장애어깨'**를 발병시키는 경우가 있다.

어깨위팔관절을 형성하는 위팔뼈와 관절오목

오목한 모양의 관절오목은 볼록한 모양의 위팔뼈머리의 약 1/3만을 덮는 느슨한 구조로 되어 있다.

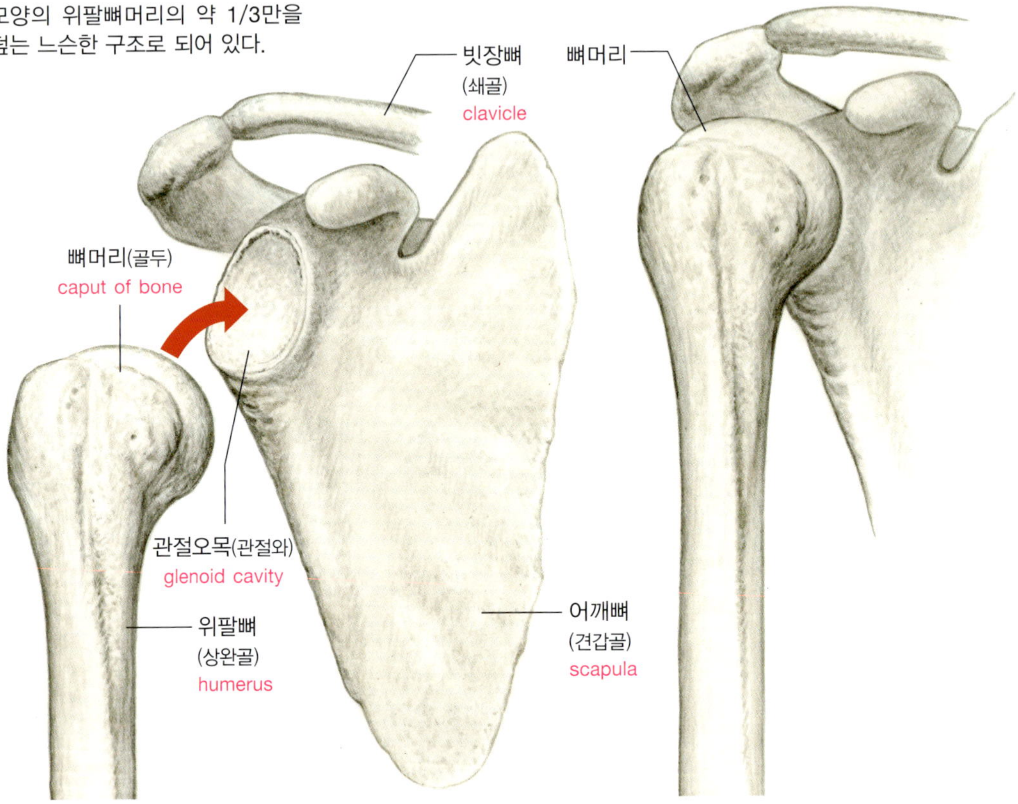

2개의 안정화 기구

어깨관절에는 안정성에 기여하는 2개의 조직이 있으며, '**정적 안정화 기구**'와 '**동적 안정화 기구**'로 나뉜다.

정적 안정화 기구에는 **관절주머니(인대)나 관절테두리, 관절오목의 경사, 관절공간 안의 압박** 등이 있다. 수의적으로 움직일 수는 없지만, 그 자체가 뼈머리를 관절오목에 대해 일정 방향으로 제한하는 역할을 담당하고 있다.

동적 안정화 기구는 **어깨위팔관절에 작용하는 근육무리**로 세모근이나 위팔두갈래근(긴갈래), 돌림근띠(회전근개, rotator cuff)를 구성하는 가시위근, 가시아래근, 어깨아래근, 작은원근 등이 있다. 각각의 근육이 수축됨으로써 관절오목에 대해 뼈머리를 일정의 방향으로 멈추는 역할을 담당하고 있다.

또한, 어깨관절 주위의 근육무리로 얕은층에 있으며, 비교적 큰 근력을 가지는 근육무리를 '**outer muscle**', 깊은층에 있으며 비교적 작은 근육군을 '**inner muscle**'로 분류할 수 있으며, 정식 해부학 용어는 아니다.

'잠김' 기전(locking mechanism)

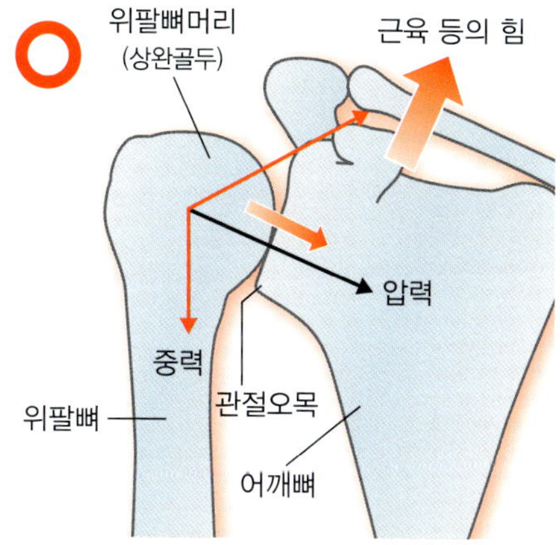

근육 등의 힘으로 관절오목이 조금 경사됨에 따라 위팔뼈머리가 관절오목에 눌려, 관절이 고정된다.

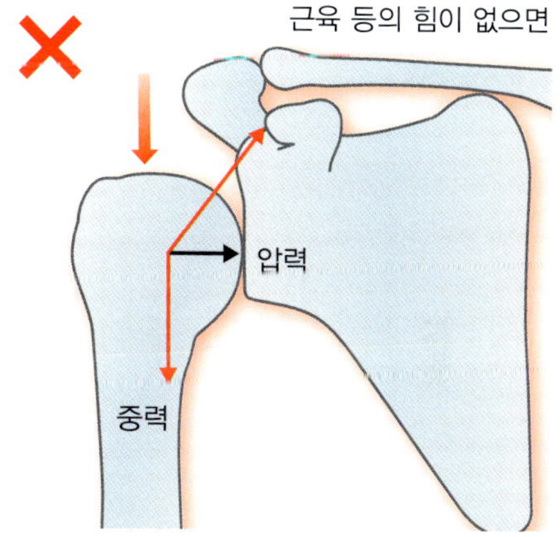

근육 등의 힘이 작용하지 않으면 관절오목의 경사가 없어져 압력이 약해지며, 그 결과 위팔뼈머리는 아래쪽으로 미끄러진다.

반복성 어깨관절 탈구

20세 이하에서 어깨관절의 외상성 탈구가 일어나면, 반복성 어깨관절 탈구로 이행할 확률이 높다. 치료에는 근력 강화 등의 재활 치료도 시행하지만, 최종적으로는 수술이 필요한 경우가 많다. 고연령에서 재발하기 쉬운 이유는 탈구 시 손상 부위가 젊은 사람과 다르기 때문인 것으로 생각할 수 있다.

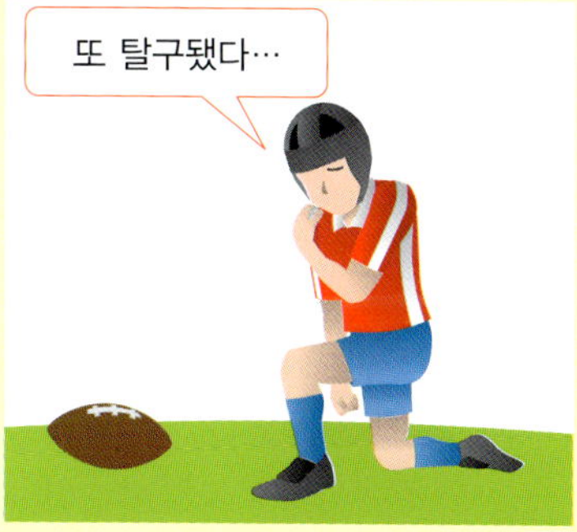

정적 안정화 기구의 구조

관절주머니(인대)	위팔인대는 관절주머니가 부분적으로 과형성된 것으로 위쪽에서 아래쪽을 향하여 **위관절위팔인대(SGHL)**, **중간관절위팔인대(MGHL)**, **아래관절위팔인대복합체(IGHLC)**로 나뉜다. 주된 제한 방향은 SGHL의 뼈머리 아래 방향 변위, MGHL은 뼈머리의 앞방향 변위, IGHLC의 앞부분은 벌림 · 가쪽돌림, 뒤부분은 굽힘 · 안쪽돌림이다. 부리위팔인대는 SGHL와 함께 뼈머리의 아래방향 변위를 멈추게 한다.
관절테두리(관절순)	관절오목의 주위를 감싸는 **섬유연골성 고리**. 관절오목의 깊이 50%는 관절테두리가 담당하고 있으며, 관절오목의 패임을 깊게 함으로써 안정성을 향상시키고 있다.
관절오목의 기울기	어깨뼈의 관절오목은 수직선보다 약 5° 위쪽으로 기울어져 있으며, 인대와의 공동작업에 의해 뼈머리의 아래쪽 변위를 제한한다.
관절공간의 내부 압력	관절공간의 내부 압력이 외부 압력보다 낮은 상태이며, 이것이 뼈머리와 관절오목 사이의 흡인력으로서 작용한다.

동적 안정화 기구의 구조

돌림근띠(회전근개의 근육무리)	가시위근, 가시아래근, 작은원근, 어깨아래근의 힘줄은 판 상태가 되어 구조적으로 관절주머니를 보강하며, 돌림근띠라고 불린다. 가시위근은 위쪽, 가시아래근과 작은원근은 아래쪽, 어깨아래근은 앞쪽에서 관절주머니를 덮는다. 돌림근띠에 의해 생기는 근력은 위팔뼈의 활동(안쪽 · 가쪽돌림이나 벌림)에 작용할 뿐만 아니라, 관절오목에 위팔뼈머리를 중심으로 향하여 안정시키도록 작용한다.
그 외의 근육	위팔두갈래근의 긴갈래는 벌림 · 가쪽돌림 위치에서 앞쪽의 안정성에 기여하며, 투구동작에서 중요한 역할을 담당한다. 어깨세모근은 강대한 근육이며, 동적 제동 인자로서 각 방향의 안정성에 기여하고 있다.

비 오는 날에 관절이 아픈 이유는 왜?

관절질환이 있는 사람은 비가 오는 날 관절의 통증이 심해지는 경우가 있다. 그 원인은 관절공간의 내부 압력과 관련이 있다고 할 수 있다. 즉, 비가 오는 날에는 기압이 낮아지기 때문에 상대적으로 외부 압력에 대해 관절 공간의 내부 압력이 높아져 관절이 평상시보다 붓기 때문이다.

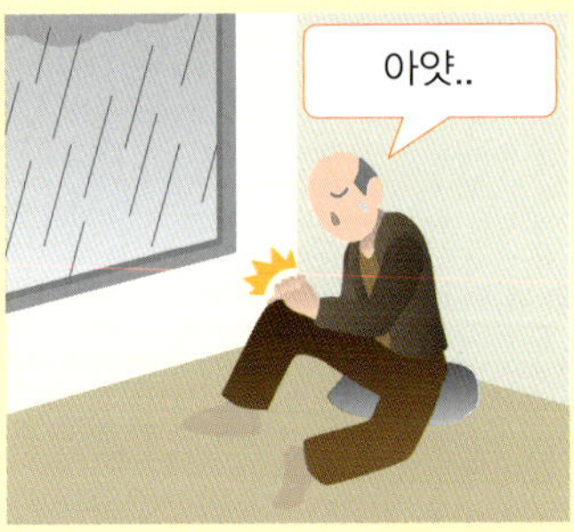

정적 안정화 기구와 관련된 인대 등

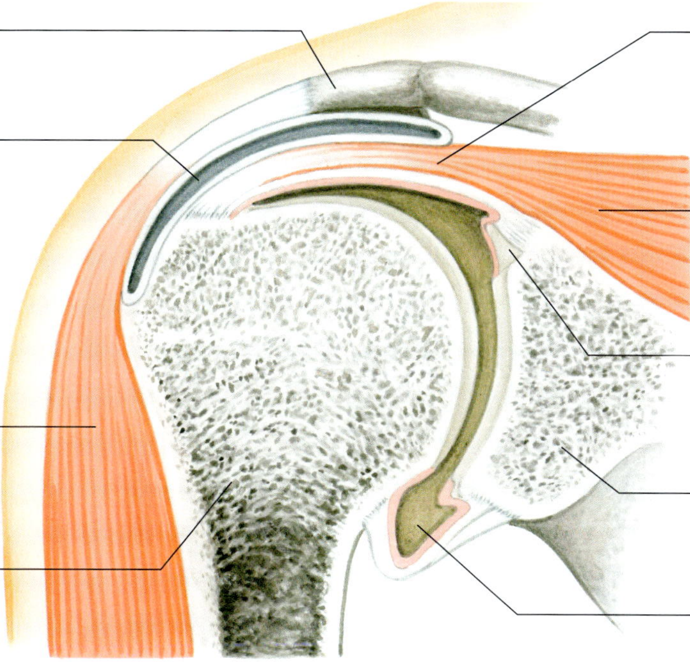

[어깨위팔관절 단면]

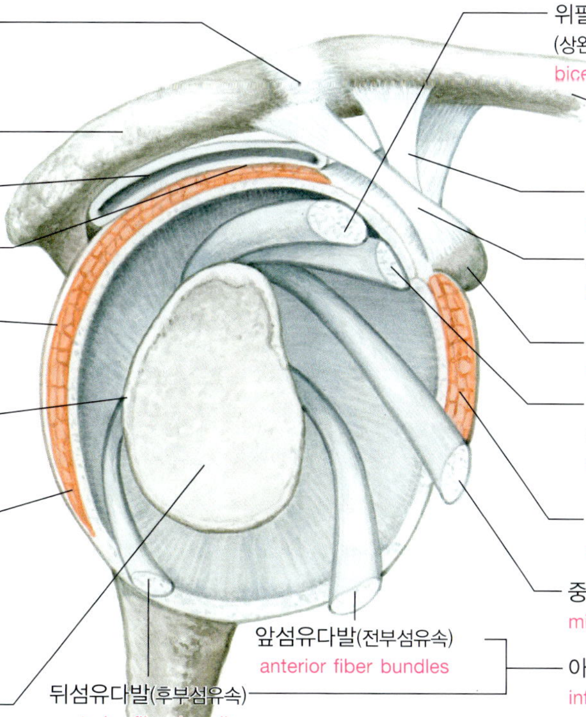

어깨관절에 작용하는 근육

어깨복합체에는 어깨가슴관절의 근육과 어깨위팔관절의 근육이 있다.

어깨가슴관절의 근육

어깨가슴의 근육은 어깨뼈를 가슴우리에 확실히 고정하여, 어깨위팔관절에 작용하는 근육의 기능을 효과적으로 발휘시키는 역할을 담당하고 있다.

어깨뼈의 '올림'에 관여하는 근육들은 주로 **등세모근의 위섬유와 어깨올림근**이다. 이 근육이 작용

어깨가슴우리관절의 근육

[인체 뒷면]

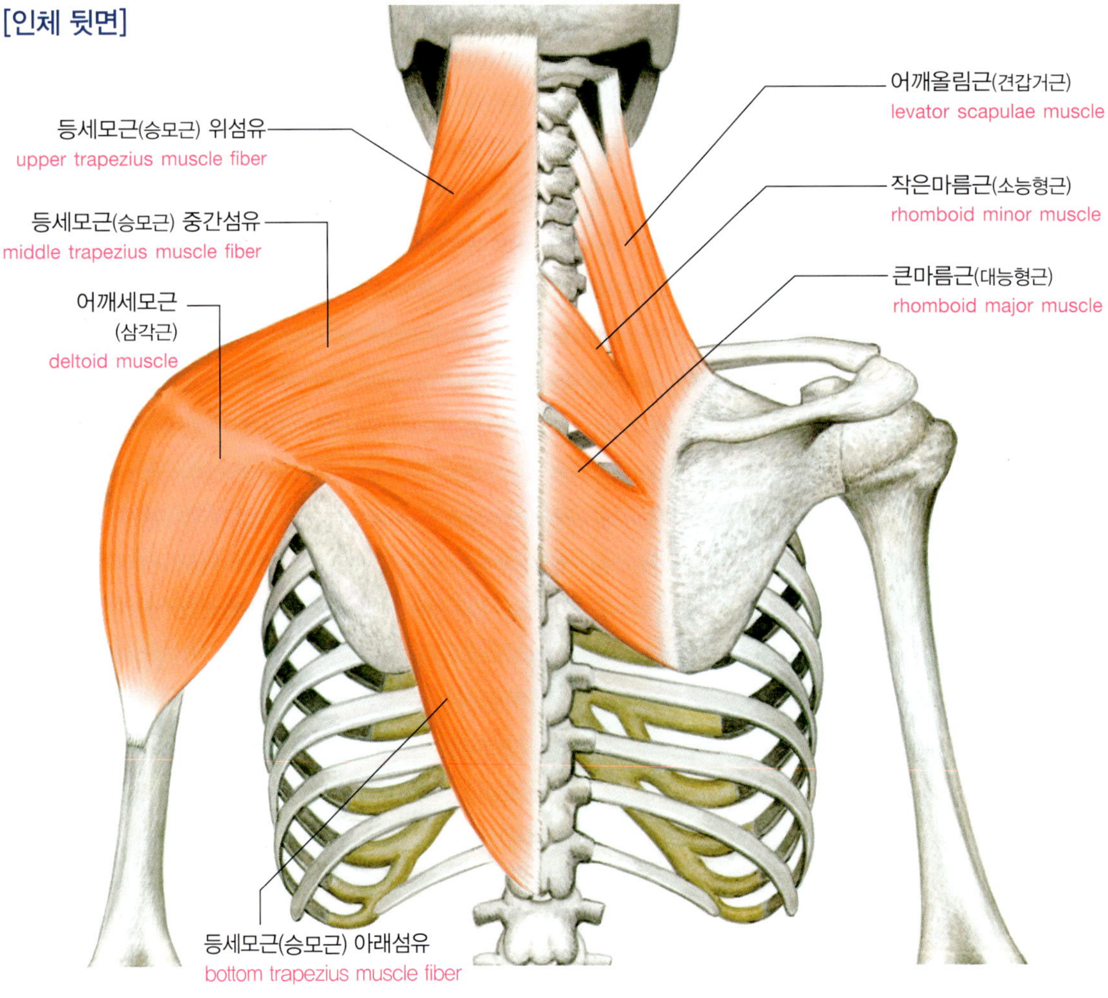

함으로써 어깨뼈는 관절오목이 위쪽을 향하는 것과 같이 적합한 위치에 고정된다. 팔을 '내림'시키는 근육은 주로 **등세모근 아래섬유**로, 의자에 앉아서 팔 받침을 양손으로 누르고 엉덩이를 들어 올리는 동작에 작용한다.

어깨뼈를 '내밈'하는 근육은 주로 **앞톱니근**으로, 멀리 있는 물건을 집으려고 앞쪽으로 손을 내밀 때와 같은 동작, '들임'하는 근육은 주로 **등세모근 아래섬유와 마름근**으로, 보트를 노로 젓는 것과 같은 동작에 작용한다.

어깨뼈를 위쪽으로 돌림하는 근육은 주로 **등세모근 전체**로, 어깨위팔관절의 벌림 시 협조하여 작용한다. 아래쪽으로 돌림할 때는 주로 **마름근**이다.

제 1 장

어깨뼈의 움직임과 작용하는 근육

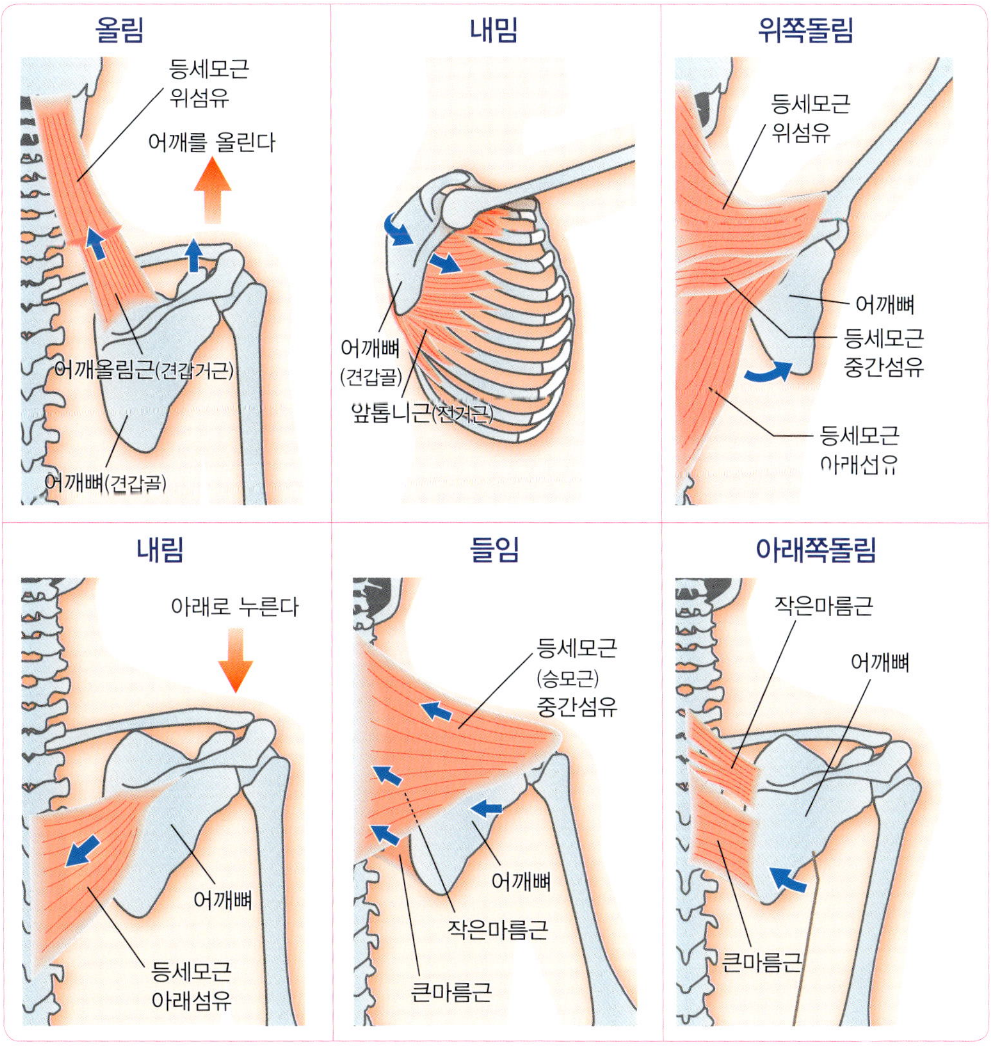

어깨위팔관절의 근육

어깨위팔관절의 굽힘근육은 **어깨세모근의 앞쪽 섬유**로 부리위팔근이나 위팔두갈래근 긴갈래가 보조적으로 작용한다. 폄근육은 **어깨세모근의 뒤쪽 섬유**로, **큰원근**, **넓은등근**이다.

벌림근육은 주로 **세모근의 중간섬유**나 **가시위근**으로, 가시위근은 어깨세모근의 수축과 어깨위팔관절의 벌림 시 회전력을 효율적으로 변환시키는 역할을 담당한다. 모음근육은 **큰원근**, **넓은등근**이다.

가쪽돌림근육은 주로 **가시아래근**과 **작은원근**이며, 안쪽돌림근육은 **어깨밑근**, **넓은등근**, **큰원근**이다. 근육량, 근력과 함께 안쪽돌림근육무리가 가쪽돌림근육무리보다 크며, 근력은 약 1.75배이다.

어깨위팔관절의 근육

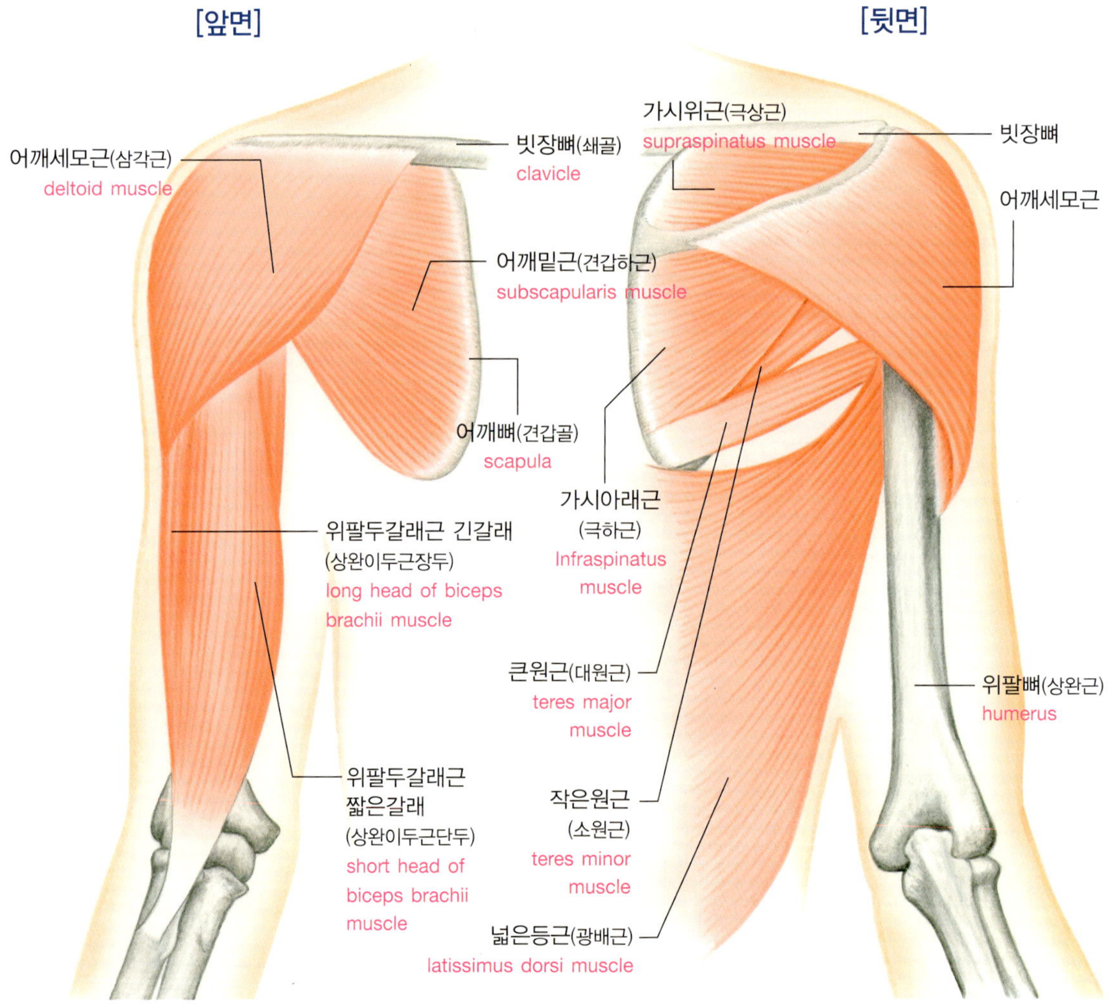

어깨위팔관절의 움직임과 작용하는 근육

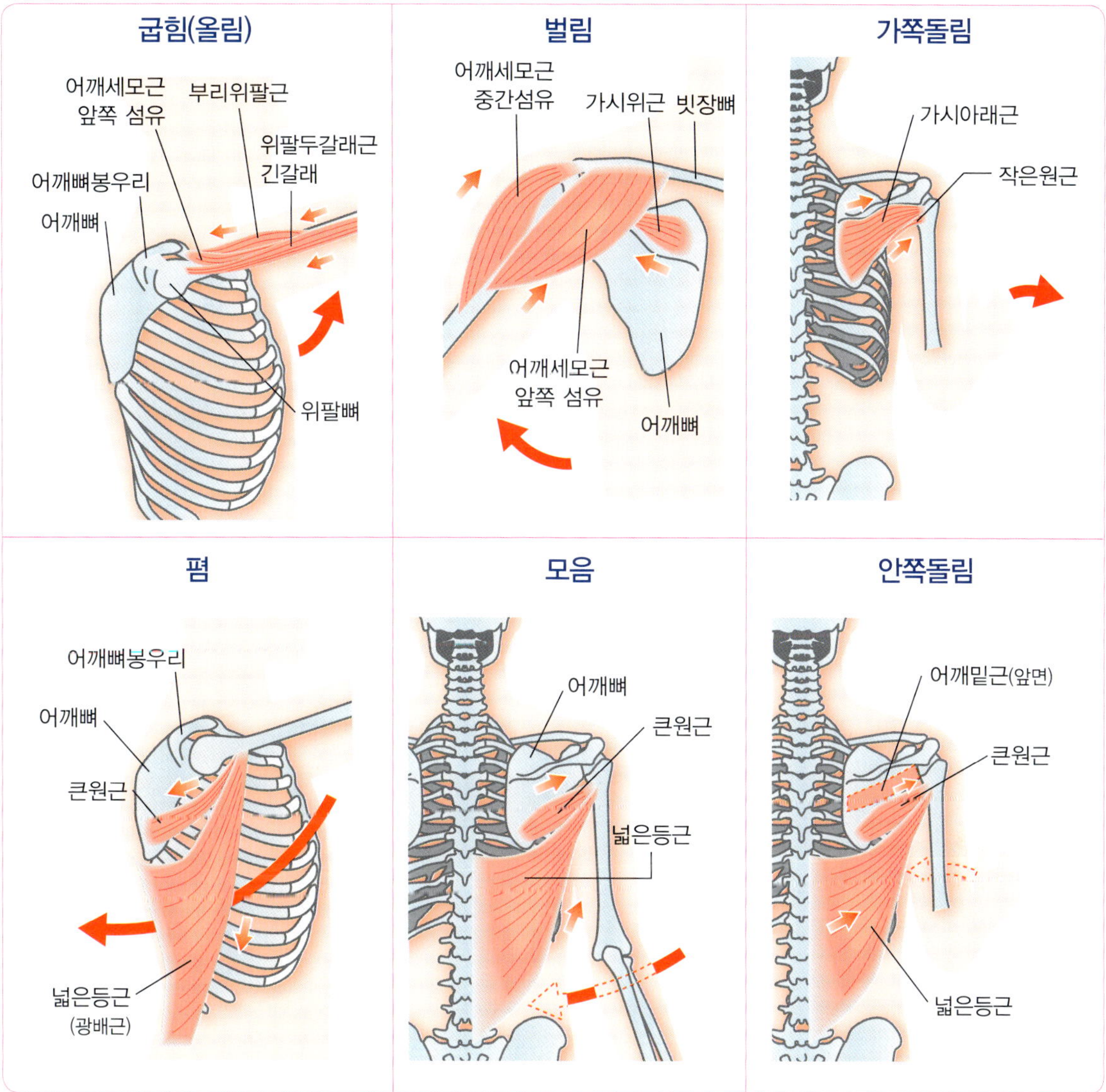

건판 파열

중년 이상인 사람이 넘어지면서 손을 짚은 후 팔이 올라가지 않는 경우에 가시위근힘줄의 파열을 의심할 수 있다. 어깨세모근에 문제가 없어도 큰 힘을 가지고 있는 어깨세모근만이 수축되면 뼈머리가 위쪽으로 올라가 벌림 시 회전력이 변환되지 않아서 팔이 올라가지 않는 것이다. 작은 가시위근이 담당하는 큰 역할을 알 수 있다.

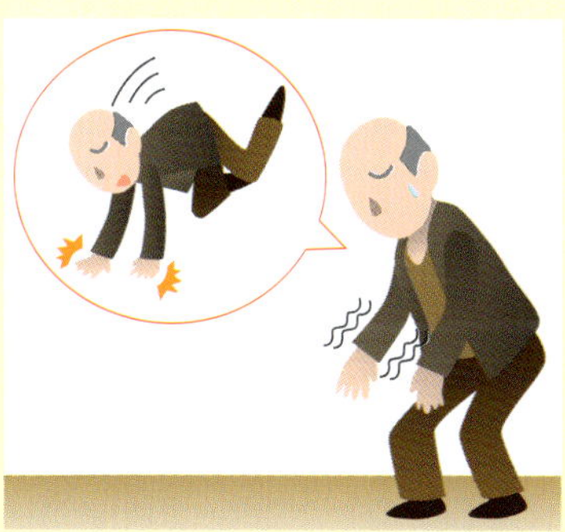

어깨관절의 돌림운동

어깨위팔관절의 돌림운동은 올림의 경로에 따라 변화한다.

올림 시의 돌림운동

팔을 늘어뜨린 자세로부터 관상면으로 올리거나(벌림), 시상면에서 올리더라도(굽힘) **출발점과 종착점은 같아진다.**

그러나 어떤 경로로 올리는가에 따라 **어깨위팔관절의 돌림운동에 변화**가 나타난다. 예를 들어, 어깨위팔관절이 안쪽돌림 위치(엄지손가락을 아래로 향한 자세)에서 팔을 관상면으로 올리면(어깨관절의 벌림운동), 대부분의 사람은 90° 부근에서 멈추며, 그 이상 팔을 올릴 수 없다.

그 원인은 관절주머니가 비틀어져서 여유가 없어지거나 그 방향에서는 위팔뼈의 큰결절(큰 융기부)이 부리봉우리활(어깨봉우리아래관절의 덮개 부분)에 부딪쳤기 때문이다. 자연스럽게 벌림운동에서 팔을 올릴 수 있는 것은 **어깨위팔관절에서 동시에 가쪽돌림운동**이 생기기 때문이다.

어깨평면과 zero position

어깨관절에는 팔을 늘어뜨린 자세에서 최대올림 위치에 다다르기까지 벌림운동에서는 약 90°의 가쪽돌림, 굽힘운동에서는 약 20°의 안쪽돌림이 발생한다. 거의 돌림운동이 발생하지 않고 최대올림 위치에 도달하는 올림면은 관상면에서 60~75° 앞쪽이라고 한다.

또한 어깨뼈 방향(→ P.12)인 관상면에서 약 35° 앞쪽을 **어깨평면**이라고 하며, 관절주머니나 회전근개에 꼬임이나 뒤틀림을 발생시키지 않고 올릴 수 있는 위치라고 알려져 있다. 또한 위팔뼈의 축이 어깨뼈가시(어깨뼈 뒷면의 융기)와 일치하는 올림 위치를 **'zero position'**이라고 하며, 능동적인 돌림운동이 최소가 되는 위치라고 알려져 있다.

어깨평면이나 'zero position'은 **투구장애어깨의 재활 치료에 중요한 위치**이다.

'만세'로 알 수 있는 어깨평면의 위치

어깨평면은 사람이 자연스럽게 팔을 올릴 때 사용되고 있는 경로이다. 예를 들어 '만세'를 할 때, 순수 벌림운동으로 시행하거나, 굽힘운동으로 시행하는 사람은 없다. 자연스럽게 '만세'를 할 때는 아마도 관상면보다 조금 앞쪽 위치에서 팔을 올릴 것이며, 이 면이 어깨평면이다.

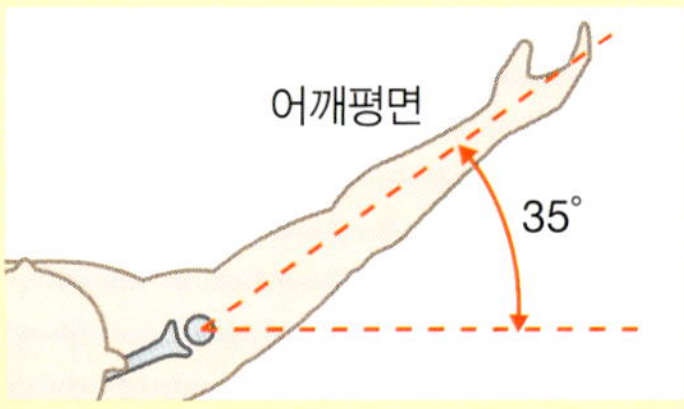

어깨뼈의 방향과 zero position

[어깨평면]

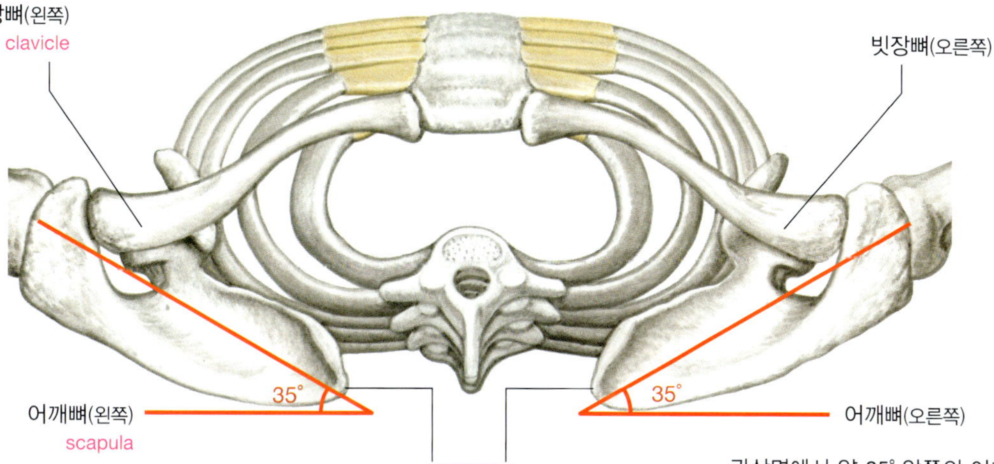

관상면에서 약 35° 앞쪽의 어깨뼈의 위치가 어깨평면이다.

[zero position]

위팔뼈 축과 어깨뼈가시가 일직선이 되는 어깨평면 위의 위치가 zero position이다.

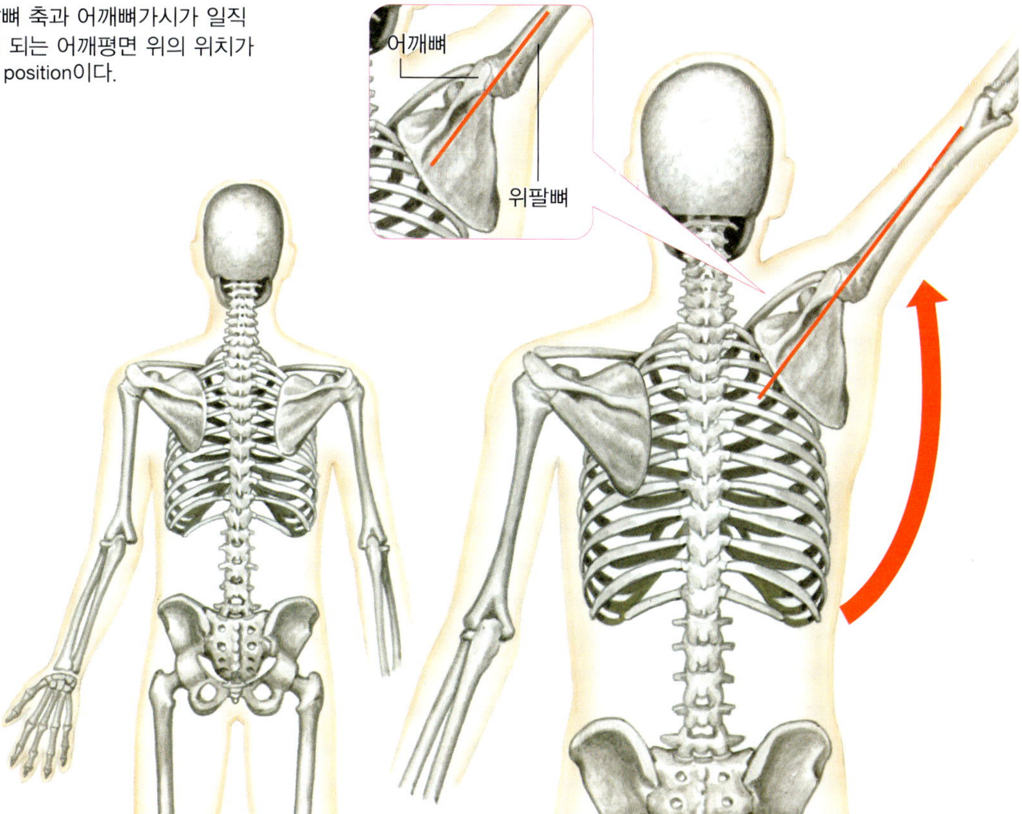

팔꿉관절 · 아래팔의 구성과 운동

위팔자관절과 위팔노관절로 구성되는 팔꿉관절은 폄과 굽힘운동이 가능하다.

팔꿉관절의 종류

팔꿉관절부터 아래팔을 구성하는 뼈는 **위팔뼈, 자뼈, 노뼈**이다. 팔꿉관절은 위팔뼈와 자뼈의 관절인 **위팔자관절**과 위팔뼈와 노뼈의 관절인 **위팔노관절**로 구성된다. 위팔자관절은 위팔뼈의 도르래와 자뼈의 도르래패임(자뼈 위쪽 부위의 패임)이 형성하는 안정성이 높은 관절이다.

위팔노관절은 위팔뼈의 먼쪽 끝 가쪽에 있는 둥근 **작은머리**와 노뼈의 몸쪽 끝에 있는 컵 모양의

팔꿉관절부터 아래팔을 구성하는 뼈

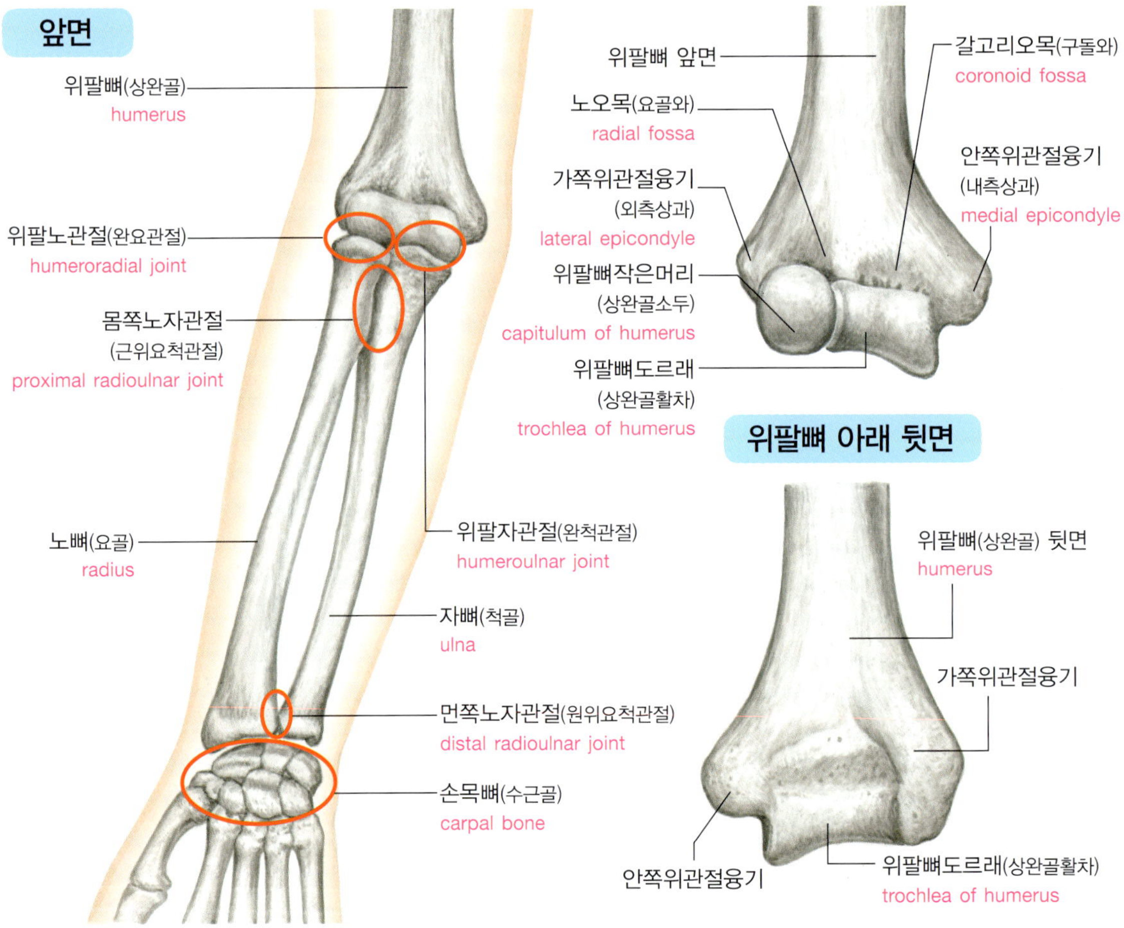

노오목이 들어맞는 관절로 팔꿉관절이 펴된 상태에서는 거의 접촉되지 않는다.

아래팔은 **자뼈**와 **노뼈**로 구성되며 **먼쪽노자관절**과 **몸쪽노자관절**로 연결된다.

아래팔과 어깨의 운동

평상시 운동에서는 아래팔의 엎침 동작과 어깨관절의 안쪽 돌림, 뒤침 동작과 돌림이 동시에 일어나는 경우가 많이 있다. 때문에 엎침 · 뒤침 동작만으로는 가동범위가 약 180°이지만, 팔꿈치를 폄 상태에서는 어깨의 안쪽돌림 · 가쪽돌림과 아래팔의 엎침 · 뒤침이 합산되기 때문에 손은 거의 360° 돌림이 가능한 것이다.

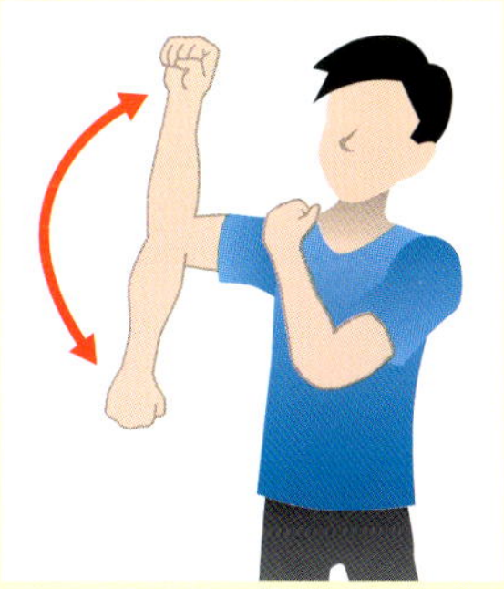

노뼈 · 자뼈 앞면

노뼈 · 자뼈 뒷면

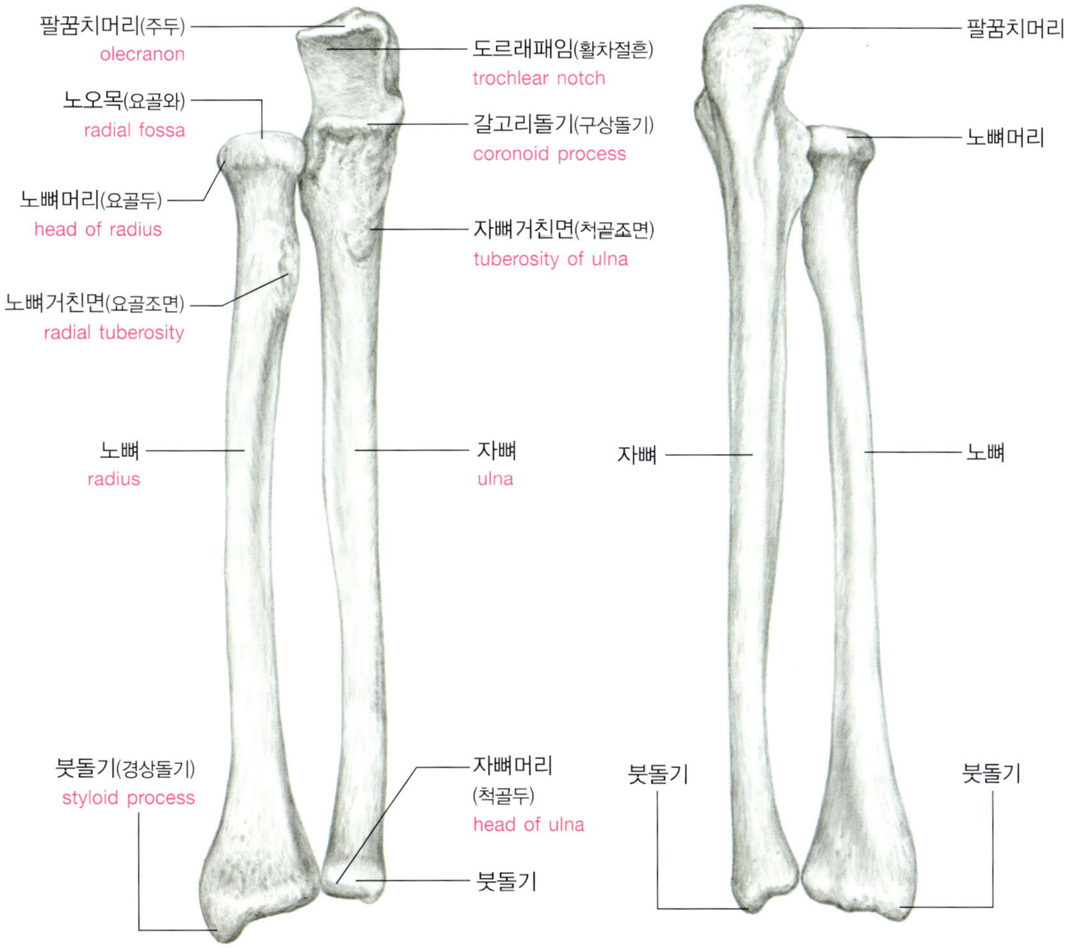

팔꿉관절과 아래팔의 운동

팔꿉관절 중 위팔자관절은 **경첩관절**(→ P.118), 위팔노관절은 **절구관절**(→ P.119)인데, 팔꿉관절에서는 기본적으로 시상면에서는 폄 · 굽힘운동만이 가능하며 폄 상태에서는 약 5°, 굽힘 상태에서는 약 145°의 가동범위를 가진다.

팔꿉관절의 굽힘 동작은 물건을 들어 올리거나, 음식을 입에 운반할 때 중요한 역할을 담당하며, 폄 동작은 물건을 누르거나 던질 때 중요한 역할을 담당한다.

팔꿉관절의 운동

[팔꿉관절의 굽힘 · 폄]

팔꿉관절의 가동범위는 시상면에서의 폄이 약 5°, 굽힘이 약 145°이다.

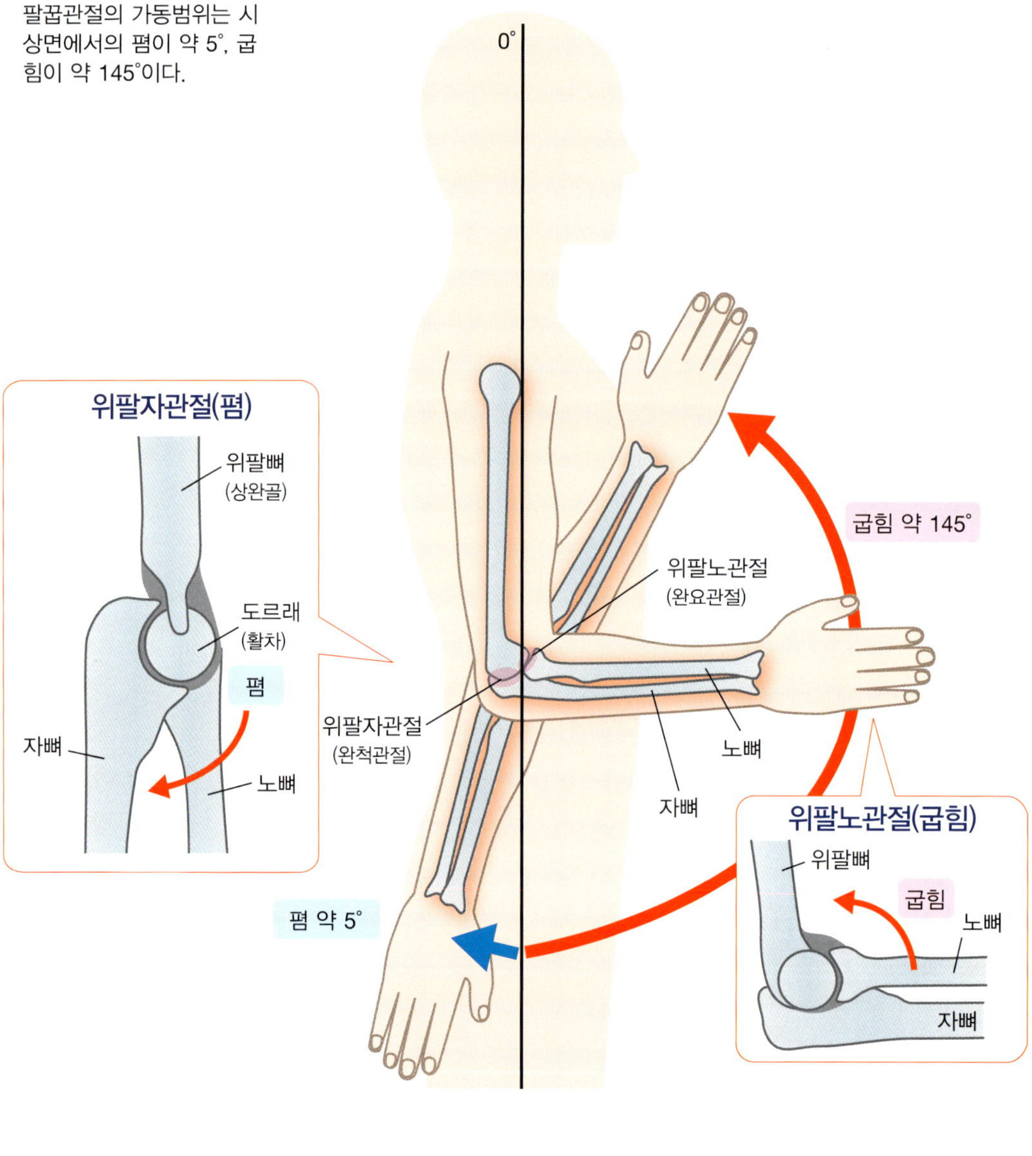

아래팔의 운동은 손바닥을 아래로 향하는 동작이 엎침, 손바닥을 위로 향하는 동작이 뒤침이 된다.

팔꿉관절 90° 굽힘 상태에서 엄지손가락이 바로 위를 향한 위치를 중간 위치로 할 때, 엎침 · 뒤침 모두 거의 90°의 가동범위를 가진다.

손바닥을 앞면을 향하게 한 해부학적 기본 위치(→ P.96)에서는 아래팔이 뒤침 위치에서 자뼈와 노뼈가 평행해진다. 그 자세에서 엎침할 때는 위팔자관절에서 위팔뼈에 고정되어 있는 자뼈는 거의 움직이지 않고, 노뼈가 그 주변을 돌림하며, 손바닥은 뒷면을 향한다. 이 때, 엄지손가락은 노뼈와 같은 방향을 향하고 있다.

아래팔의 운동

[아래팔의 엎침 · 뒤침]

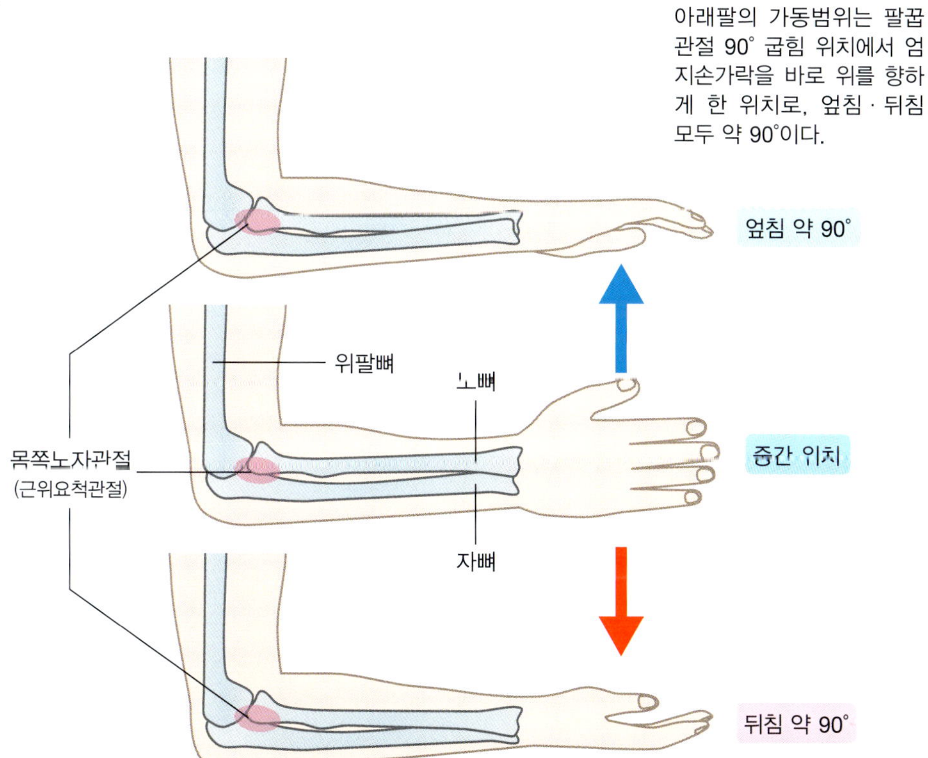

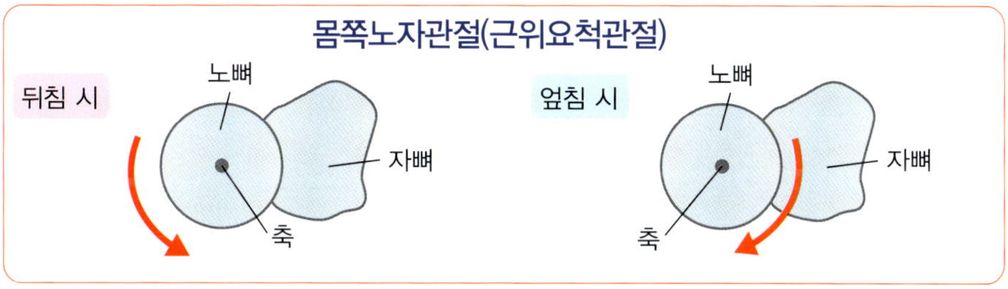

팔꿈치인대에 의한 안정화

팔꿉관절은 안쪽 · 가쪽곁인대에 의해 안정이 유지된다.

팔꿉관절의 인대

팔꿉관절의 관절주머니는 **위팔자관절**, **위팔노관절**, **몸쪽노자관절**의 3가지 관절을 감싸고 있다. 위팔자관절은 골성의 지지성이 높은 관절이지만, 안쪽, 가쪽의 양쪽에 있는 가쪽곁인대가 한층 더 안정성을 부여한다.

안쪽곁인대는 위팔뼈의 안쪽위관절융기부터 자뼈에 부착하며, **밖굽이운동(팔꿈치가 폄 위치에서 가쪽을 향하는 동작)**을 제한한다. 가쪽곁인대는 위팔뼈의 가쪽위관절융기에서 노뼈와 자뼈에 부착하며, **안굽이운동(밖굽이와 반대 동작)**을 제한한다.

몸쪽노자관절에는 **고리인대**가 있으며 노뼈머리를 고리상태로 감싸고 노뼈 몸쪽을 자뼈로 유지한다. 아래팔의 엎침 · 뒤침운동 시 고리인대 안에서 노뼈머리가 **축돌림운동**(→ P.123)을 일으키고 있다.

팔꿈치의 인대

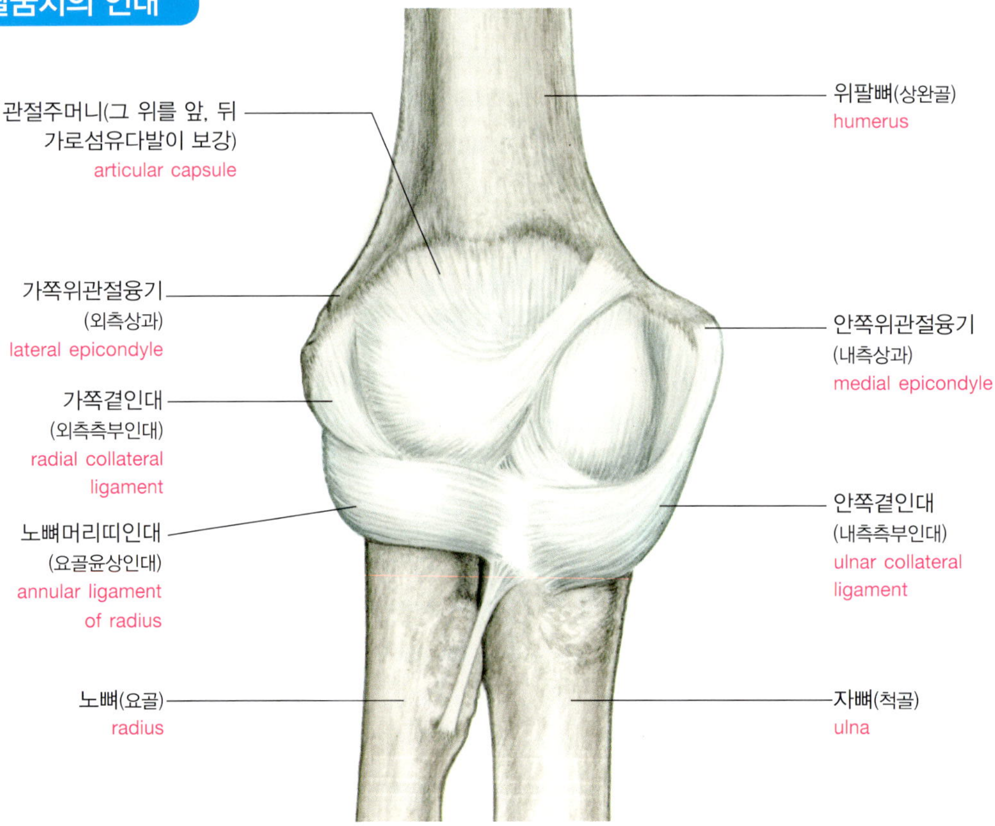

팔꿈치각(운반각)

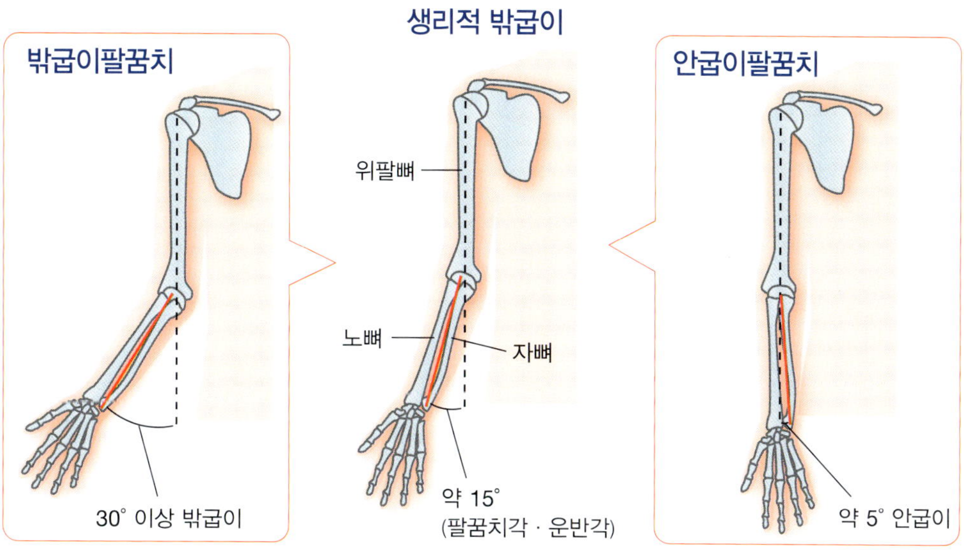

팔꿉관절의 배열

팔꿉관절은 폄 위치에서 뒤틀리면(뒤침), 관상면에서 약 15° 밖굽이된다(**생리적 밖굽이**), 이것을 '**팔꿈치각**'이라고 부른다. 팔꿉관절을 편한 상태로 물건을 운반할 때, 팔꿈치 덕분에 물체가 넙다리 부위에 닿지 않기 때문에 '**운반각(carrying angle)**'이라고도 부른다. 이 배열이 흐트러져, 밖굽이각이 과잉된 팔꿈치를 **밖굽이팔꿈치**, 반대로 밖굽이각이 크게 감소된 팔꿈치를 **안굽이팔꿈치**이라고 부른다.

투구 동작이나 스파이크 동작(몸통부터 팔에 전해지는 동작)에 의해 팔꿉관절에 반복적인 밖굽이가 강제적으로 부가되어 안쪽곁인대가 손상되면, **밖굽이 동요(가쪽으로 흔들거림)**가 나타나는 경우가 있다. 또한, 넘어져서 팔꿉관절의 폄 위치에서 손을 짚어 팔꿉관절에 강한 밖굽이 압력이 가해지면, 안쪽곁인대가 파열되는 경우도 있다.

주내장애
(internal derangement of the elbow)

부모와 아이가 손을 잡고 걸을 때, 아이가 걸려 넘어지지 않도록 손을 당기면, 아이가 팔꿈치를 아파하며 팔을 움직이려하지 않을 때가 있다. 고리인대로부터 노뼈머리의 불완전 탈구가 의심되며, 이것을 주내장애라고 부르는데, 보통 간단하게 회복되며, 장애가 지속되는 경우는 거의 없다.

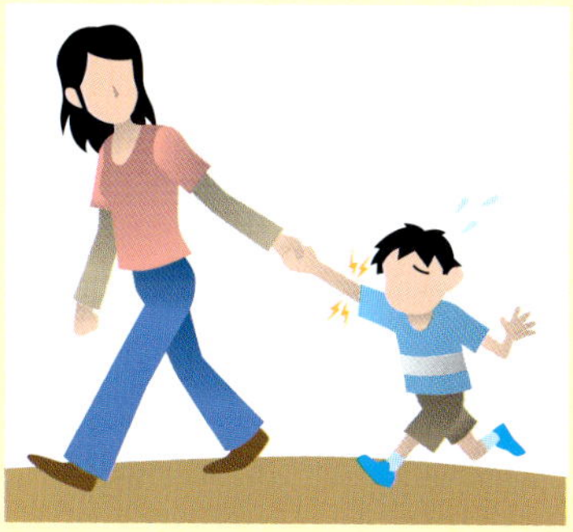

팔꿉관절에 작용하는 근육

팔꿉관절에는 굽힘근과 폄근, 아래팔에는 돌림근과 엎침근이 있다.

팔꿉관절을 구성하는 근육

팔꿉관절을 굽힘시키는 근육은 주로 **위팔두갈래근, 위팔근, 위팔노근**이다.

팔꿉관절의 근육

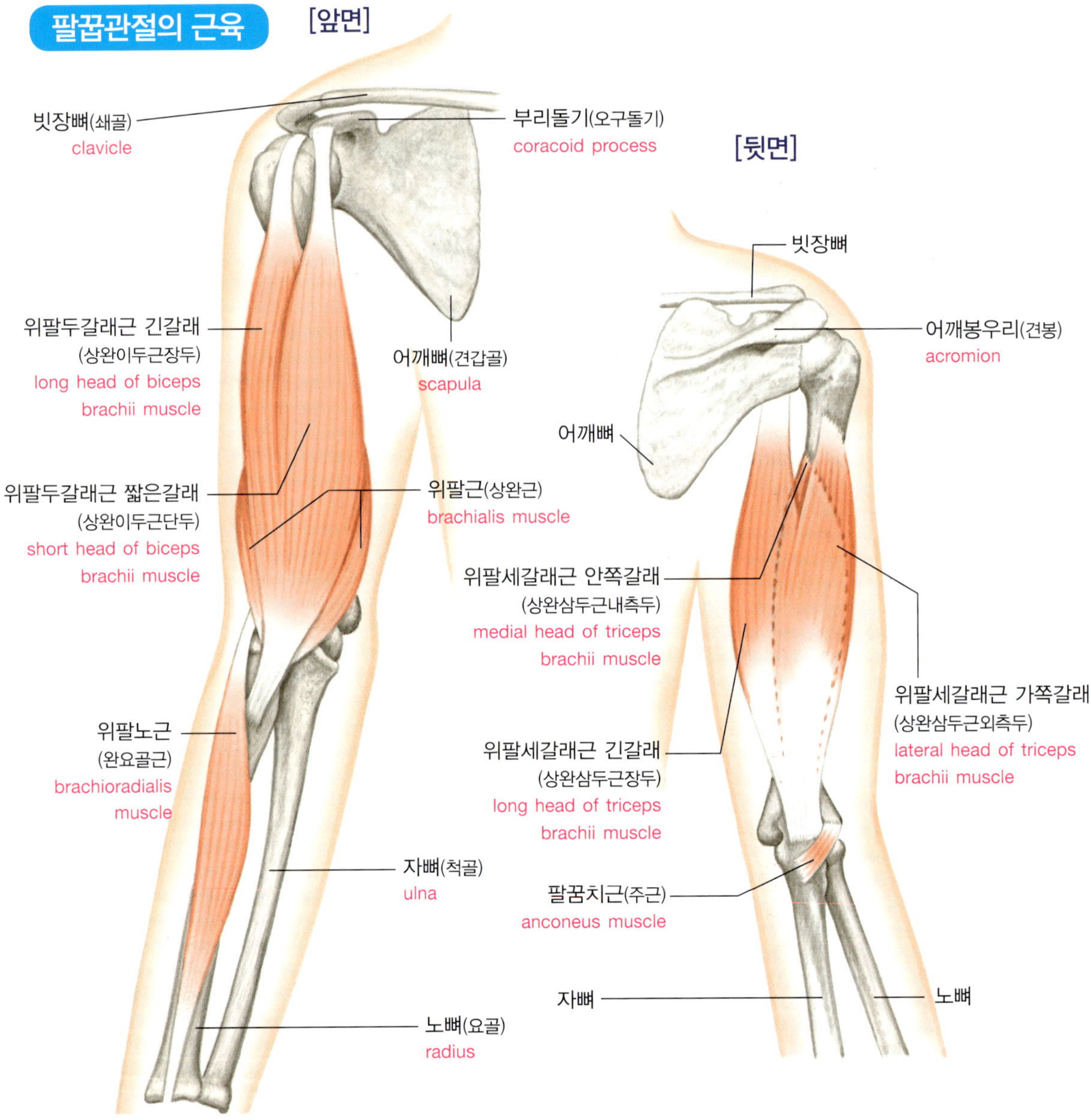

위팔두갈래근은 어깨뼈를 기시하여 노뼈의 몸쪽에 정지하며, 아래팔을 뒤침하는 작용도 병행한다. 위팔근은 위팔두갈래근의 안쪽에 있는 근육으로 순수한 팔꿉관절의 굽힘근이다. 위팔노근은 위팔뼈의 가쪽위관절융기를 기시로 하여 노뼈의 먼쪽 끝 가쪽에 정지하며, 팔꿉관절의 굽힘과 함께 아래팔을 엎침 · 뒤침 중간 위치로 가져오는 작용을 한다.

팔꿉관절의 폄근육은 **위팔세갈래근**과 **팔꿈치근**으로 동시에 자뼈의 팔꿈치머리에 정지한다.

위팔세갈래근 긴갈래는 어깨뼈를 기시하는 **이관절근(2개의 관절이 걸쳐진 근육)**이지만, 위팔세갈래근 가쪽갈래 · 안쪽갈래와 팔꿈치근은 위팔뼈를 기시하는 **단관절근**이다.

팔꿉관절의 움직임과 작용하는 근육

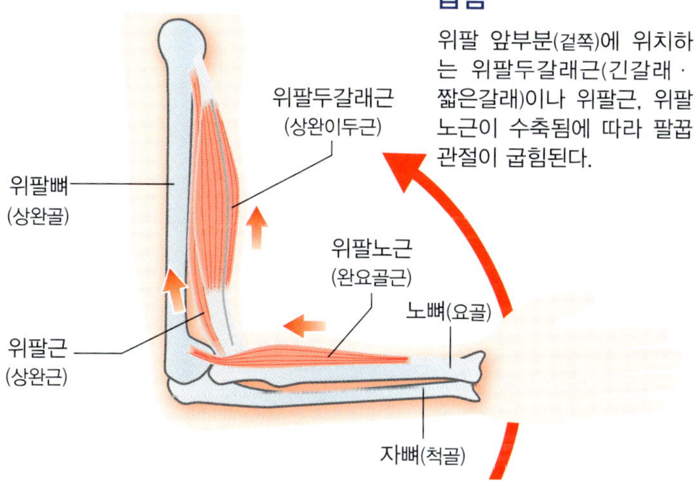

굽힘

위팔 앞부분(겉쪽)에 위치하는 위팔두갈래근(긴갈래 · 짧은갈래)이나 위팔근, 위팔노근이 수축됨에 따라 팔꿉관절이 굽힘된다.

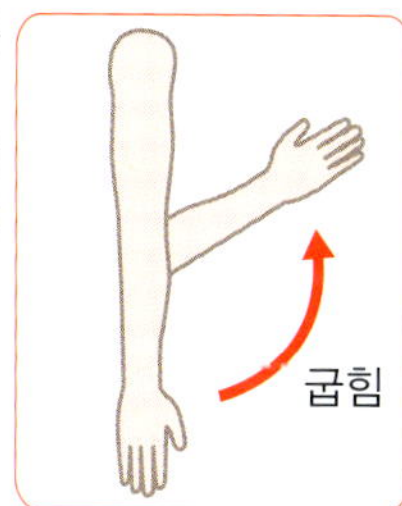

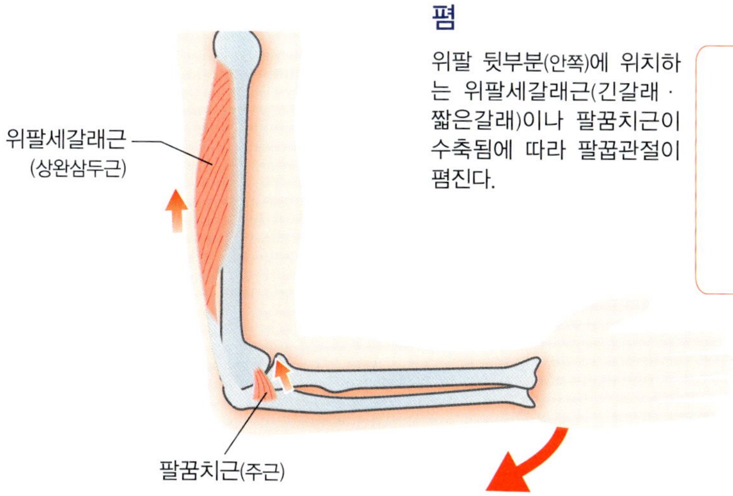

폄

위팔 뒷부분(안쪽)에 위치하는 위팔세갈래근(긴갈래 · 짧은갈래)이나 팔꿈치근이 수축됨에 따라 팔꿉관절이 펴진다.

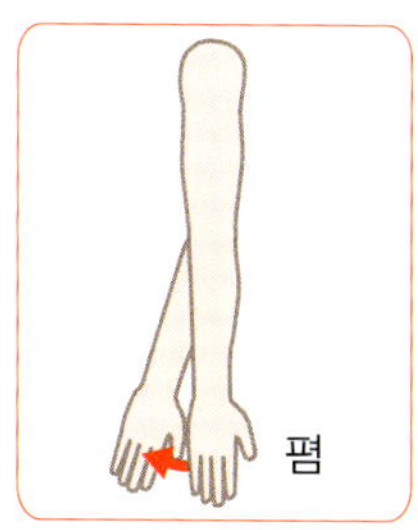

아래팔을 구성하는 근육

아래팔을 뒤침하는 근육은 주로 **뒤침근(supinator muscle)**과 **위팔두갈래근**이다.

뒤침근은 위팔뼈가쪽위관절융기나 자뼈의 뒤침근능선 등에서 기시하여, 노뼈 몸쪽의 앞면에 종지한다. 위팔두갈래근은 팔꿉관절의 굽힘근과 동시에 아래팔을 강력하게 뒤침시키는 작용을 한다. 그 작용 효율은 팔꿉관절의 굽힘 90°에서 가장 강해지는데, 이것은 위팔두갈래근의 수축도가 팔꿉관절의 각도에 따라 변화되기 때문이다.

아래팔의 근육

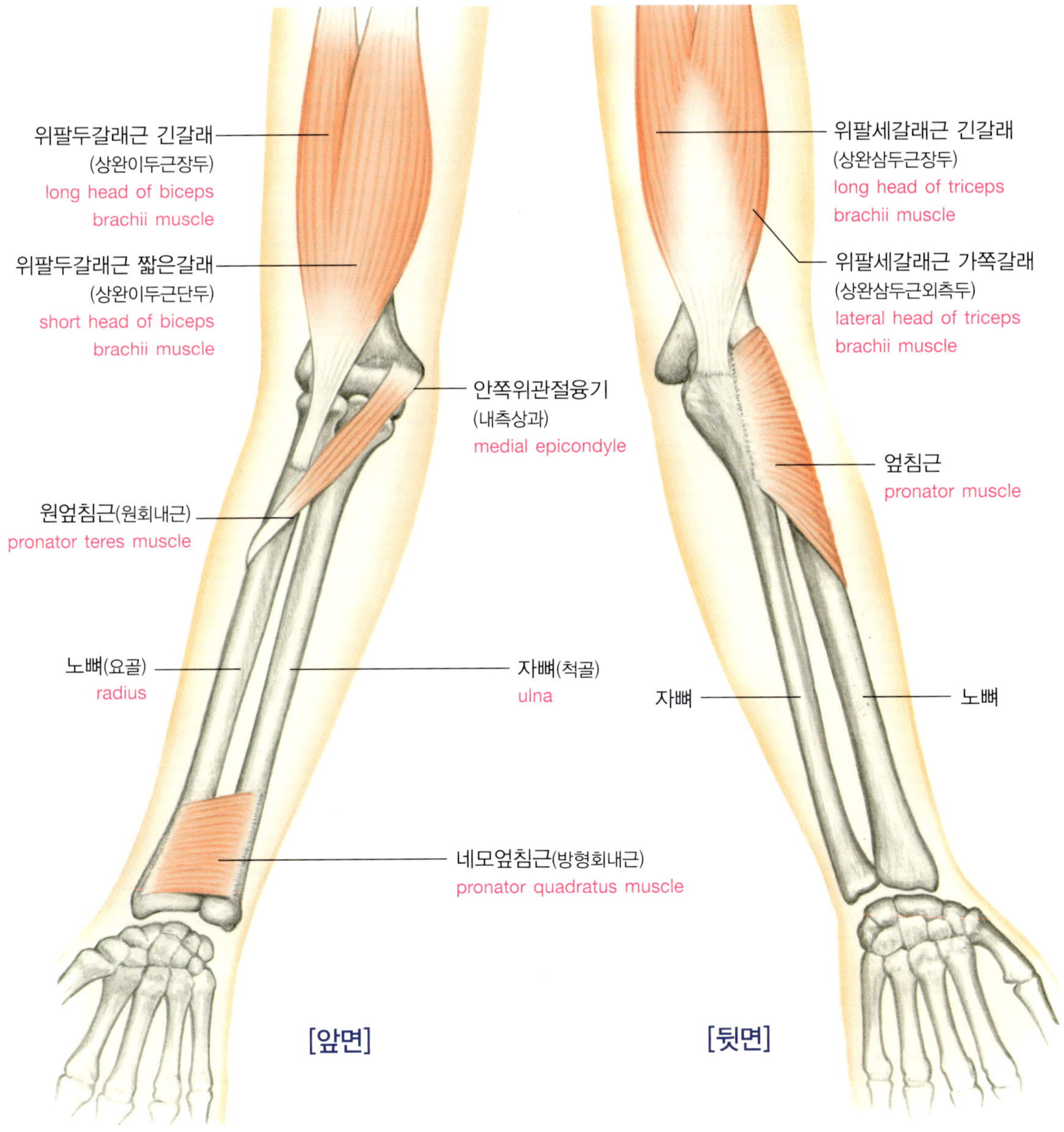

아래팔을 엎침하는 근육은 주로 **네모엎침근(pronator quadratus)**과 **원엎침근**이다.

네모엎침근은 자뼈 먼쪽 앞면에서 기시하여 노뼈 먼쪽 앞면에 종지하는 안쪽에 있는 근육이다. 원엎침근은 위팔뼈의 안쪽위관절융기와 자뼈 몸쪽 앞면을 기시하여 노뼈 가쪽면에 종지한다.

아래팔에 작용하는 근육

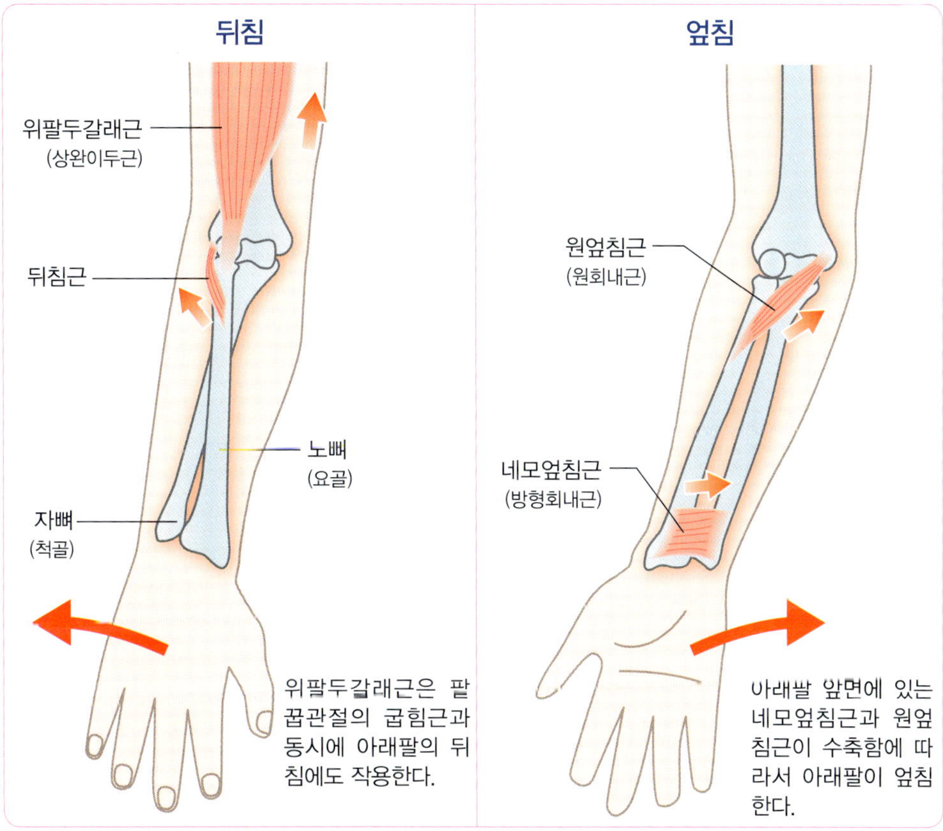

나사를 조이는 힘과 푸는 힘

아래팔의 엎침 또는 뒤침하는 근력을 비교하면, 뒤침하는 근력이 20%이상 강하다고 한다. 오른손잡이인 사람의 경우 나사를 조이는 것은 뒤침동작이며, 푸는 것은 엎침동작이다. 나사를 조이는 동작이 힘을 더 필요로 한다. 나사에도 인간공학을 도입한 경우이다.

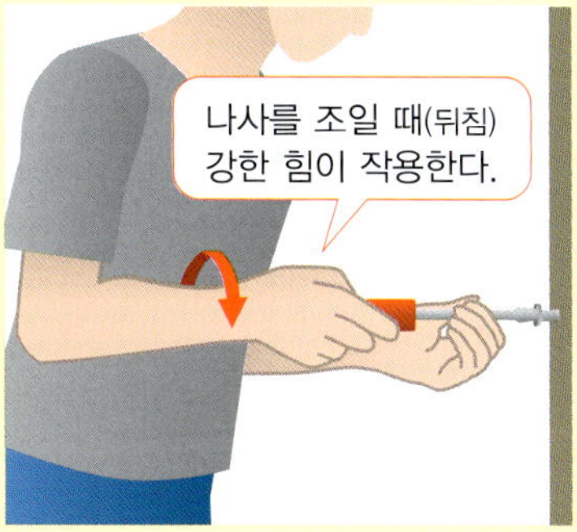

손관절 · 손가락의 구성과 운동

손관절은 손목뼈를 시작으로 많은 뼈로 구성되어 있다.

손관절부터 손가락의 구조(등면)

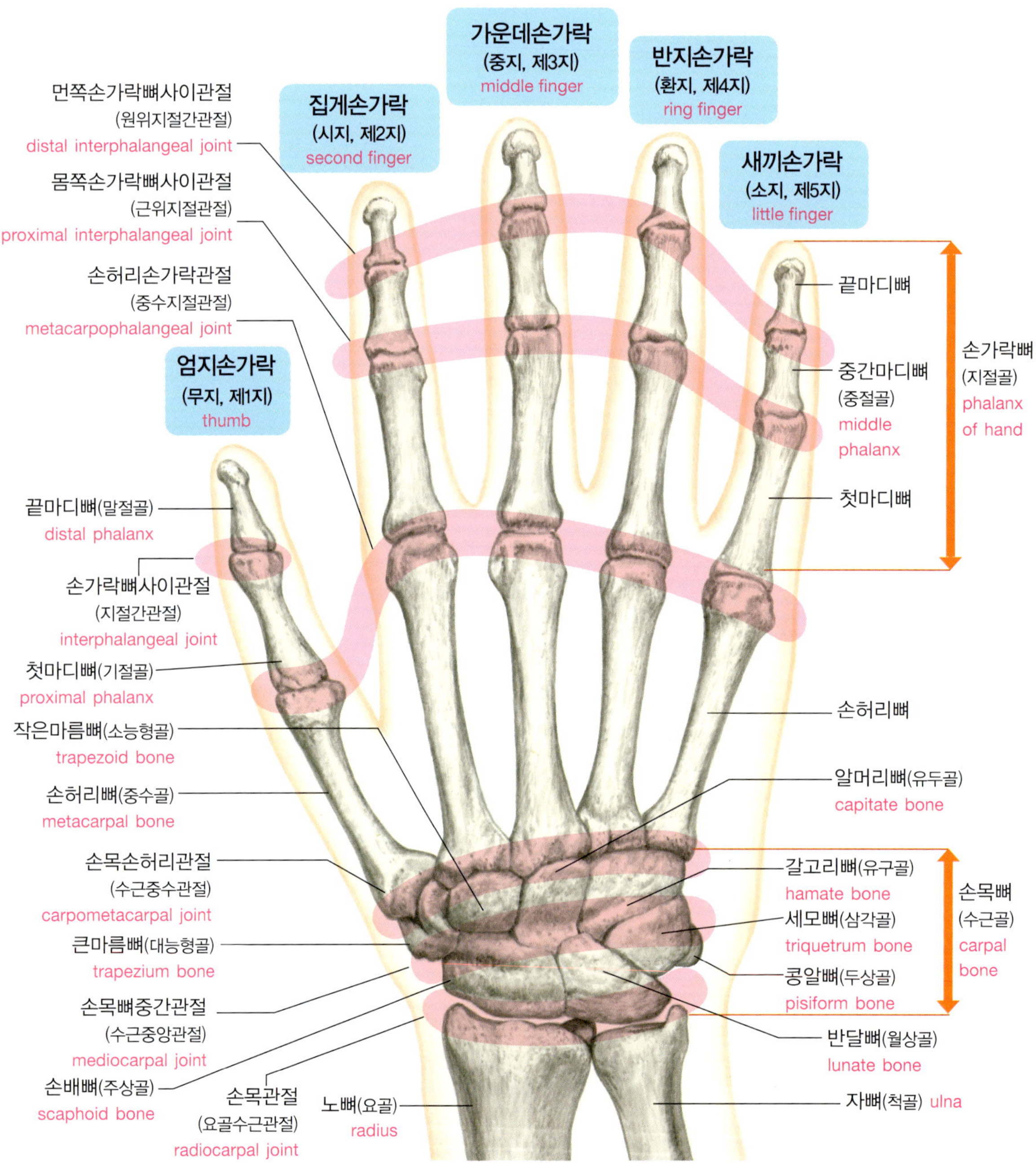

손관절과 손가락뼈 · 관절

손에는 8개의 손목뼈, 5개의 손허리뼈, 14개의 손가락뼈가 있으며, 많은 관절을 구성하고 있다.

손관절은 **손목관절(요골수근관절)**과 **손목뼈중간관절(수근중앙관절)**로 구성된다. 손목뼈는 몸쪽에 손배뼈, 반달뼈, 세모뼈, 콩알뼈가 있으며, 먼쪽에 큰마름뼈, 작은마름뼈, 알머리뼈, 갈고리뼈가 있다.

손목관절은 콩알뼈 이외의 몸쪽 손목뼈와 노뼈로, 손목뼈중간관절은 콩알뼈 이외의 몸쪽과 먼쪽의 손목뼈로 구성된다. 손목뼈보다 먼쪽에는 5개의 손허리뼈, 더 먼쪽에는 5개의 첫마디뼈, 4개의 중간마디뼈, 5개의 끝마디뼈가 엄지손가락부터 새끼손가락의 5개의 손가락뼈를 구성하며, 그것이 5개의 **손목뼈중간관절**, 5개의 **손허리손가락관절**, 9개의 **손가락뼈사이관절**을 구성한다.

손관절에서의 손목손허리관절 운동

2개의 관절로 구성되는 손관절은 **굽힘(장굴)** · **폄(배굴)**, **모음(척굴)** · **벌림(요굴)**이라는 2축성의 운동이 가능하다. 자동운동(외부 힘의 저항이 없는 운동)으로는 굽힘이 80°정도, 폄이 70°정도, 모음이 50°정도, 벌림이 20°정도의 가동범위를 가진다.

첫째손목손허리관절은 시상면과 관상면의 **이차원의 운동이 가능**하지만, 둘째 · 셋째손목손허리관절의 가동범위는 거의 움직임이 없으며, 넷째 · 다섯째손목손허리관절은 가동범위가 조금밖에 없다.

엄지손가락의 손목손허리관절은 **두 방향의 운동이 가능**하며, 그 가동범위도 넓기 때문에 엄지손가락의 바닥은 다른 네 손가락의 끝과 접촉이 가능하며, 반구나 통 모양의 물건을 쥐는 동작을 확실히 할 수 있다.

맞섬(대립)운동

엄지손가락이 다른 손가락 끝과 접촉하는 운동을 맞섬운동이라고 하며, 손가락 운동에만 사용되는 용어이다. 구체적으로는 시상면 위를 앞쪽으로 움직이면서(손바닥쪽 벌림), 관상면 상태를 새끼손가락 방향으로 움직이는 운동(자뼈쪽 모음)이다. 안쪽돌림운동을 조금 수반하지만, 이에 따라 엄지손가락 바닥은 다른 손가락과 마주 본다.

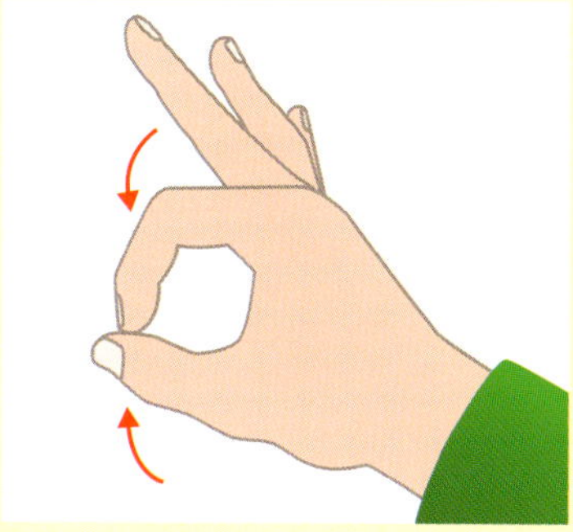

손가락의 운동

손허리뼈와 첫마디뼈의 관절을 **손허리손가락관절**이라고 부르며, 엄지손가락부터 새끼손가락 방향으로 첫째~다섯째손허리손가락관절이라고 한다. 둘째~다섯째손허리손가락관절은 굽힘 · 폄, 모음 · 벌림의 두 방향으로 운동이 가능하지만, 첫째손허리손가락관절은 굽힘 · 폄운동만이 가능, 또한 둘째~다섯째손허리손가락관절에서는 수동적인 돌림이 가능하다. 자동적으로는 곤란하지만, 수동적 돌림운동에 의해 잡는 물건의 형태에 손을 맞출 수가 있다.

둘째~다섯째끝마디뼈와 중간마디뼈는 **몸쪽손가락뼈사이관절**을, 중간마디뼈와 끝마디뼈는 **먼쪽손가락뼈사이관절**을 형성한다. 엄지손가락은 첫마디뼈와 끝마디뼈로 **손가락뼈사이관절**을 형성하며, 굽힘 · 폄운동이 가능하다.

엄지손가락과 네 손가락의 운동

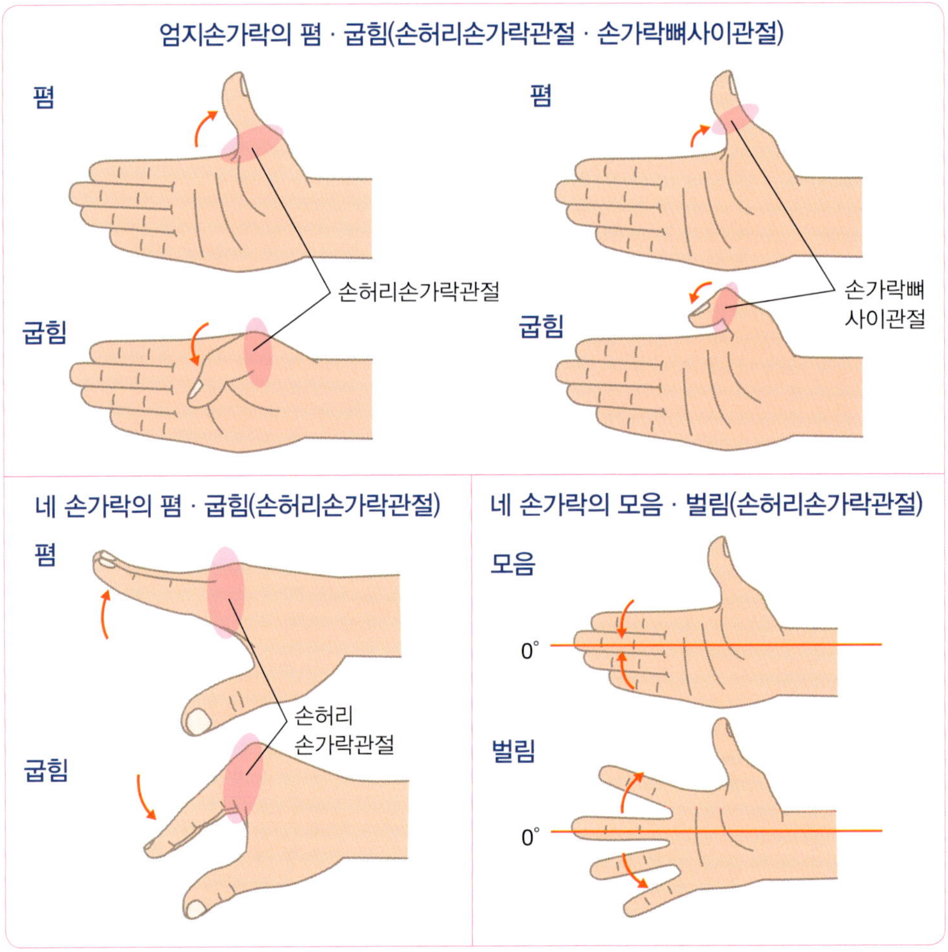

손의 활

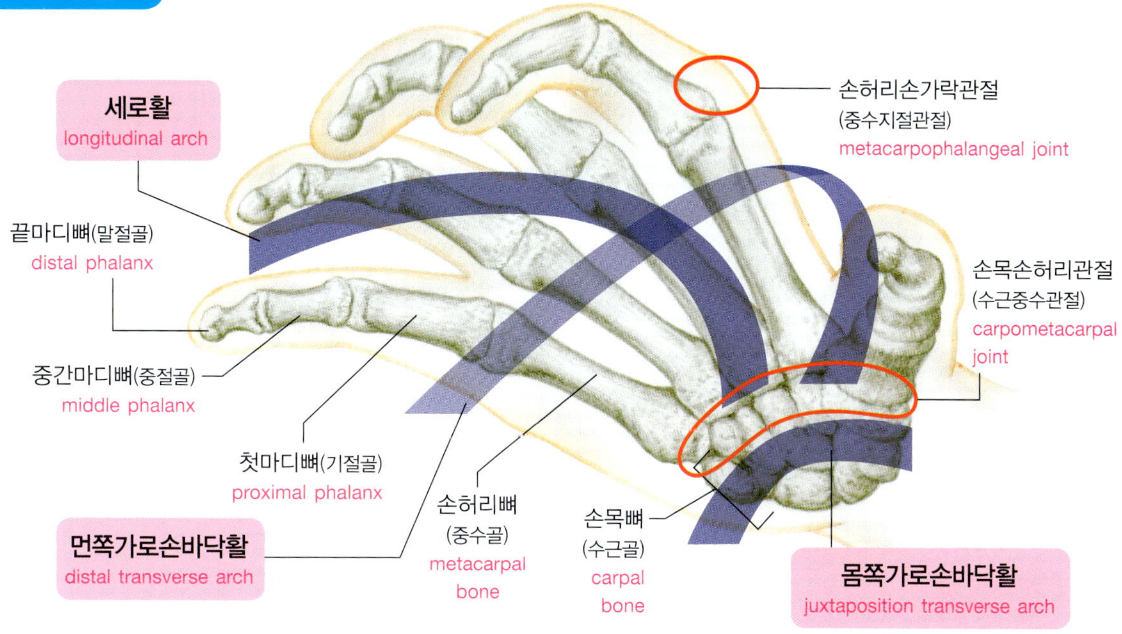

손의 패임을 형성하는 3개의 활

자연스러운 상태에서의 손의 형태는 전체가 오목형태이며, 손가락은 약간 굽힘 되어 있다. 이 손바닥의 오목형태는 **3개의 활**로 구성되어 있다.

몸쪽가로손바닥활은 정적이며 견고하고, 먼쪽손목뼈가 나란히 늘어서서 구성된다. 먼쪽가로손바닥활은 첫째부터 다섯째손허리손가락관절이 늘어서서 구성되며, **몸쪽활**에 비해 가동성이 있다. 고정된 둘째 · 셋째손허리뼈를 중심으로 가동성이 있는 첫째와 넷째 · 다섯째손허리뼈가 감싸는 모양처럼 되어있다.

세로활은 둘째 · 셋째손목손허리관절부터 손허리손가락관절을 지나, 손가락 끝까지 나란히 늘어서서 구성된다. 먼쪽손가락은 가동성이 높다는 특징이 있다.

3개의 활은 서로 연결되어 손의 형상을 만들며, 이에 의해 인간은 다양한 형상이나 큰 물건에 대응하여 잡을 수 있는 것이다.

기능적 위치

손의 기능적인 위치는 공을 가볍게 잡았을 때와 같은 상태이며, 구체적으로는 손관절 폄 · 모음 위치, 엄지손가락은 손바닥쪽 벌림 · 굽힘 위치, 둘째~다섯째는 굽힘 위치이다. 손가락의 작은 운동으로 잡는 동작이 가능하다.

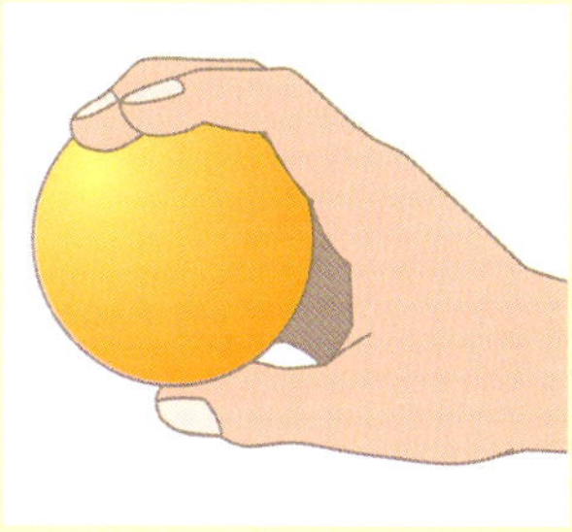

손관절 · 손가락에 작용하는 근육

손가락 근육은 특히 많으며, 속근육(intrinsic muscle)과 바깥근육(extrinsic muscle)으로 분류된다.

손관절의 근육

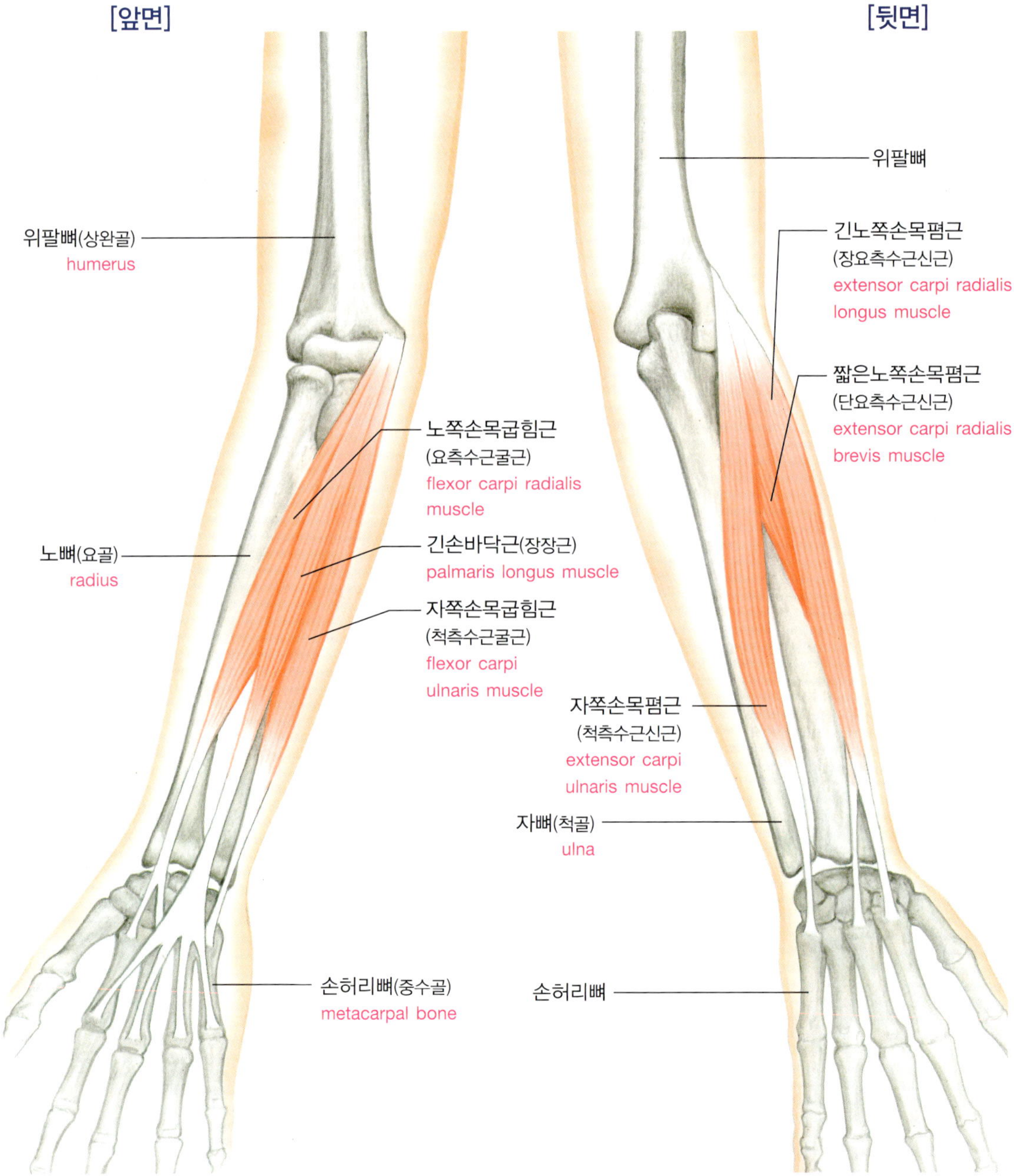

손관절에 작용하는 근육

손관절이 손바닥 방향으로 굽힘되는 근육은 주로 노쪽손목굽힘근, 자쪽손목굽힘근, 긴손바닥근으로 대부분 위팔뼈안쪽위관절융기를 기시한다.

손관절이 손등 방향으로 폄되는 근육은 주로 긴노쪽손목폄근, 짧은노쪽손목폄근, 자쪽손목폄근으로 대부분 위팔뼈가쪽위관절융기를 기시한다. 자뼈에 있는 굽힘근 · 폄근은 손관절을 몸으로 가까이 하는 작용(모음)도 있으며, 노뼈에 있는 굽힘근 · 폄근은 손관절을 몸에서 멀리하는 작용(벌림)도 있다.

손관절의 움직임과 작용하는 근육

굽힘

위팔뼈안쪽위관절융기를 기시하는 굽힘근육무리가 수축됨에 따라 손관절이 손바닥 방향으로 굽힘된다.

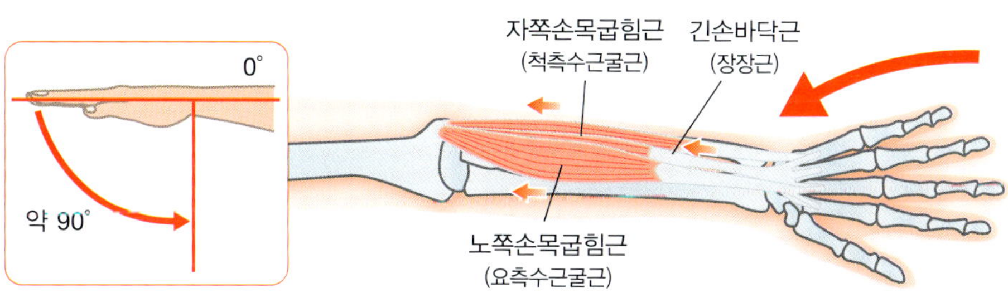

폄

위팔뼈가쪽위관절융기를 기시하는 폄근육무리가 수축됨에 따라 손관절이 손등 방향으로 굽힘된다.

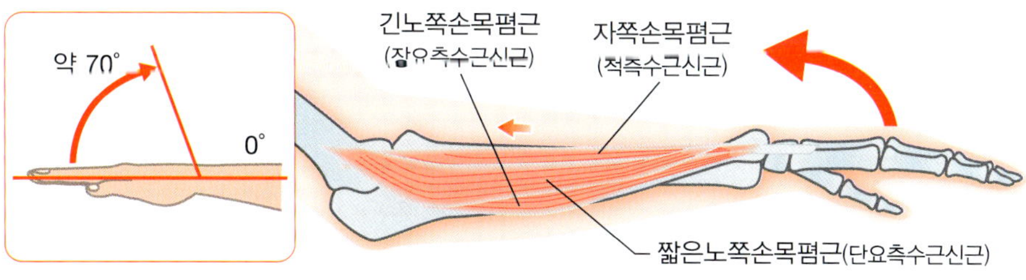

물건을 쥐는 동작에 중요한 손목폄근

물건을 잡는 동작은 손가락굽힘근육무리(깊은손가락굽힘근, 얕은손가락굽힘근 등)가 시행하는데, 그 때 중요한 역할을 담당하는 것이 손목폄근이다. 동시에 작용하는 것으로 손관절을 가볍게 손등 방향으로 굽힘(배굴위)시켜 유지하여 손목굽힘근육무리의 장력 효율을 최적화시키고 있다. 손관절을 손바닥 쪽으로 굽힘시킨 상태에서 강하게 잡으려고 해도 힘이 잘 들어가지 않는 이유는 바로 이 때문이다.

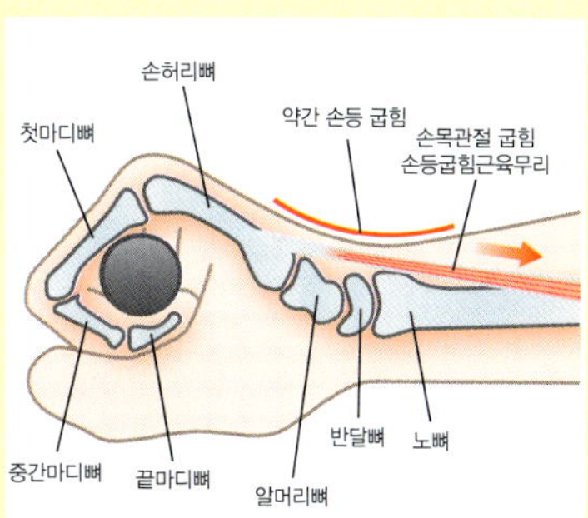

손가락에 작용하는 근육

정교하고 치밀한 손가락의 복잡한 운동을 수행하는 근육은 매우 많으며, 위팔뼈나 자뼈, 노뼈에서 기시하는 **바깥근육**과, 기시 · 종지가 모두 손뼈에서 이루어지는 **속근육**으로 분류된다.

바깥근육이면서 손가락을 굽힘시키는 근육에는 깊은손가락굽힘근, 얕은손가락굽힘근, 긴손가락굽힘근이 있으며, 손가락을 폄시키는 근육에는 손가락폄근, 집게폄근, 새끼폄근, 긴엄지폄근, 짧은엄지폄근, 긴엄지벌림근이 있다.

속근육은 강한 힘을 지닌 바깥근육과 협조하여 손의 복잡하고 정교한 기능을 발휘시키도록 작용한다.

손가락 근육의 위치

[바깥근육] extrinsic muscle

깊은손가락굽힘근 (심지굴근) flexor digitorum profundus muscle

얕은손가락굽힘근 (천지굴근) flexor digitorum superficialis muscle

긴엄지굽힘근 (장무지굴근) fexor hallucis longus muscle

손가락폄근 (지신근) extensor digitorum muscle

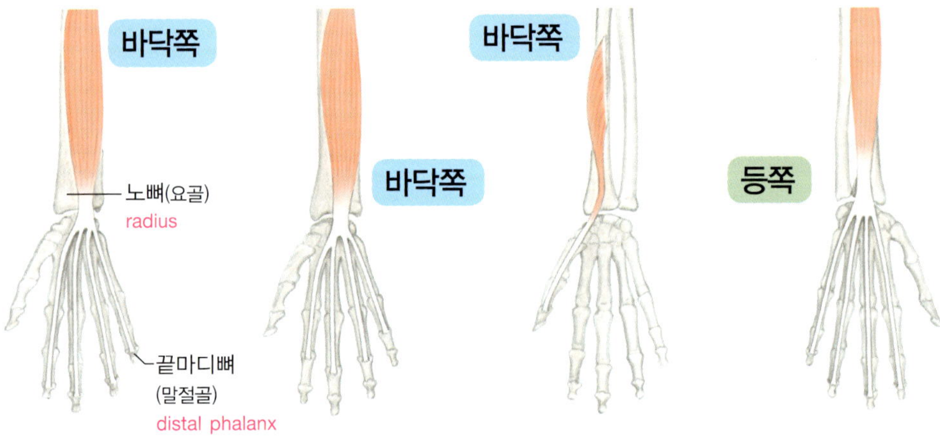

집게폄근 (시지신근) extensor indicis muscle

새끼폄근 (소지신근) extensor digiti minimi muscle

긴엄지폄근 (장무지신근) extensor pollicis longus muscle

짧은엄지폄근 (단무지신근) extensor pollicis brevis muscle

긴엄지벌림근 (장무지벌림근) abductor pollicis longus muscle

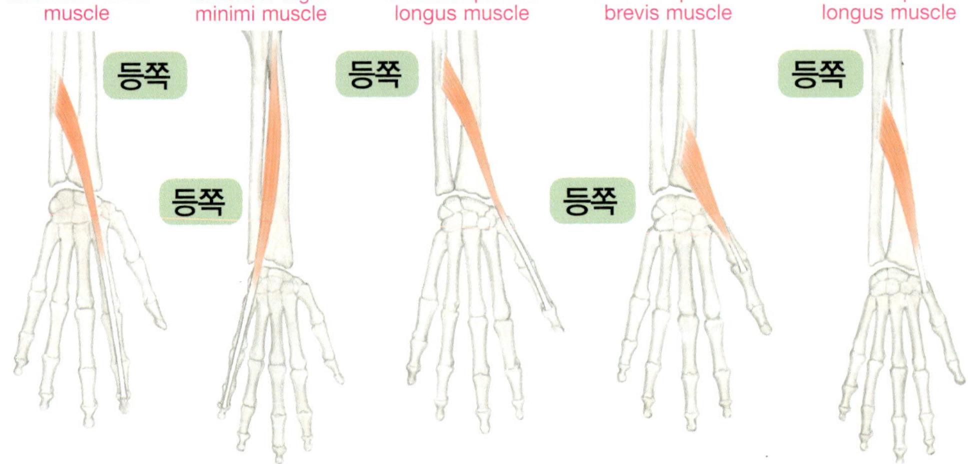

작지만 수는 많으며, 손바닥 쪽의 속근육은 엄지두덩(엄지손가락 손바닥 쪽의 볼록)을 형성하는 엄지두덩근, 새끼두덩(새끼손가락 손바닥 쪽의 볼록)을 형성하는 새끼두덩근, 이 사이에 있는 손목뼈중간(중수근)으로 분류된다.

엄지두덩근은 긴엄지벌림근, 짧은엄지굽힘근, 엄지대립근으로 구성되며, 새끼두덩근은 짧은새끼굽힘근, 새끼벌림근, 새끼대립근, 짧은손바닥근으로 구성된다. 엄지두덩근은 물건을 집기 위해서 엄지의 맞섬운동(→ P.35)을 하는 중요한 역할을 담당하며, 새끼두덩근이 작용하면 먼쪽 가로발바닥활이 깊어진다. 손목뼈중간(중수근)은 바닥쪽뼈사이근과 벌레근이며, 손등의 속근육은 등쪽뼈사이근 뿐이다.

[속근육] intrinsic muscle

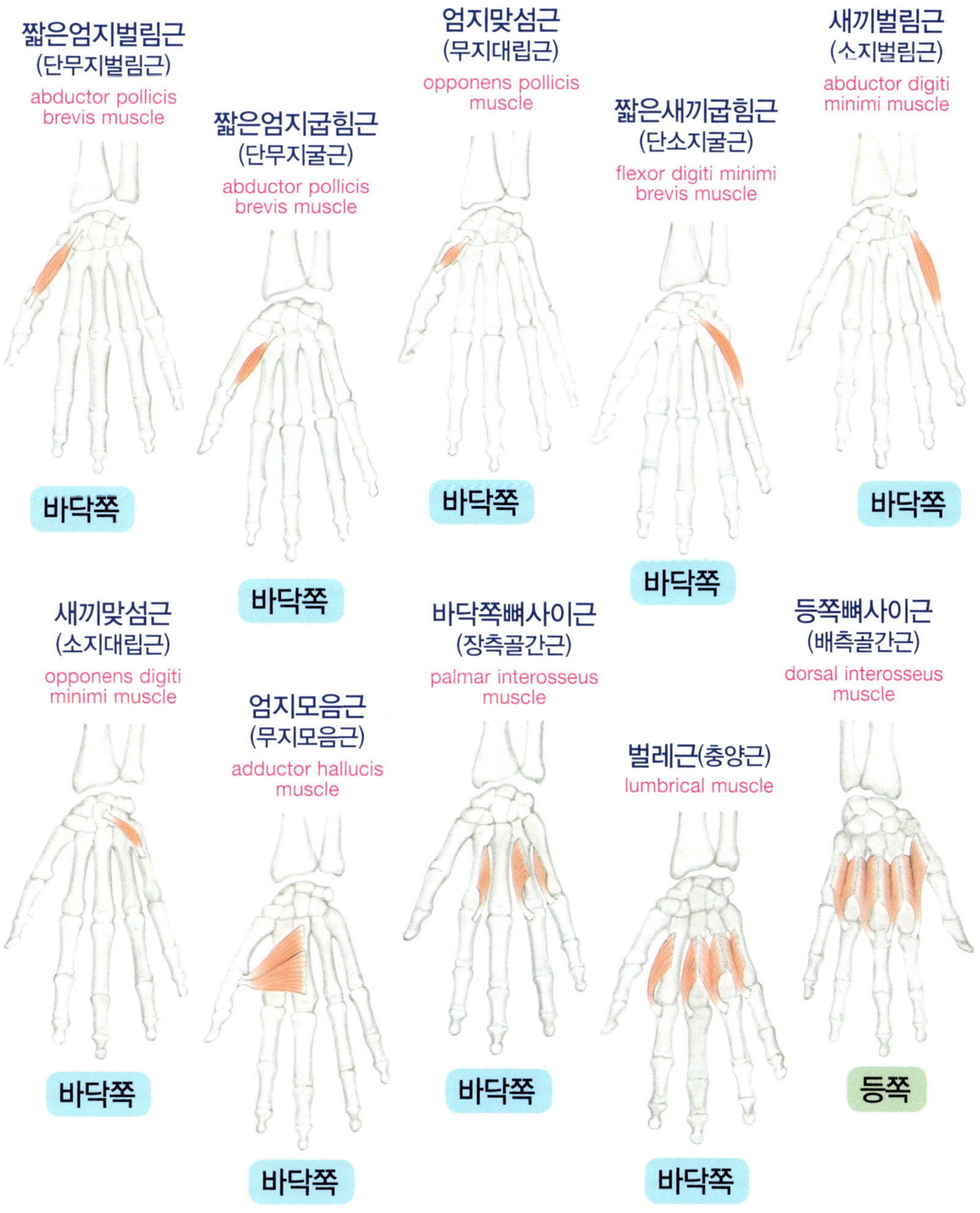

엄지손가락의 움직임과 작용하는 근육

운동 방향	기본 축과 각도	작용하는 근육
노쪽벌림	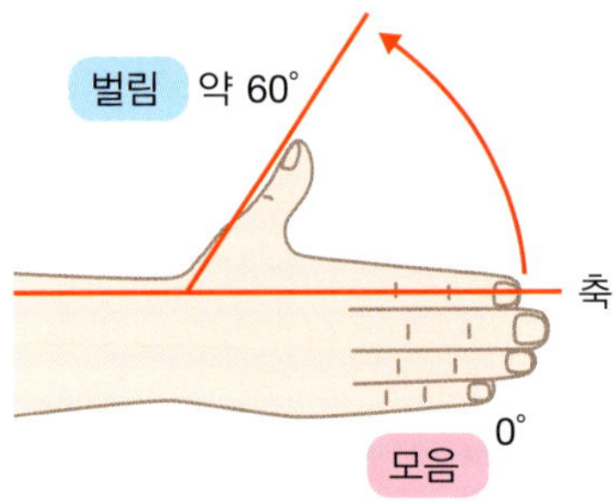	긴엄지폄근(장무지신근) 짧은엄지폄근(단무지신근) 긴엄지벌림근(장무지벌림근)
자쪽모음		짧은엄지굽힘근(단무지굴근) 엄지모음근(무지모음근)
바닥쪽벌림	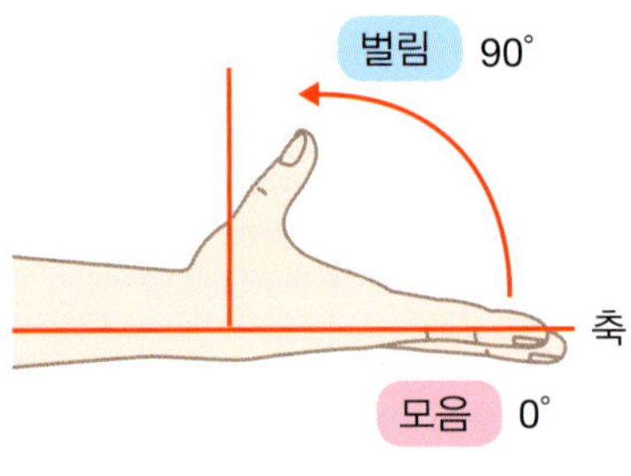	긴엄지벌림근(장무지벌림근) 짧은엄지벌림근(단무지벌림근)
바닥쪽모음		엄지모음근(무지모음근) 짧은엄지굽힘근(단무지굴근)
손허리손가락관절(중수지절관절) 굽힘	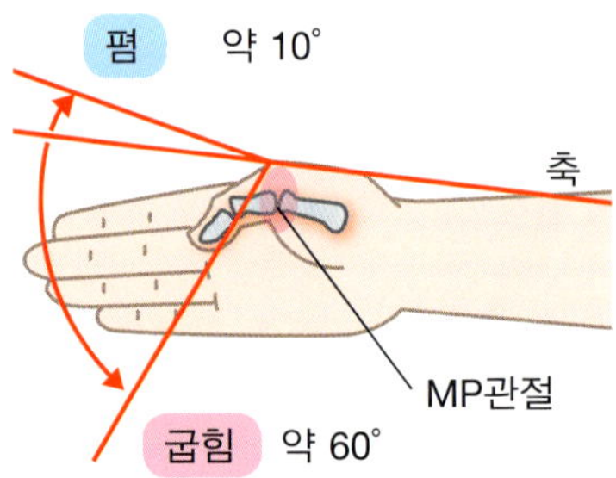	긴엄지굽힘근(장무지굴근) 짧은엄지굽힘근(단무지굴근)
손허리손가락관절 폄		긴엄지폄근(장무지신근) 짧은엄지폄근(단무지신근)
손가락뼈사이관절(지절간관절) 굽힘	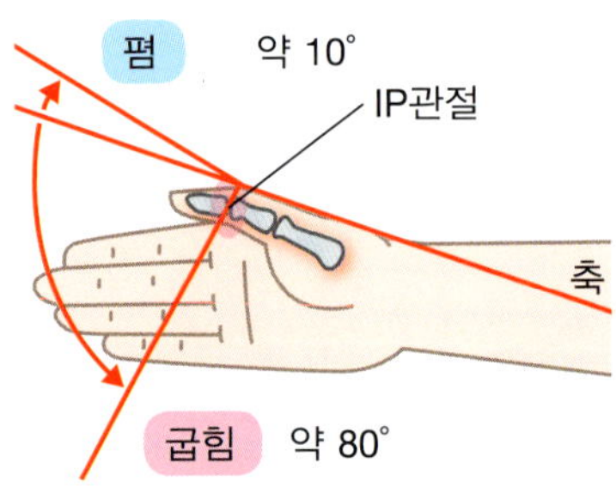	긴엄지굽힘근(장무지굴근)
손가락뼈사이관절 폄		긴엄지폄근(장무지신근) 짧은엄지벌림근(단무지벌림근)

손가락의 움직임과 작용하는 근육

운동 방향	기본 축과 각도	작용하는 근육
벌림	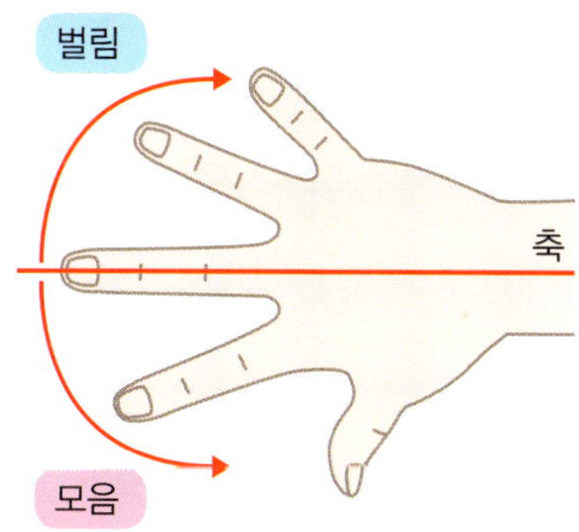	등쪽뼈사이근(배측골간근)
모음		바닥쪽뼈사이근(장측골간근)
손허리손가락관절(중수지절관절) 굽힘	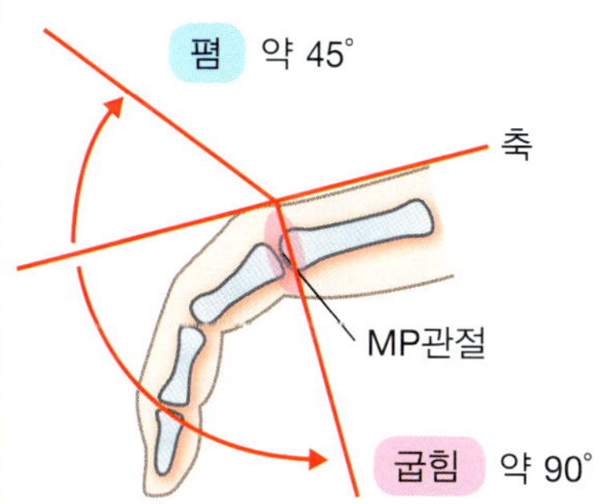	얕은손가락굽힘근(천지굴근) 깊은손가락굽힘근(심지굴근) 등쪽뼈사이근(배측골간근) 바닥쪽뼈사이근(장측골간근) 벌레근(충양근)
손허리손가락관절(중수지절관절) 폄		손가락폄근(지신근) 집게폄근(시지신근)
몸쪽손가락뼈사이관절(근위지절간관절) 굽힘	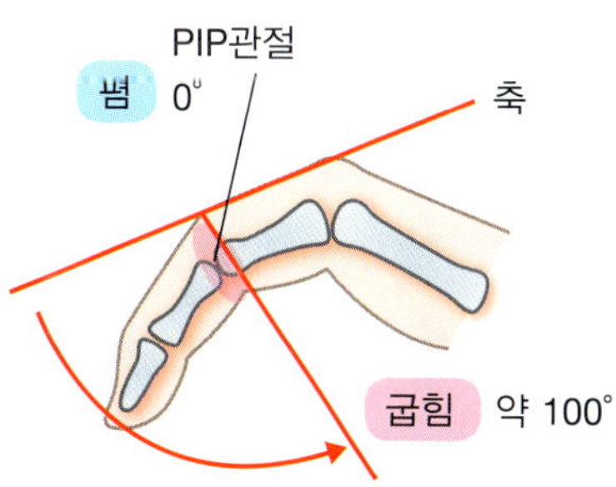	얕은손가락굽힘근(천지굴근) 깊은손가락굽힘근(심지굴근)
몸쪽손가락뼈사이관절(근위지절간관절) 폄		손가락폄근(지신근) 등쪽뼈사이근(배측골간근) 바닥쪽뼈사이근(장측골간근) 벌레근(충양근) 집게폄근(시지신근) 새끼폄근(소지신근)
먼쪽손가락뼈사이관절(원위지절간관절) 굽힘	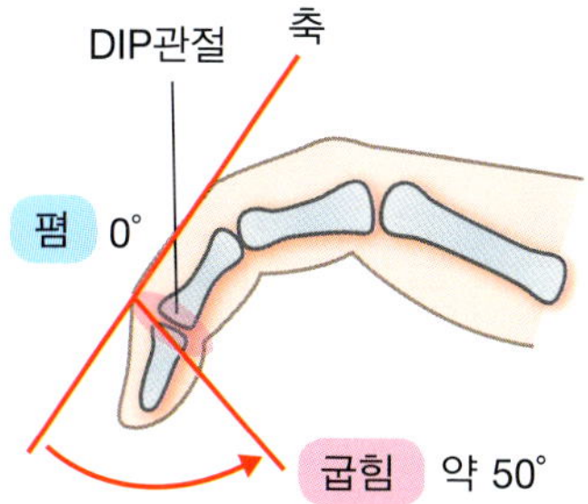	깊은손가락굽힘근(심지굴근)
먼쪽손가락뼈사이관절(원위지절간관절) 폄		손가락폄근(지신근) 등쪽뼈사이근(배측골간근) 바닥쪽뼈사이근(장측골간근) 벌레근(충양근) 집게폄근(시지신근)

골반을 구성하는 뼈

골반은 볼기뼈 · 엉치뼈 · 꼬리뼈의 3개의 뼈로 구성된 쟁반 모양의 뼈이다.

골반의 구조

엉덩뼈, 궁둥뼈, 두덩뼈 3개의 뼈가 결합된 것을 **볼기뼈**라고 하며, 좌우 볼기뼈와 엉치뼈, 꼬리뼈로 구성된 쟁반 모양의 뼈가 **골반**이다.

좌우 볼기뼈는 앞쪽에서는 두덩결합(연골의 결합 부분), 뒤쪽에서는 엉치엉덩관절로 연결된다. 두덩결합에는 섬유연골성 관절 원반이 존재하며, 작지만 가동성이 있다. 그러나 엉치엉덩관절은 가동성이 거의 없다.

남녀의 골반 모양은 다르며, 남성은 폭이 좁고 세로로 긴 데 비해, 여성은 폭이 넓다.

골반 · 엉덩관절의 구조

[앞면]

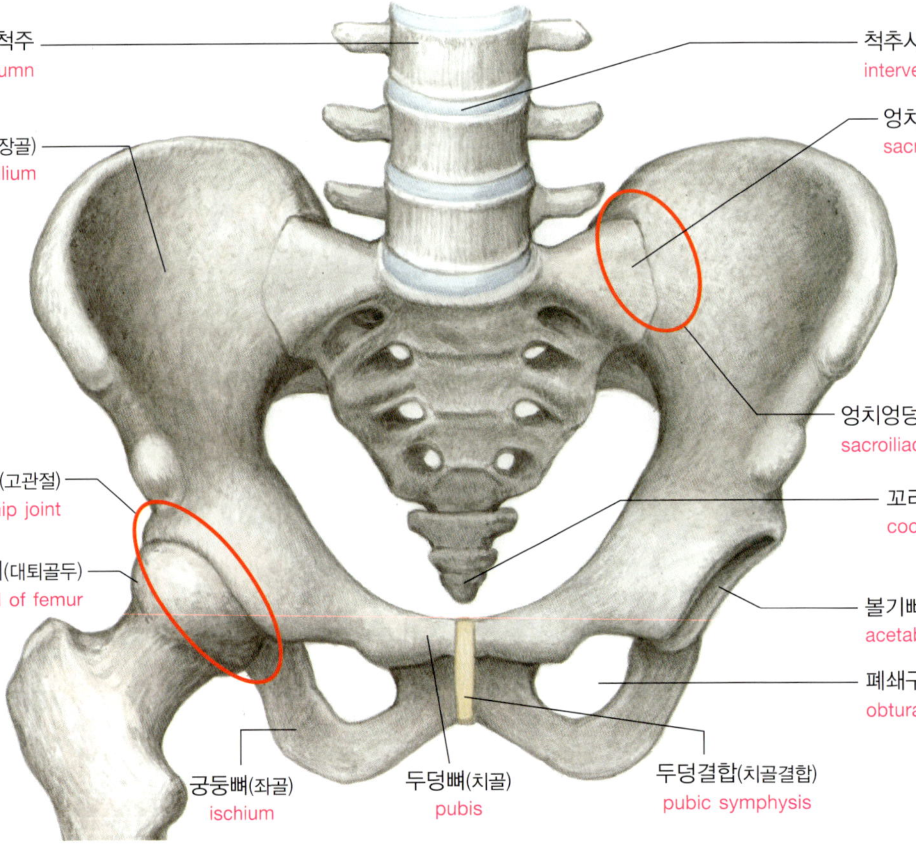

경사각(neck shaft angle)과 그 크기

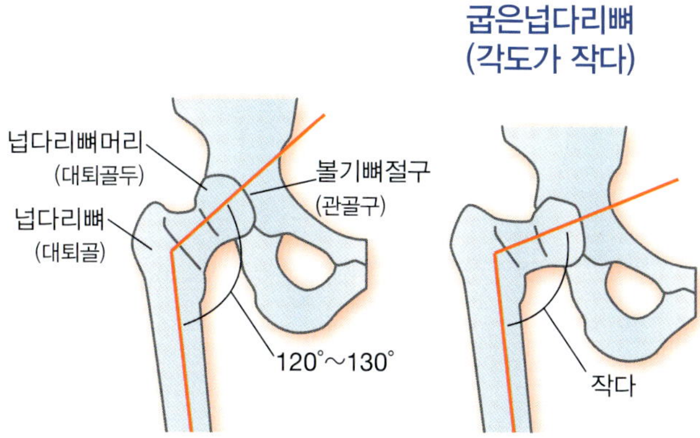

엉덩관절의 구조

엉덩관절은 큰 컵 모양의 **볼기뼈절구**와 **넙다리뼈머리**로 구성된 반구관절의 하나인 절구관절이다. 볼기뼈절구는 엉덩뼈, 궁둥뼈, 두덩뼈로 형성되어 엉덩관절의 그릇 역할을 한다.

넙다리뼈는 인체 중에서 가장 긴 뼈로, 몸쪽 끝은 넙다리뼈머리라고 불리며, 안쪽에 돌출되어 넙다리뼈목부위에 의해 넙다리뼈몸통부위와 연결된다.

넙다리뼈목부위는 뼈몸통부위에 대해 관상면에서 120~130°의 각도를 띠며, '**경사각**'이라고 불린다. 경사각이 작은 경우를 **굽은넙다리뼈(내반고)**, 큰 경우를 **펴진넙다리뼈(외반고)**라고 하며, 이러한 각도의 이상은 엉덩관절의 구소(→ P.123)를 불량하게 하며, 결과적으로는 엉덩관절의 마모나 탈구를 일으키는 경우가 있다. 수평면에서 보면 뼈머리는 조금 앞쪽을 향하고 있으며, 이 넙다리뼈머리부위의 뒤틀림을 '**선염각**'이라고 한다. 정상인 경우에는 10~30°이지만, 소아기에는 이 각도보다 크다.

넙다리뼈머리는 볼기뼈절구로 덮여있지만, 이 부분의 형성부전은 관절면의 접촉면적을 감소시켜, 결과적으로는 단위면적 당 접촉압력이 증가하여, **변형성 엉덩관절증**(→ P.200)**의 원인**이 된다.

골반의 융기는 랜드마크

좌우 위앞엉덩뼈가시(엉덩뼈의 가장 앞쪽 융기부)를 연결하는 선을 'jacoby's line'이라고 부르며, 4번 허리뼈와 5번 허리뼈 사이를 통과한다. 또한 정상인 경우에는 엉덩관절의 45° 굽힘 위치에서 위앞엉덩뼈가시와 궁둥뼈결절(앉을 때 닿는 부분의 뼈)을 연결하는 선 사이에 큰돌기(넙다리뼈몸쪽에 가쪽으로 돌출된 부분)가 위치하고 있다.

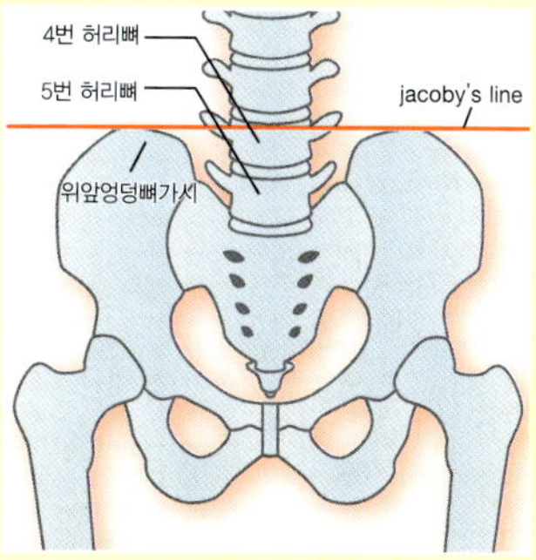

엉덩관절과 골반의 운동

엉덩관절은 다축성의 절구관절로 세 방향의 운동이 가능하다.

엉덩관절의 운동 방향과 골반의 운동

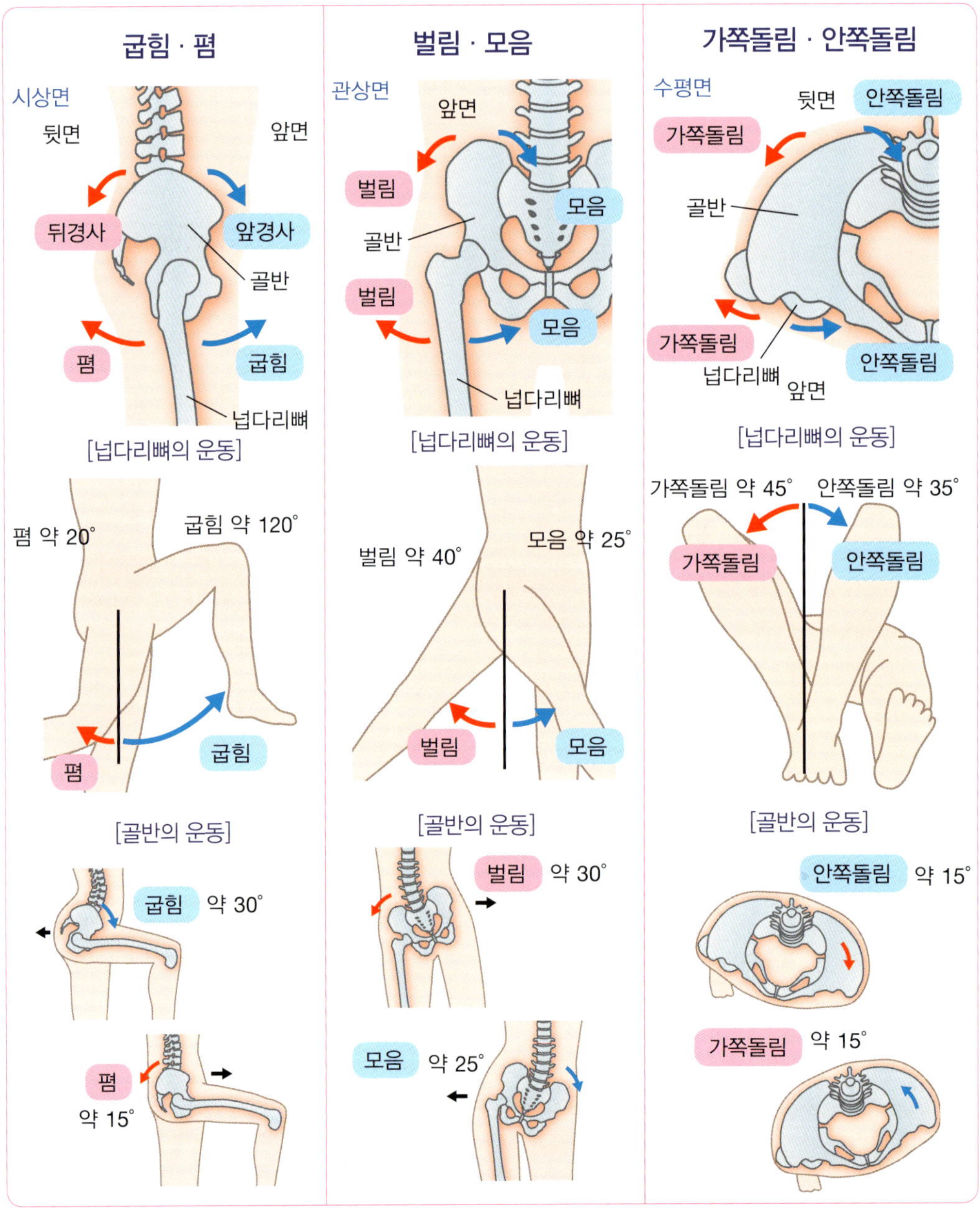

엉덩관절의 운동 방향

엉덩관절은 다축성의 **절구관절**로 굽힘 · 폄, 벌림 · 모음, 가쪽돌림 · 안쪽돌림의 세 방향의 운동이 가능하다. 약 120°의 굽힘이 가능하지만, 무릎관절은 폄 시, 햄스트링(→ P.60)이 긴장하기 때문에 제한되어 90°정도가 된다.

폄은 약 20° 가능하지만, 무릎관절이 굽힘되어 있으면, **넙다리곧은근**(대퇴직근, → P.48)이 긴장하기 때문에 제한된다.

벌림은 약 40° 가능하며, 모음은 반대쪽 다리를 피하도록 하면 약 25° 가능하다. 한 다리를 크게 벌림하려고 하면 골반의 경사도 추가되어 다리가 더욱 크게 벌어진다. 이 때, 반대쪽 엉덩관절도 벌림하고 있다.

가쪽돌림은 약 45° 가능하며, 안쪽돌림은 약 35° 가능하지만 개인차가 큰 운동이다.

어깨관절과 엉덩관절

엉덩관절은 어깨관절과 같은 절구관절이지만, 어깨관절은 얕은 그릇 모양의 관절오목이 있는 데 반해 엉덩관절의 관절오목인 볼기뼈절구는 넙다리뼈머리를 깊게 감싸는 절구 모양으로 되어 있다. 때문에 어깨관절은 팔을 크게 움직이는데 적합하며, 엉덩관절은 몸의 무게를 견딜 수 있는 안정성을 얻는 데 적합하다.

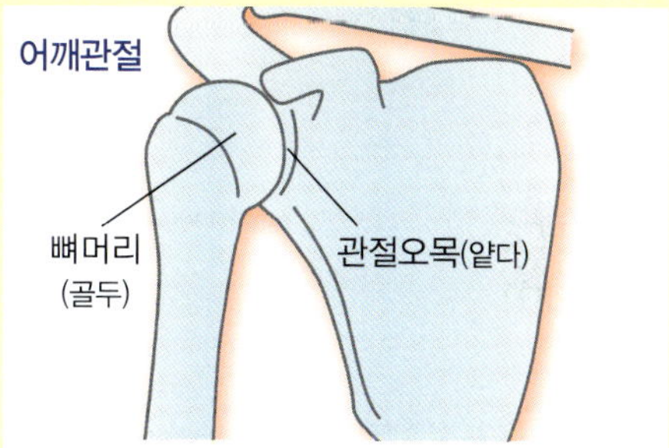

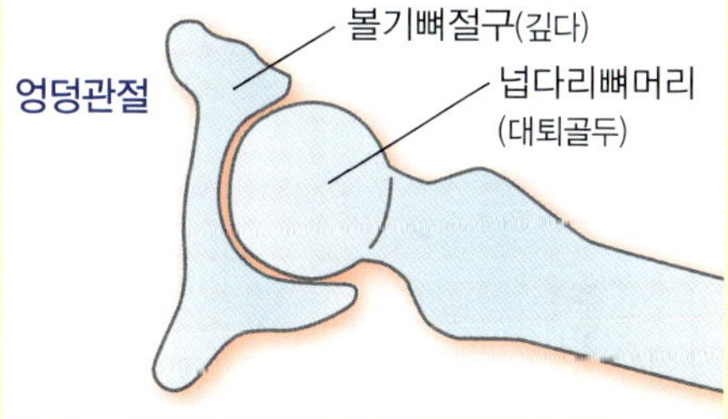

넙다리뼈에 대한 골반의 운동

시상면에서 골반의 위부분이 앞쪽으로 기우는 운동을 **'앞경사(전경)'**라고 하며, 반대 방향으로 기우는 운동을 **'뒤경사(후경)'**라고 한다. 넙다리뼈 축이 고정된 상태에서 앞경사는 엉덩관절의 굽힘이며, 뒤경사는 폄이 된다. 선 자세에서 골반이 앞으로 경사가 생겨 허리뼈가 굽힘(→ P.90)되면 몸통은 앞쪽으로 움직임이 많아지지만, 골반이 앞으로 기울었을 때, 허리뼈가 폄되면 몸통 위부분의 움직임은 작아진다.

한쪽 다리로 선 자세에서 지지하는 쪽 다리의 엉덩관절 벌림운동은 반대쪽 **볼기뼈의 올림운동**으로 작용하며, 반대로 모음운동은 반대쪽 **볼기뼈의 내림운동**으로 작용한다. 한쪽 다리로 선 자세에서 지지하는 쪽 다리의 엉덩관절 가쪽돌림운동은 반대쪽 **볼기뼈의 뒤방향 회전운동**으로서 작용하며, 반대로 안쪽돌림운동은 반대쪽 **볼기뼈 앞쪽 회전운동**으로 작용한다(왼쪽 페이지 그림 참조).

엉덩관절 · 무릎관절에 작용하는 근육

이관절근의 작용에 의해 엉덩관절과 무릎관절은 밀접한 관계에 있다.

이관절근(two joint muscle)의 작용

1개의 관절만을 주행하는 근육을 '**단관절근(single joint muscle)**'이라고 부르고 2개의 관절에 걸쳐서 주행하는 근육을 '**이관절근**'이라고 부르며, 그 수축은 2개의 관절에 작용한다.

엉덩관절에 작용하는 이관절근은 **넙다리곧은근**, **햄스트링**, **넙다리빗근** 등으로 무릎관절의 운동에도 작용한다. 때문에 무릎관절의 각도나 운동 패턴 차이에 따라서 엉덩관절에서 작용하는 효과가 변화된다.

예를 들어, 넙다리곧은근은 엉덩관절에서 굽힘, 무릎관절에서는 폄에 작용하는데, 무릎관절 굽힘 위치가 엉덩관절의 굽힘에 효율적으로 근력을 발휘한다.

단관절근과 이관절근

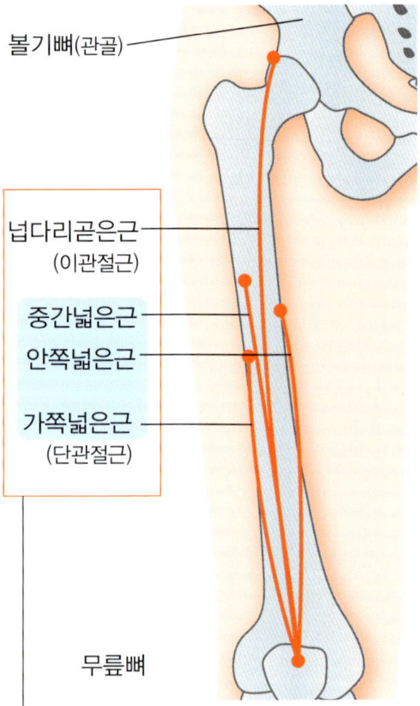

넙다리네갈래근의 이관절근은 넙다리곧은근 뿐

엉덩관절에 작용하는 근육

엉덩관절의 굽힘근은 주로 **엉덩허리근(큰허리근 · 엉덩근)**, 이관절근의 **넙다리빗근**과 **넙다리곧은근**으로 넙다리빗근은 무릎관절의 굽힘근이기도 하다.

엉덩관절의 폄근은 주로 **큰볼기근**과 **햄스트링(넙다리두갈래근 · 반힘줄근 · 반막근)**이다. 이관절근의 햄스트링은 무릎관절의 굽힘근이기도 하기 때문에 무릎관절의 폄 위치 쪽이 엉덩관절의 폄근으로서의 효율성이 좋아진다.

엉덩관절의 벌림근은 주로 **중간볼기근**, **넙다리근막긴장근**이고, 모음근은 주로 **큰모음근**, **긴모음근**, **짧은모음근**, **두덩정강근**, **두덩근**이다. 벌림근육무리는 보행 시 한쪽 다리를 내밀 때, 반대쪽 지지하고 있는 다리의 골반을 안정시키기 위해서 중요한 작용을 한다. 또한, 모음근육무리는 엉덩관절의 굽힘 위치에서는 폄근으로서 작용하고, 폄 위치에서는 굽힘근으로서 작용한다.

엉덩관절의 가쪽돌림근은 주로 **깊은층의 가쪽돌림근들(궁둥구멍근 · 위쌍동이근 · 아래쌍동이근 · 속폐쇄근 · 바깥폐쇄근 · 넙다리네모근)**과 **큰볼기근**, 안쪽돌림근은 주로 **작은볼기근**이다.

엉덩관절에 작용하는 근육(앞면)

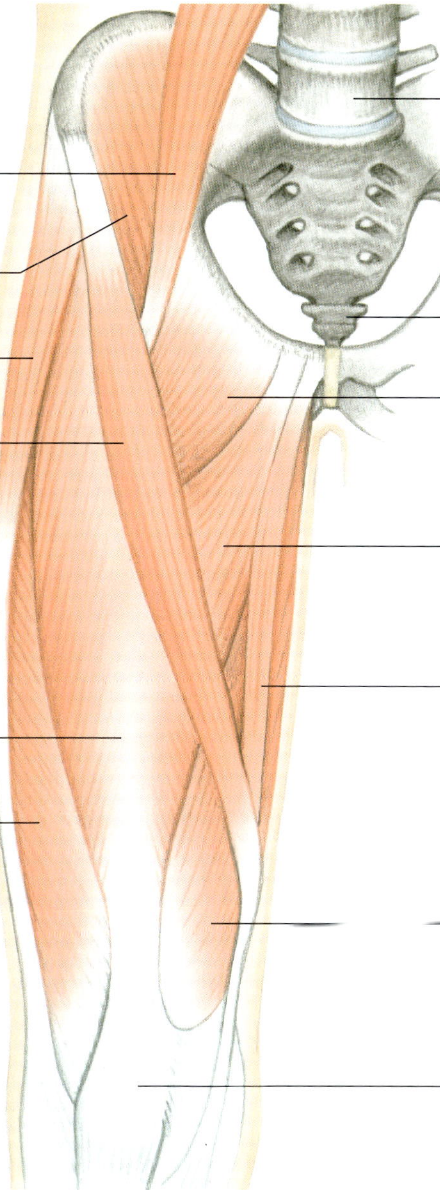

넙다리 앞면에 위치하고 있는 넙다리곧은근은 넙다리네갈래근의 일부이고, 엉덩허리근 · 넙다리빗근과 함께 엉덩관절의 굽힘에 작용한다.

중간볼기근이 약하면 '먼로 워크(Monroe Walk)'로

중간볼기근(벌림근)이 약하면 보행 시 반대쪽 다리를 내딛을 때 엉덩관절이 모인다. 결과적으로 골반은 관상면에서 반대쪽으로 경사가 지게 된다. 이것은 '트렌델렌버그 징후(Trendelenburg's sign)'라고 불리는데, 양쪽 중간볼기근이 약한 경우는 뒤에서부터 엉덩이를 좌우로 흔들면서 걷는 '먼로 워크'처럼 보인다.

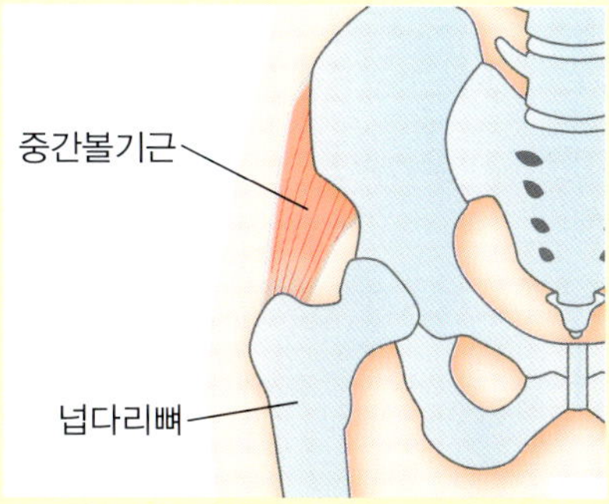

엉덩관절에 작용하는 근육(뒷면)

넙다리 뒷면에 위치하고 있는 햄스트링은 넙다리두갈래근 · 반힘줄근 · 반막근의 총칭으로 엉덩관절의 폄에 작용한다.

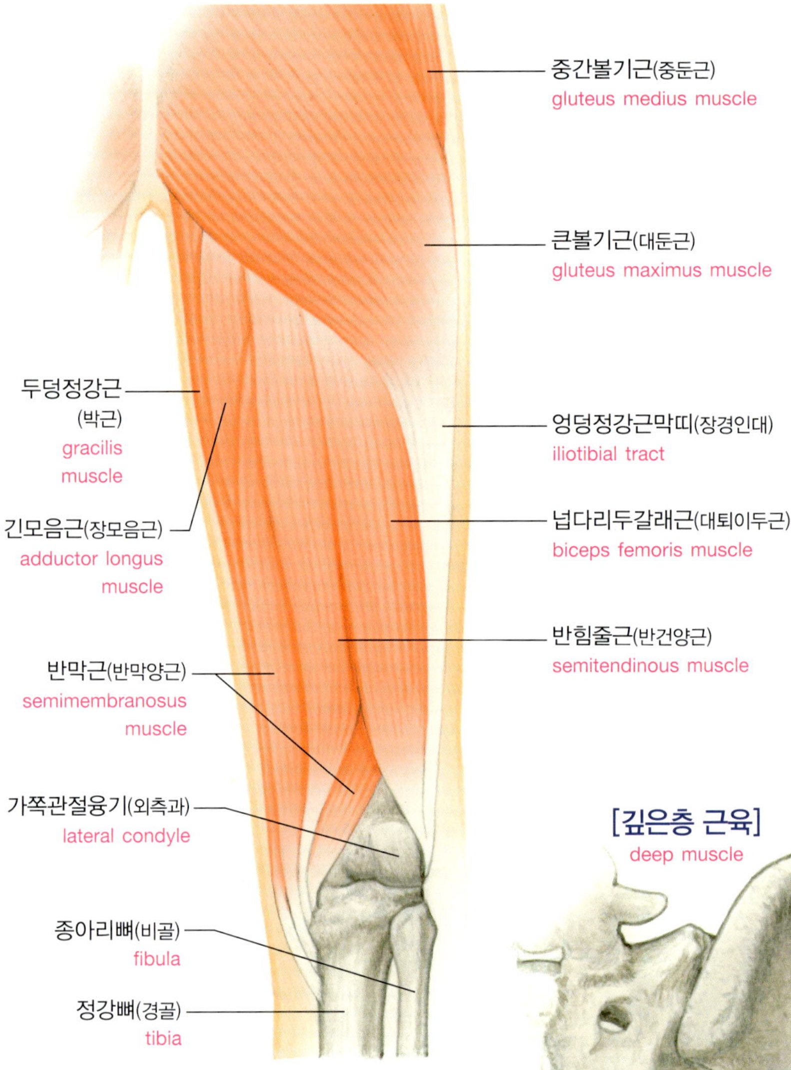

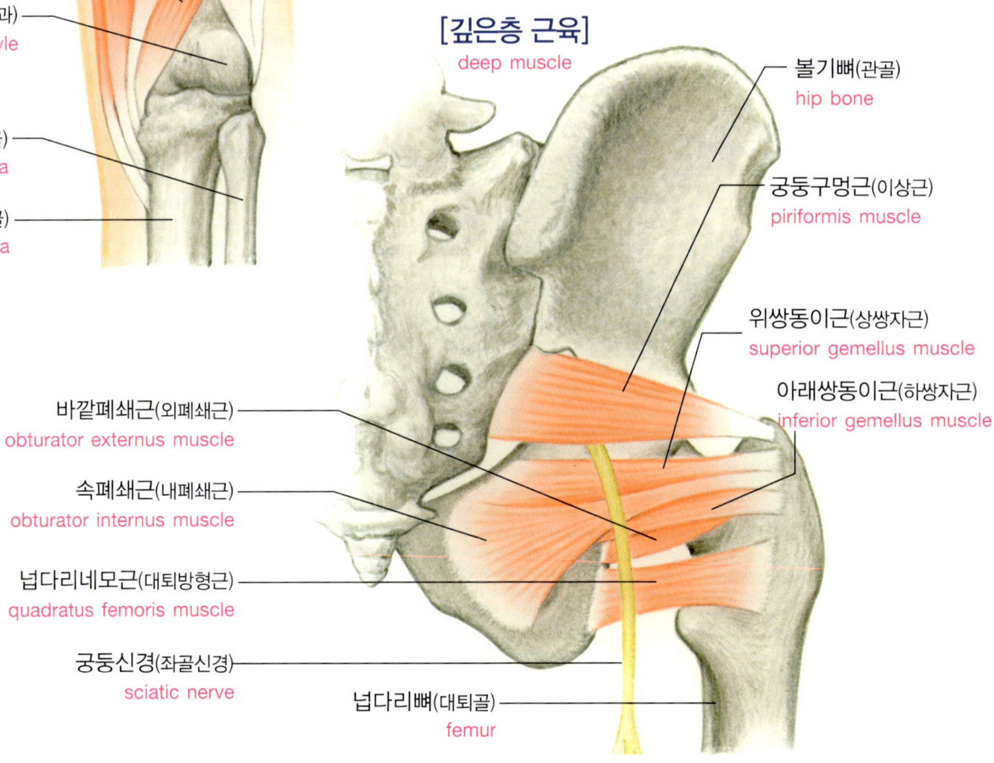

엉덩관절의 굽힘 · 폄, 벌림 · 모음(넙다리뼈)에 작용하는 근육

굽힘 · 폄

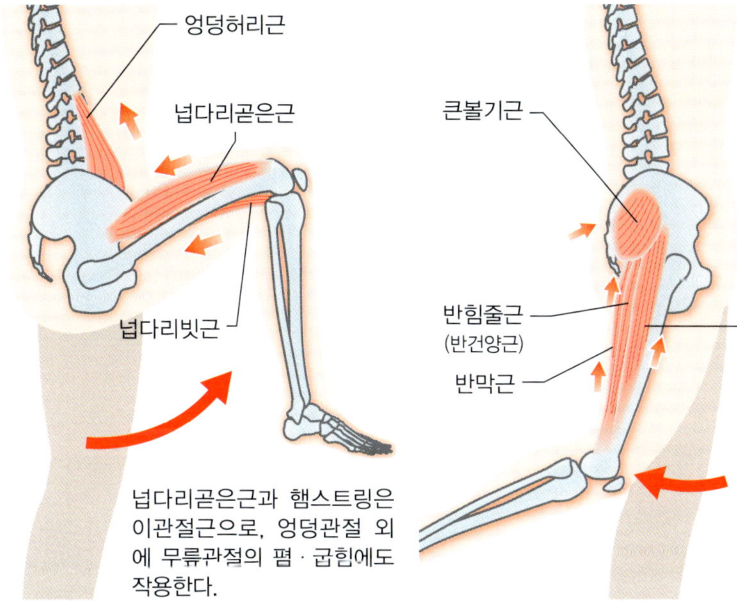

넙다리곧은근과 햄스트링은 이관절근으로, 엉덩관절 외에 무릎관절의 폄 · 굽힘에도 작용한다.

벌림 · 모음

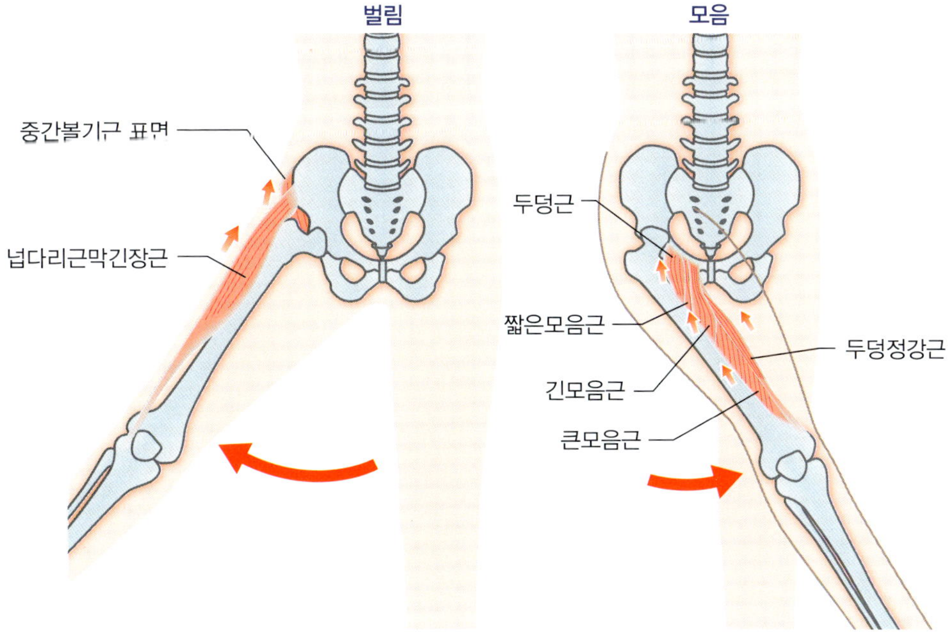

무릎관절을 구성하는 뼈

지지성이 낮은 무릎관절은 인대 등의 조직에 의해 안정성이 유지된다.

무릎관절의 뼈와 관절

무릎관절은 넙다리뼈와 정강뼈로 구성된 **정강넙다리관절**과 무릎뼈와 넙다리뼈로 구성된 **무릎넙다리관절**의 2개의 관절로 구성된다.

뼈 사이의 지지는 낮고, **인대**나 **반달판**, **근육**이나 **힘줄** 등의 조직이 안정성에 크게 관여하고 있다. 운동 시 큰 가동성과 함께 안정성이 요구되는데, 역학적 스트레스에 노출되는 관절로 운동장애도 많이 발생한다.

무릎관절의 구조

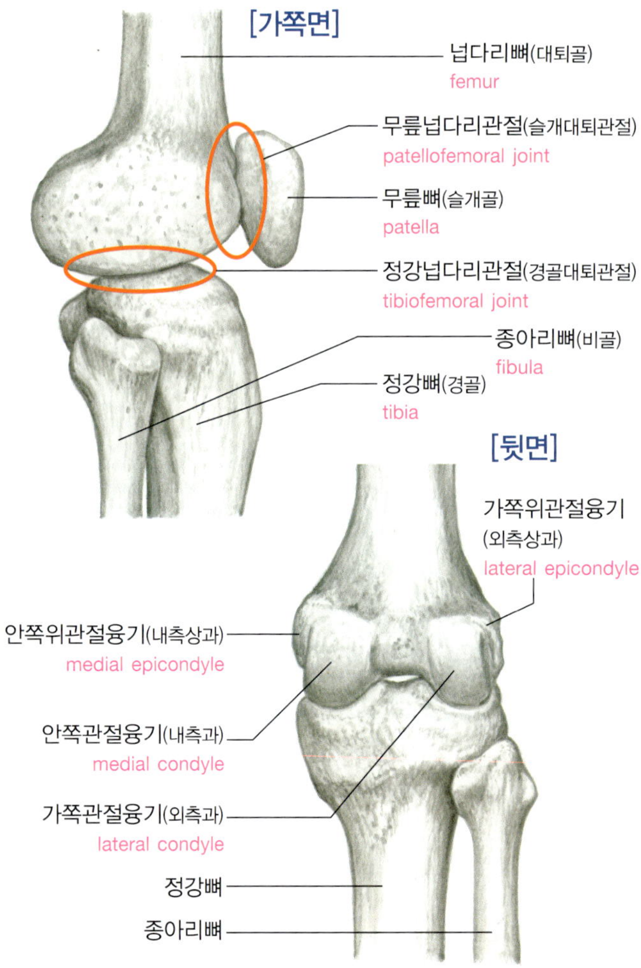

반달판막과 인대의 작용

정강넙다리관절은 가쪽과 안쪽으로 나뉘어 볼록 상태의 **넙다리뼈머리**와 평탄한 **정강뼈복사**로 구성된다.

이 관절 사이에는 안쪽과 가쪽에 **반달판막**이라고 불리는 섬유성의 연골섬유가 존재하며, 정강넙다리관절의 접촉 면적을 증대시킴에 따라서 무게 분산과 안전성 향상을 도모하는 **'충격 완화장치(shock absorber)'**의 역할을 담당하고 있다. 수평면에서 보면 안쪽은 C자형, 가쪽은 관 모양에 가까운 형태로, 관상면 · 시상면에서 보면 가쪽이 두꺼운 쐐기모양(결상형)으로 되어 있다.

정강대퇴관절을 지지하는 인대는 주로 안쪽과 가쪽의 **곁인대**와 관절 안에 있는 앞 · 뒤의 **십자인대**이다. 안쪽곁인대는 밖굽이(관상면에서 다리가 바깥으로 움직인다)운동을, 가쪽곁인대는 안굽이운동을 제한하고 있다. 십자인대는 관절주머니 안에서 교차

무릎관절의 인대 · 반월판막

[앞면 : 굽힘 자세] [뒷면 : 폄 자세]

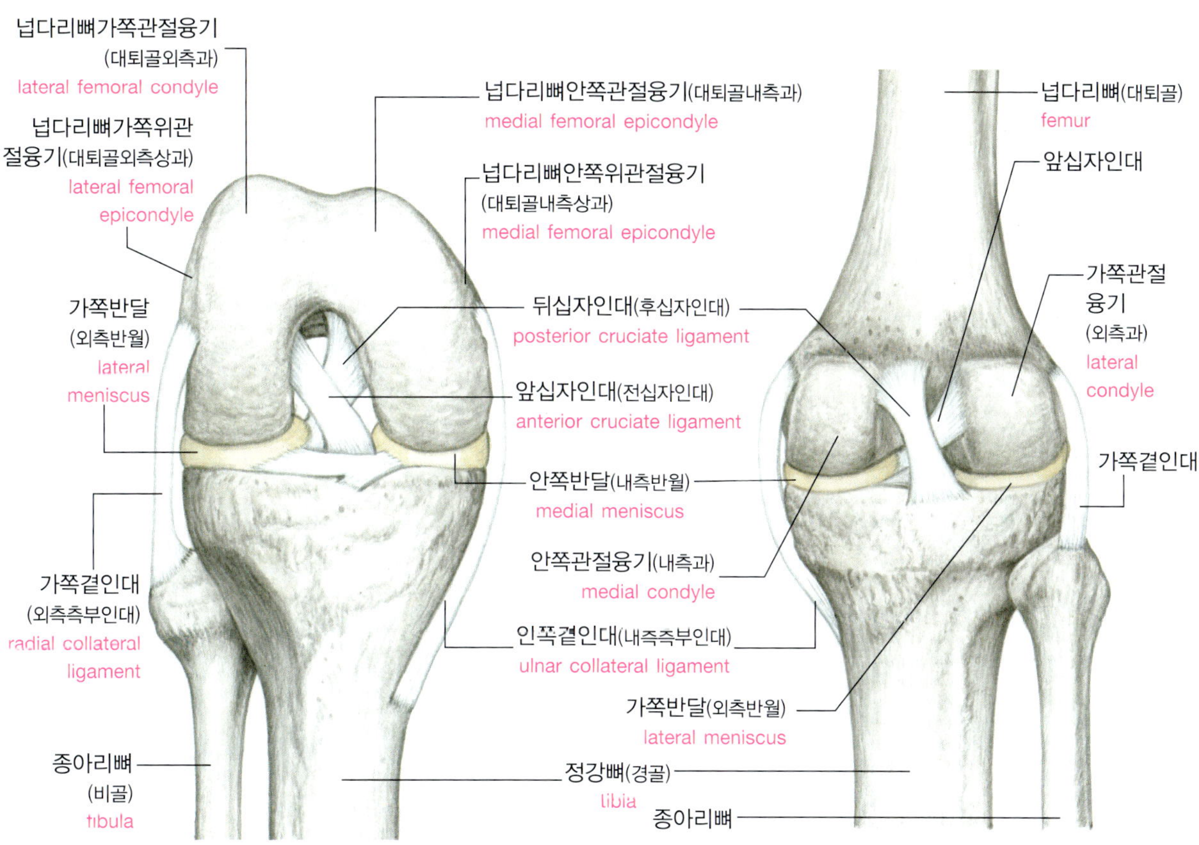

하듯이 존재하며, 앞십자인대는 종아리가 앞쪽으로 움직이는 것을 제한하고, 뒤십자인대는 종아리가 뒤쪽으로 움직이는 것을 제한한다.

인대가 손상되면 손상된 인대에 의해 각각 독특한 방향으로의 불안정성이 보이며, 운동 동작을 곤란하게 하는 경우가 많아진다.

반달판막이 없으면

보행 중, 정강넙다리관절에는 체중의 2배 이상의 압력이 가해진다. 반달판막이 없으면 정강넙다리뼈의 접촉면적이 현저하게 좁아지며, 그 접촉압력이 증대된다. 또한, 연골모양조직에 의한 충격 완충작용도 없어지며, 그 결과 관절연골의 손상이나 관절염 등을 발생시킬 위험이 높아진다.

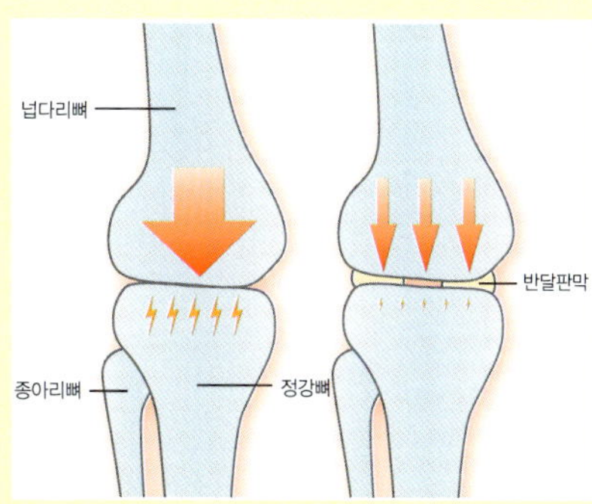

무릎관절의 기본적인 운동

넙다리뼈와 정강뼈로 구성된 정강넙다리관절은 두 방향의 운동이 가능하다.

정강넙다리관절의 움직임

정강넙다리관절은 **시상면에서의 굽힘 · 폄운동**과 **수평면에서의 안쪽돌림 · 가쪽돌림운동**의 두 방향의 운동이 가능하다.

보통 폄의 가동범위는 5~10°, 굽힘의 가동범위는 130~140° 정도이지만, 폄의 가동범위는 성별이나 연령에 따라서 차이가 크며, 무릎을 꿇고 앉은 자세처럼 엉덩관절의 굽힘 자세에서 강제적으로 체중을 실으면 더 큰 굽힘이 가능해진다.

돌림운동의 가동영역은 무릎관절 90° 무릎 굽힘 자세에서 안쪽돌림이 10~20°, 가쪽돌림이 20~30°이지만, 완전 폄 자세에서는 인대의 긴장이나 뼈가 들어맞음으로 돌림운동이 곤란해진다.

무릎관절의 방향(정강뼈 · 넙다리뼈)

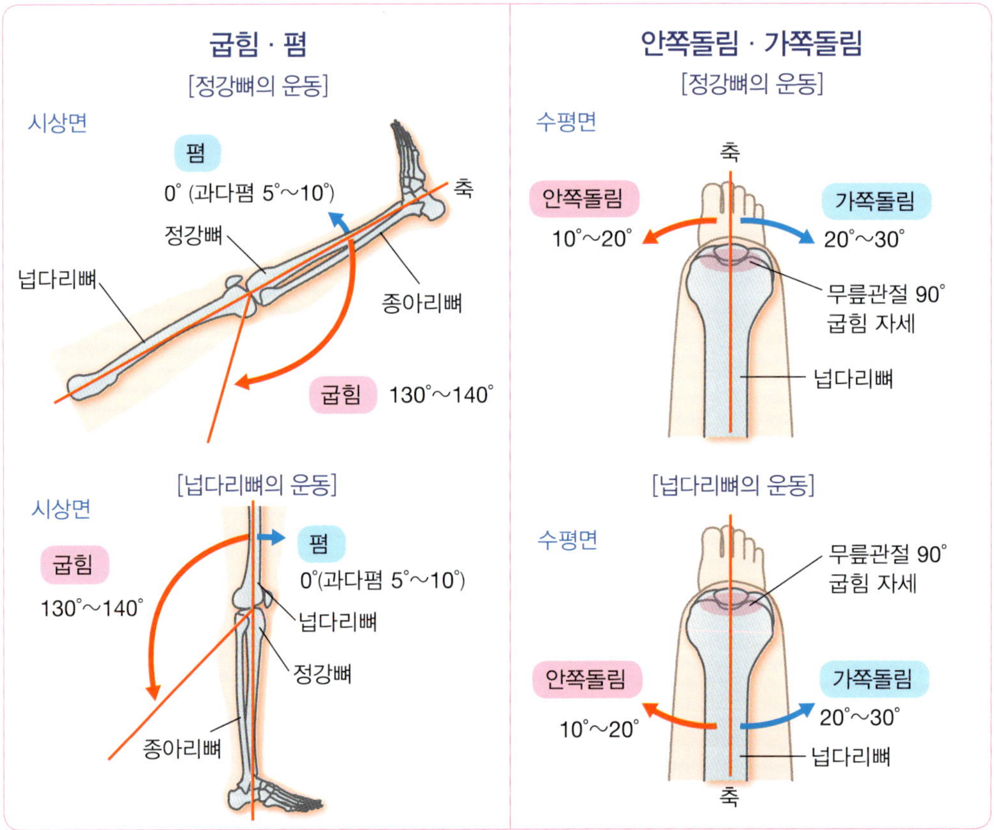

잠김기전(locking mechanism)

'관절주머니 안 운동(joint play)'(→ P.122)의 폄 위치에서의 굽힘운동은 넙다리뼈가 정강뼈에 대해 굽힘 초기에 굴러가는 운동만 하지만 서서히 굴러가는 방향과는 반대 방향의 미끄러짐 운동이 부가되어 최종적으로는 미끄러짐 운동만 하게 된다.

가장 뒤 방향에서 보면 넙다리뼈 관절면은 정강뼈 관절면의 약 2배의 길이로, '관절주머니 안 운동'에 따라 잘 들어맞고 있다.

무릎관절을 펴하면 정강뼈는 최종 폄 위치의 조금 전부터 최종 폄 위치까지의 사이에 넙다리뼈에 대해 약 10° 가쪽돌림한다. 이른바 '무릎을 조이는 운동'으로 **'잠김기전(locking mechanism)** 또는 **'나사회전운동(screw-home movement)'**이라고 불린다.

이 운동은 자동적으로 일어나는 불수의적인 운동으로, 넙다리뼈안쪽관절융기의 형태, 앞십자인대의 긴장, 넙다리네갈래근의 견인방향 등의 역학적 요인에 의해 생긴다. 반대로 완전 폄된 무릎관절의 조임을 푸는 동작에는 굽힘 시작 처음에 정강뼈의 안쪽돌림운동이 가해진다.

미끄러짐 · 구름 운동

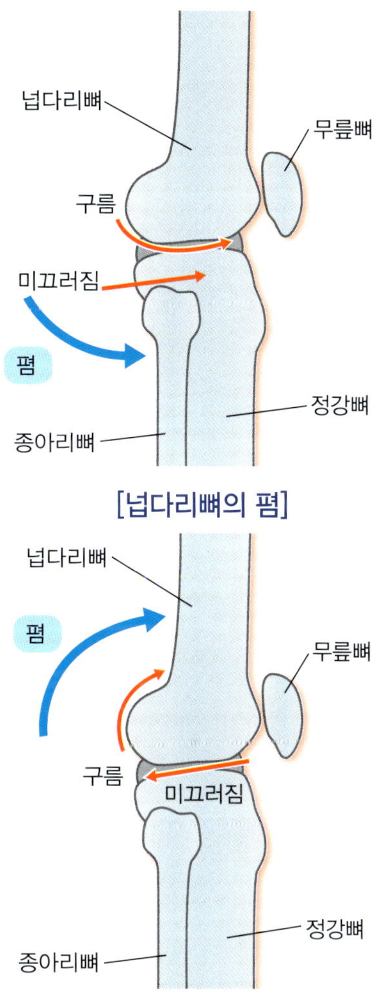

무릎관절의 관상면에서의 움직임

무릎관절은 시상면(굽힘 · 폄)과 수평면(안쪽돌림 · 가쪽돌림)에서 능동운동이 가능하지만, 관상면에서는 능동적으로는 곤란하며, 수동적으로는 6~7°의 움직임이 나타난다. 안쪽번짐 · 가쪽번짐이라고 불리는 운동에서는 가쪽번짐이 확실히 확인되는 경우에 안쪽곁인대 손상(→ P.212)이 의심된다.

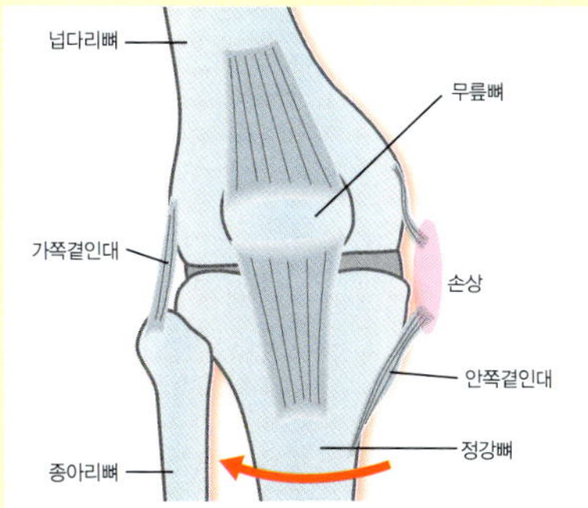

무릎넙다리관절의 움직임

무릎넙다리관절은 **무릎뼈관절면**과 **넙다리융기사이오목**으로 구성되는 관절로, 몸쪽에서 먼쪽을 향하는 무릎 폄 기구라고 불리는 '넙다리네갈래근–무릎뼈–무릎인대–정강뼈거친면'의 일부로 되어 있다.

무릎뼈는 무릎관절의 굽힘 위치에서 폄됨에 따라 넙다리융기사이오목을 위쪽으로 이동시키며, 이 때의 무릎뼈관절면의 넙다리뼈에 대한 접촉 부위는 안쪽과 가쪽에서 윗면, 그리고 아래면으로 이동한다. 무릎관절 굽힘 위치에서 무릎뼈는 넙다리융기사이오목에 끼어 고정되지만, 완전 폄 위치에서 넙다리네갈래근을 이완시키면 무릎뼈는 넙다리융기사이오목에서 수동적으로 움직일 수 있다.

무릎 폄 기구

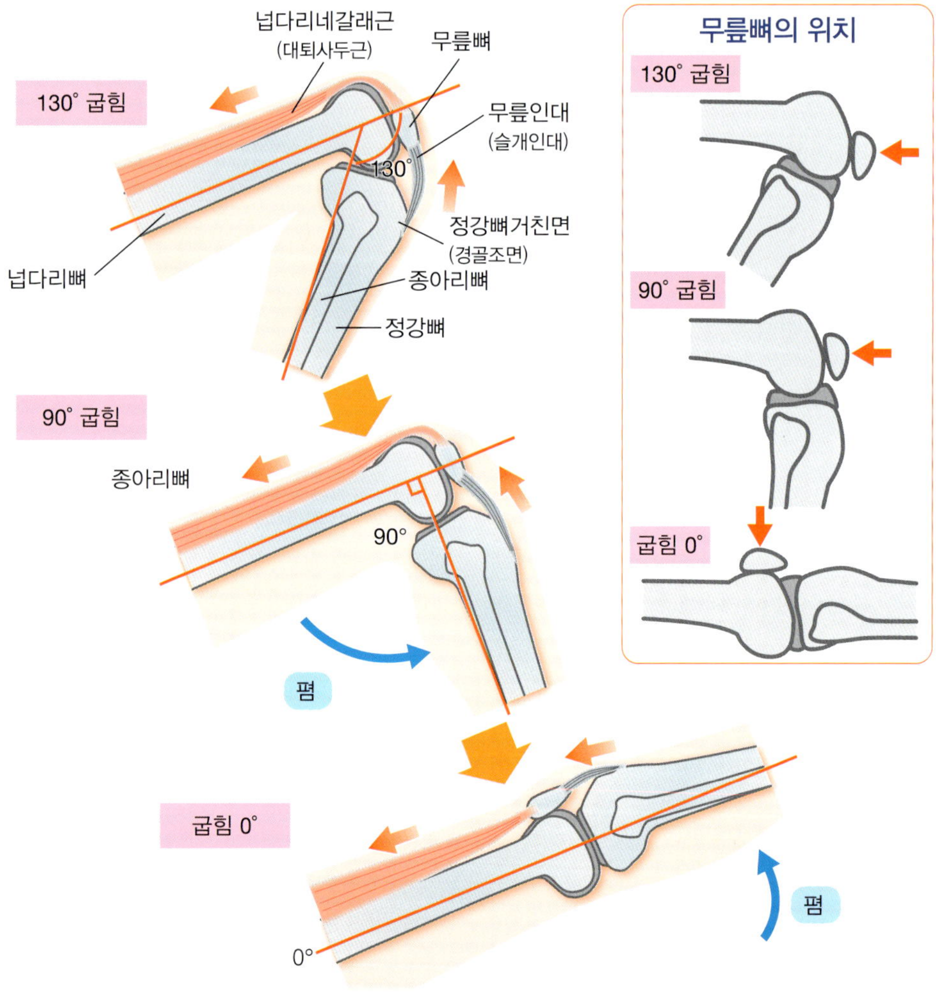

무릎뼈의 구조

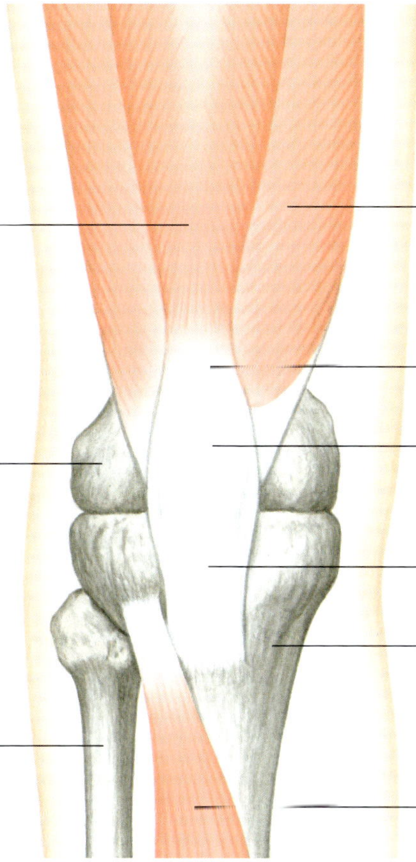

무릎뼈의 기능

무릎뼈는 인체에서 **가장 큰 종자뼈**이다. 위쪽 무릎뼈바닥에는 넙다리뼈네갈래근힘줄이 부착하며, 아래쪽 무릎뼈꼭지에는 무릎인대가 부착하고, 무릎인대는 정강뼈거친면으로 이어진다. 넙다리네갈래근의 수축은 무릎뼈를 들어올려 무릎인대를 견인하며, 최종적으로는 무릎관절을 폄시킨다.

무릎관절의 폄은 **세 가지의 지레**(→ P.101) 작용이지만, 무릎뼈는 넙다리네갈래근의 수축을 무릎관절의 폄 요소에 효율적으로 변환시키는 역할을 담당하고 있다. 무릎뼈가 있음으로 인해 넙다리네갈래근힘줄이 앞쪽으로 이동하고 무릎인대가 정강뼈를 견인하는 힘의 방향을 폄 방향으로 더 변화시키는 것이다. 만약에 무릎뼈가 존재하지 않는 경우, 같은 폄 회전력을 발생시키려면 20% 이상의 강한 수축이 필요할 것으로 생각되며, 근력이 20% 이상 저하되는 것과 같다.

또한, 무릎뼈가 없으면 같은 폄근력을 발휘시키기 위해서 무릎인대가 정강뼈를 견인하는 힘의 방향이 정강넙다리관절의 압박도를 높이는 방향으로 변위됨에 따라 **정강넙다리관절을 방해할 위험성**도 높아진다.

넙다리네갈래근의 구조

넙다리네갈래근을 구성하는 4개의 근육은 무릎관절의 폄과 관련되는 폄근이다.

넙다리네갈래근은 큰 근육

무릎관절에 작용하는 근육에는 폄에 작용하는 **폄근**과 굽힘 · 돌림에 작용하는 **굽힘근**이 있다.

무릎관절의 폄근은 넙다리 앞면에 위치하는 **넙다리곧은근** · **중간넓은근** · **안쪽넓은근** · **가쪽넓은근**의 4개로 구성되는 넙다리네갈래근으로, 매우 크며 힘이 강한 근육이다. 넙다리곧은근은 엉덩관절의 굽힘작용도 가지는 **이관절근**(→ P.48)이지만, 다른 3개의 근육은 무릎관절의 폄에만 작용하는 **단관절근**이다.

이 4개의 근육은 1개의 **넙다리네갈래근힘줄**이 되어 무릎뼈바닥에 종지하며, 무릎뼈 · 무릎인대를 끼고 무릎관절을 펴시킨다.

넙다리네갈래근 quadriceps femoris muscle

[앞면]

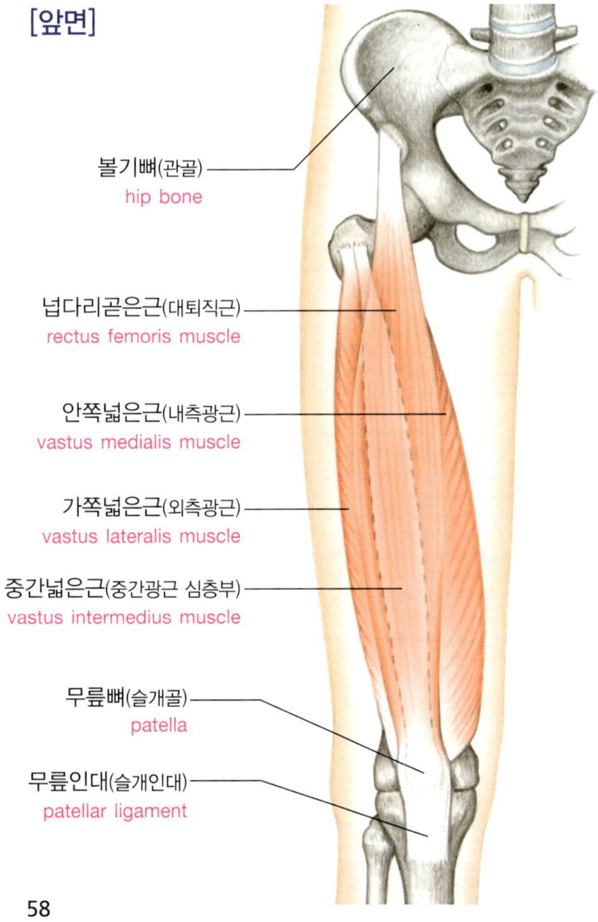

넙다리곧은근과 넓은근육군의 차이

넙다리곧은근은 이관절근이기 때문에 엉덩관절의 운동에 영향을 받는다. 공을 차는 것과 같은 엉덩관절의 굽힘, 무릎관절의 폄동작에서는 강하게 수축되지만, 의자에서 일어나는 것과 같은 엉덩관절의 폄, 무릎관절의 폄동작에서는 수축이 억제된다. 그 반면, 넓은근육군은 어떤 동작이든 똑같이 수축된다.

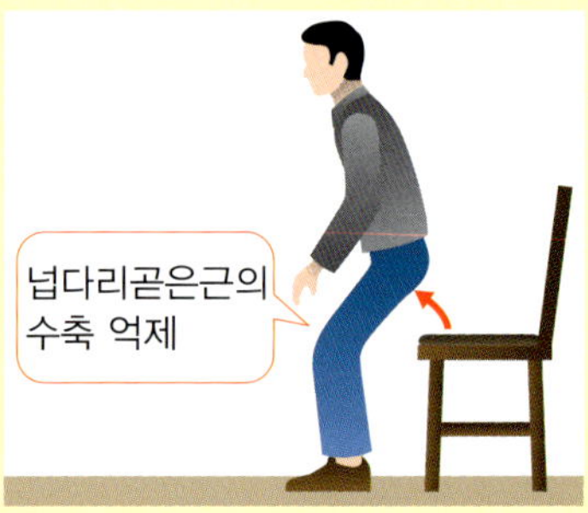

깊게 쪼그려 앉기 동작(deep squat)

[깊게 쪼그려 앉기(굽힘 90°)]

[부분적인 쪼그려 앉기(굽힘 40°)]

스쿼트 동작은 깊게 웅크릴수록 넙다리 앞면의 넙다리네갈래근 근력이 필요해진다.

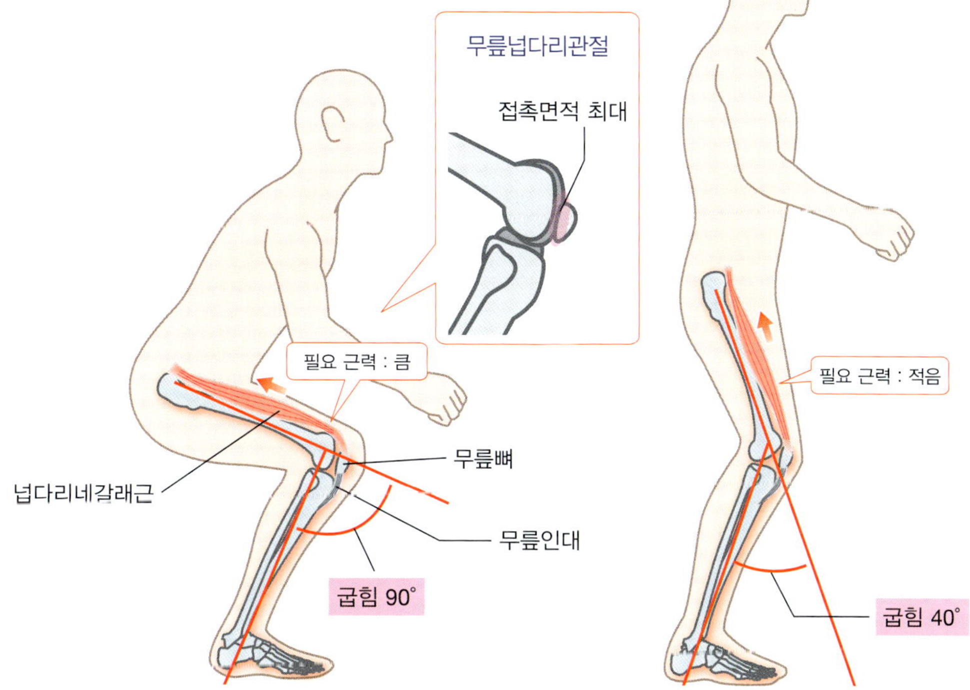

넙다리네갈래근의 기능

일상 동작에서 넙다리네갈래근의 역할을 체감할 수 있는 것은 체중을 지지하면서 무릎관절을 안정시키는 장면이다. 예를 들어, 의자에 앉거나 쭈그릴 때 무릎관절이 적당한 속도로 굽힘하도록 **원심성 수축**을 행하고 있다. 또한, 점프 후의 착지동작에서는 원심성 수축에서 **충격을 완화시키는 기능**을 한다.

넙다리네갈래근의 폄근력은 무릎관절 굽힘 50° 부근에서 가장 크게 발휘되며, 폄영역에서는 저하되지만, 굽힘영역에서의 폄근력은 비교적 유지된다. 스쿼트(squat) 동작에서는 깊게 웅크릴수록 넙다리네갈래근의 근력이 필요해 지는데, 그 자세를 유지하는 것도 가능해진다.

깊게 웅크리는 동작에서는 무릎넙다리관절의 압력(무릎뼈관절면과 넙다리뼈융기사이오목의 접촉압력)이 최대가 되지만, 이 각도에서의 무릎넙다리관절의 접촉면적이 넓어짐으로 인해 접촉압력을 분산시켜, **단위면적 당 접촉압력의 과잉 상승을 방지**할 수 있다.

햄스트링의 구조

햄스트링은 3개의 근육의 총칭으로, 무릎관절에서는 굽힘에 작용한다.

무릎관절의 굽힘에 작용하는 근육

햄스트링은 허벅지나 오금(무릎의 안쪽에 있는 능선 모양의 패임)의 [ham]과 현이나 힘줄[string]의 합성어로 **오금힘줄의 총칭**인데, 보통은 **반힘줄근, 반막근, 넙다리두갈래근, 3근의 총칭**[hamstring muscle]으로 사용된다.

햄스트링은 무릎관절의 굽힘 · 돌림작용을 가지며, 넙다리두갈래근의 짧은갈래 이외는 엉덩관절의 폄에도 작용하는 **이관절근**이다.

넙다리빗근이나 오금근도 무릎관절의 굽힘작용을 하지만, 무릎관절 굽힘의 주동작근은 햄스트링이다.

햄스트링(hamstring)

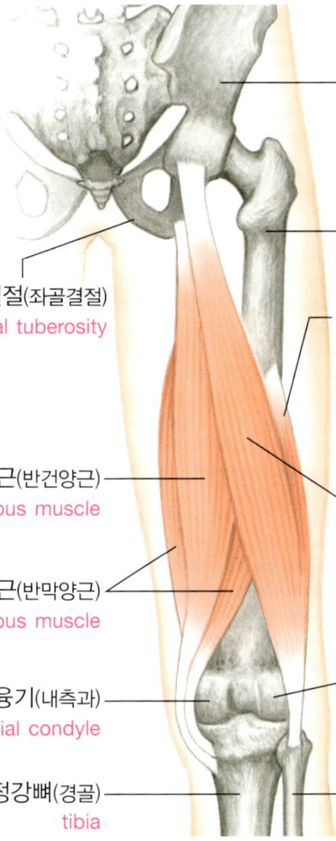

햄스트링의 유연성

체력테스트의 하나로 바로 서서 앞으로 굽힘하는 자세를 취하는 경우가 있다. 무릎을 편 채 앞쪽 바닥에 손을 짚는 동작으로 이것은 척추의 유연성도 관련이 있지만, 사실은 햄스트링의 유연성을 가장 잘 알 수 있는 테스트이다. 의학적으로는 그 거리를 [finger-floor-distance] (FFD)라고 표현한다.

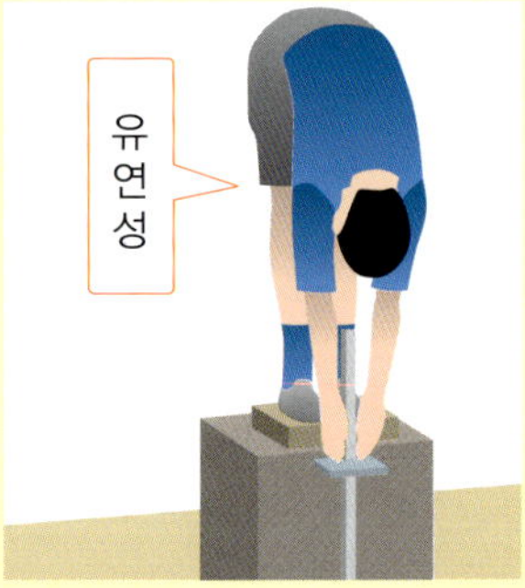

제 1 장

햄스트링의 작용

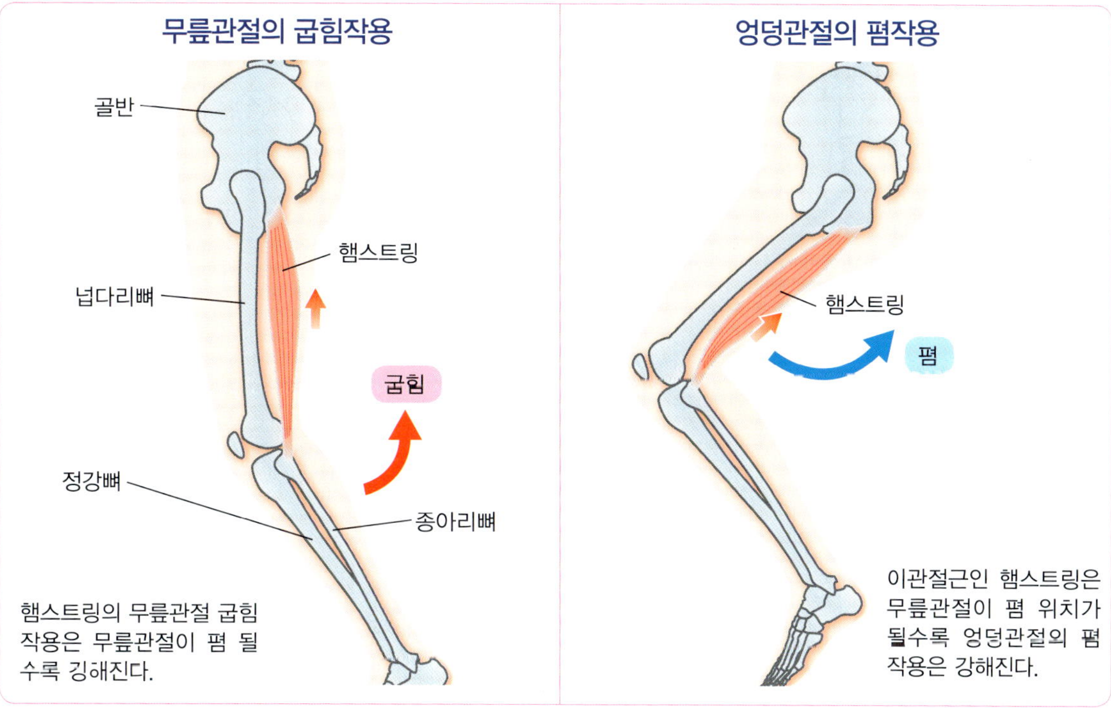

햄스트링의 기능

반힘줄근과 반막근은 넙다리 뒤안쪽에 위치하며, 무릎관절의 굽힘 위치에서는 **안쪽돌림작용**도 한다. 반대로 넙다리두갈래근은 넙다리 뒤가쪽에 위치하며, 무릎관절의 굽힘 위치에서는 **가쪽돌림작용**도 가지고 있다.

햄스트링은 보행이나 주행 시 다리가 지면에 닿기 직전에 원심성으로 수축하며, 무릎관절의 폄을 컨트롤하는 기능을 한다. 의자에서 일어나 지면을 차고 점프를 할 때에는 엉덩관절의 폄근으로서 작용하지만, 이것은 무릎관절에서는 폄 동작이 되어, 이관절근인 햄스트링은 반대 작용을 위해 수축이 억제된다.

햄스트링의 굽힘 근력은 **무릎관절의 완전 폄 위치 부근에서 가장 크게 발휘**되며, 굽힘과 동시에 저하된다. 이것은 무릎관절 폄 위치에서는 햄스트링이 신장되어 근육의 수축이 효율성 높은 근력으로서 발휘되기 위한 것이라고 생각된다. 또한 엉덩관절을 굽힘하면 햄스트링은 더욱 신장되기 때문에 **더 강하게 무릎관절의 굽힘에 작용**한다.

무릎관절의 정렬 이상

무릎관절의 정렬 이상에는 O자 다리나 X자 다리가 있다.

관상면에서의 뼈 정렬

정강넙다리관절은 자연스럽게 선 상태의 관상면에서 가쪽으로 175° 정도의 각도를 형성하며, 이것을 **넙다리정강뼈각**[대퇴경골각(femorotibial angle, FTA)]이라고 부른다. 즉, 정상 무릎관절은 관상면에서 쭉 곧지 않고, **5° 정도 굽어있는 것이다**.

FTA가 커진 상태의 무릎을 밖굽이무릎(내반슬)이라고 하며, 선 자세를 앞쪽에서 보았을 때, 양쪽 무릎 사이에 틈이 생긴다**(O자 다리)**. 반대로 FTA가 작아진 상태의 무릎이 안굽이무릎(외반슬)이며, 앞쪽에서 보았을 때, 양쪽 다리의 안쪽융기(안쪽 복사뼈) 사이에 틈이 생긴다**(X자 다리)**.

정적 정렬(→ P.123)은 정상이라도 점프 후의 착지동작과 같은 동적 정렬 시 안굽이무릎을 나타내는 경우도 있다.

또한, 위앞엉덩뼈가시(→ P.45)와 무릎뼈 중앙 · 정강뼈거친면을 연결하는 선이 형성하는 각을 **Q 각**[Q angle]이라고 한다. 보통은 10~15°이지만, 넙다리네갈래근의 수축이 무릎뼈를 가쪽으로 견인하는 각도이며, 각이 크면 무릎뼈는 가쪽으로 강하게 견인되어 **무릎넙다리관절증**의 원인이 된다고 생각할 수 있다.

이 무릎관절들의 정렬은 엉덩관절의 넙다리뼈의 경사각(→ P.45)의 이상이나 다리부위의 정렬 이상(편평발 등)이 원인이 되어 무릎관절에 나타나는 경우가 많다.

정적 · 동적 정렬은 다르다

자연스럽게 선 자세에서 O자 다리인 사람의 경우 보행, 주행, 점프 후 착지동작 등의 동적 정렬에서도 무릎이 가쪽을 향한다고 생각하기 마련이다. 그러나 실제로는 무릎이 안쪽으로 들어가는 경우가 많으며, 그것이 무릎관절의 스포츠 장애와 연결되는 케이스도 있다. 선 자세가 아니라, 여러 가지 동작을 체크하는 것이 중요하다.

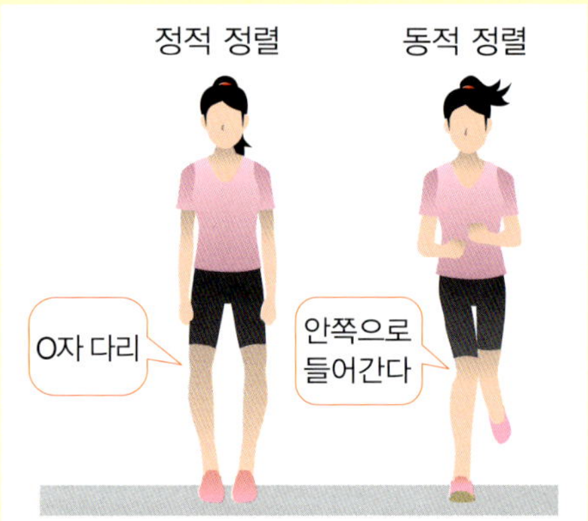

시상면에서의 뼈 정렬

시상면에서 보면 무릎관절이 10° 이상 펴하는 경우를 **젖힌무릎(반장슬, back-knee)**이라고 부르며, 젊은 여성에서 많이 볼 수 있다. 폄이 강하면 넙다리뼈융기사이오목과 무릎뼈의 맞물림 상태가 나빠지기 때문에 **무릎뼈넙다리관절증의 원인**이 된다고 생각할 수 있다.

무릎관절의 배열 이상

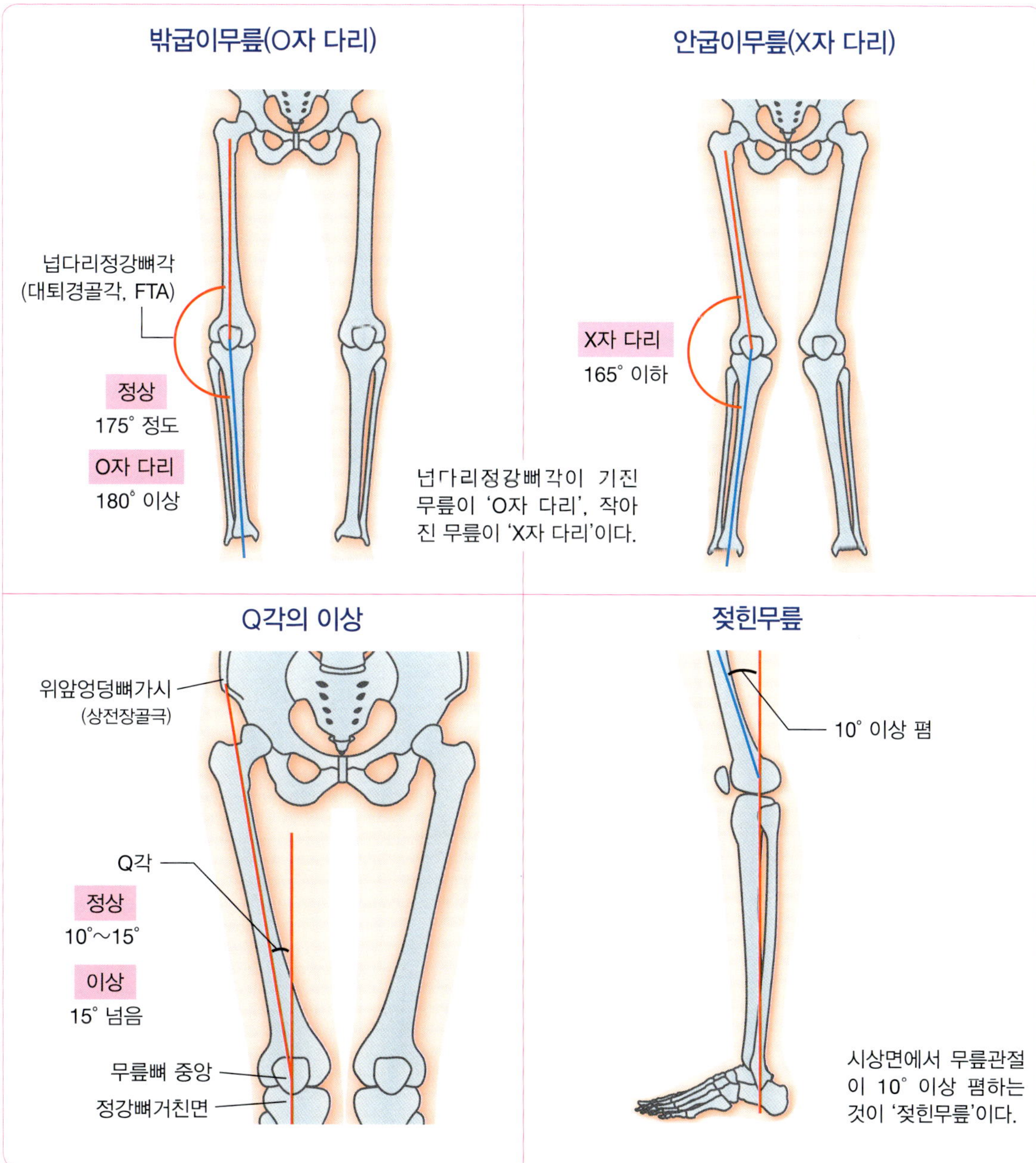

발부위를 구성하는 뼈

발부위는 발목의 발관절 외에 발가락을 향하여 많은 관절이 존재한다.

발목관절과 발부위의 뼈

정강뼈와 종아리뼈보다 먼쪽인 발부위에는 7개의 **발목뼈**, 5개의 **발허리뼈**, 14개의 **발가락뼈**가 있으며, 많은 관절로 구성되어 있다.

발목뼈는 몸쪽부터 목말뼈, 발꿈치뼈, 발배뼈, 안쪽 · 중간 · 가쪽쐐기뼈, 입방뼈가 있으며, 먼쪽의 5개의 발허리뼈, 5개의 첫마디뼈, 4개의 중간마디뼈(엄지발가락 이외), 5개의 끝마디뼈가 5개의 발가락을 구성한다.

발목관절과 발부위의 관절

발의 관절(흔히 발목)은 **발목관절(거퇴관절)**을 말하는데, 기능적으로는 먼쪽에 있는 **목말밑관절이나 가로발목뼈관절과 연결되어 움직인다**. 발목관절(거퇴관절)은 정강뼈의 아래관절면과 안쪽복사 및 종아리뼈의 가쪽복사를 관절오목으로 삼으며, 목말관절면의 도르래를 관절머리로 삼는 관절로, 목재를 연결할 때의 '장붓구멍과 장부'와 같은 구조로 되어 있다.

안쪽에는 **세모인대**라고 불리는 강력한 인대가 있으며, 가쪽에는 **가쪽곁인대**가 존재한다. 가쪽곁인대는 3개의 부분으로 구성되며, 발목 염좌 시에는 그 가쪽의 앞부분이 손상되는 경우가 많다.

목말밑관절은 목말뼈의 아래면과 발꿈치뼈 위앞면의 관절로, 앞 · 중간 · 뒤관절면의 3개의 부분에서 접합한다.

발부위의 구조(윗면)

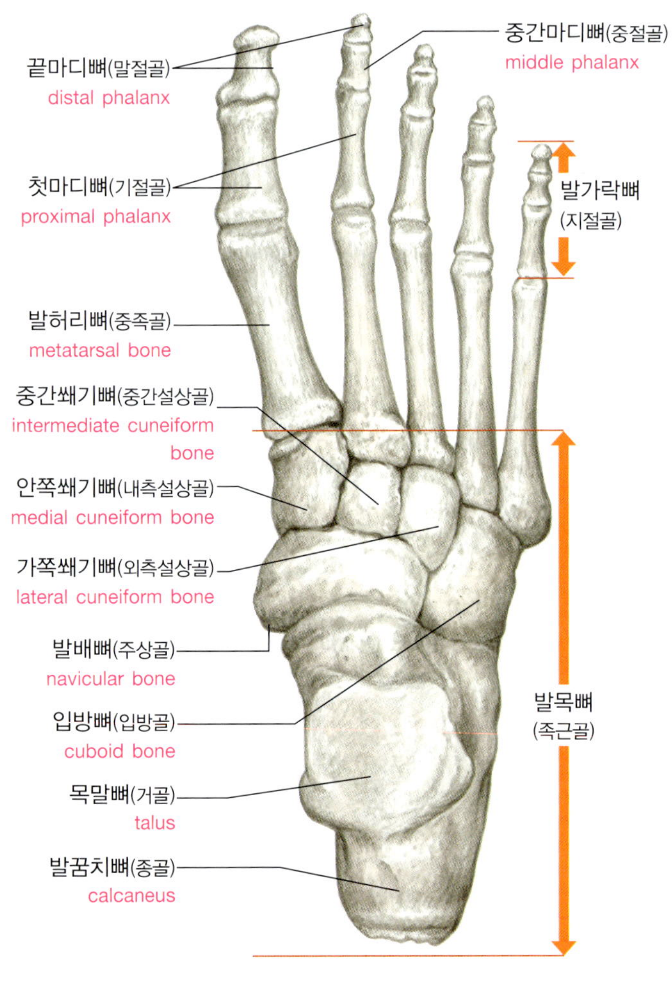

발부위의 구조(옆면)

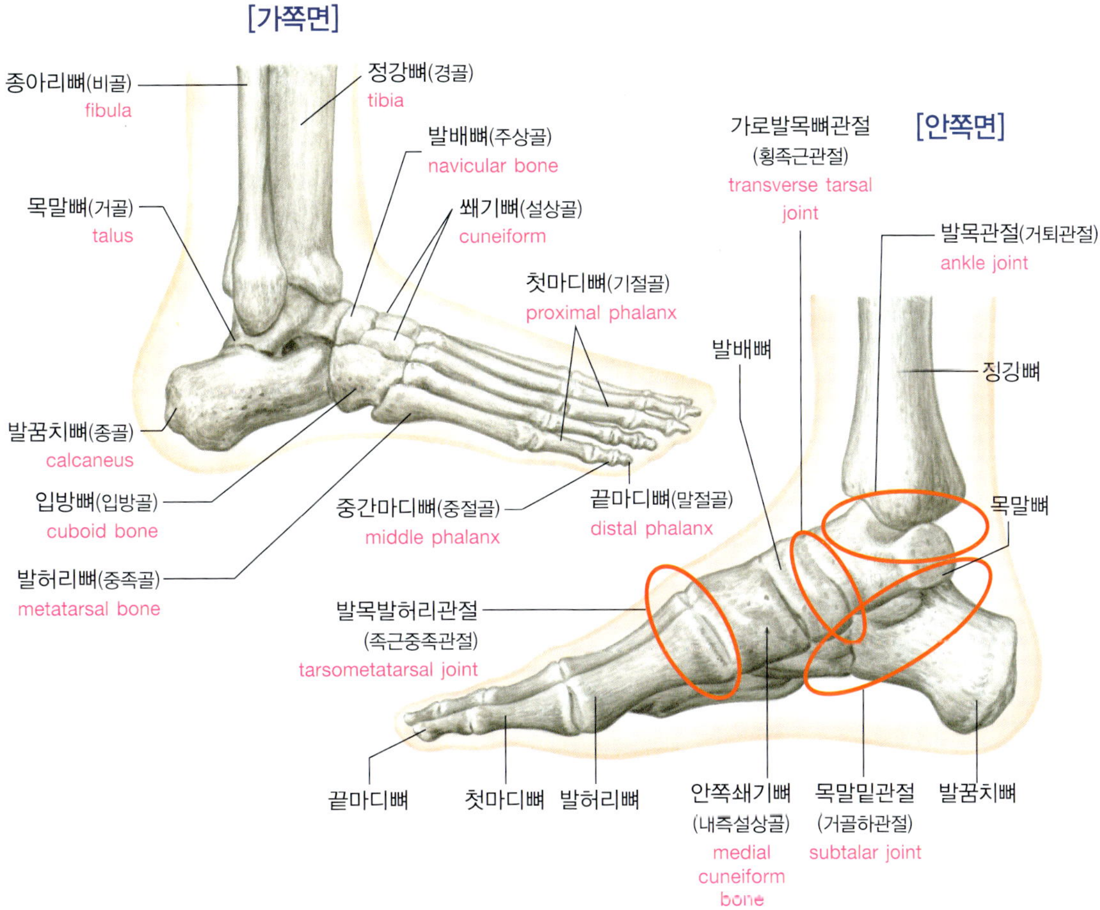

가로발목뼈관절은 가쪽의 발꿈치입방관절(발꿈치뼈와 입방뼈의 관절)과 안쪽의 목말발배관절(목발뼈와 발배뼈의 관절)로 구성된다. 먼쪽에는 안쪽쐐기뼈와 첫째발허리뼈, 중간쐐기뼈와 둘째발허리뼈, 가쪽쐐기뼈와 셋째발허리뼈, 입방뼈와 넷째 및 다섯째발허리뼈의 관절이 있으며, **발목발허리관절**로 불린다. 더 먼쪽에는 발허리사이관절, 발허리발가락관절, 발가락사이관절이 있다.

손과 발은 구조가 비슷하지만…

손목뼈는 8개이지만, 콩알뼈를 종자뼈로 생각하면 손목뼈는 7개이며, 발부위의 구조는 손목부터 손가락의 구조와 매우 비슷하다. 그러나 엄지손가락이 네 손가락에 대해 기능이 분화되어, 손가락 전체로 정교함이 풍부한 동작을 가능하게 하고 있지만, 엄지발가락은 별로 발달되어 있지 않다.

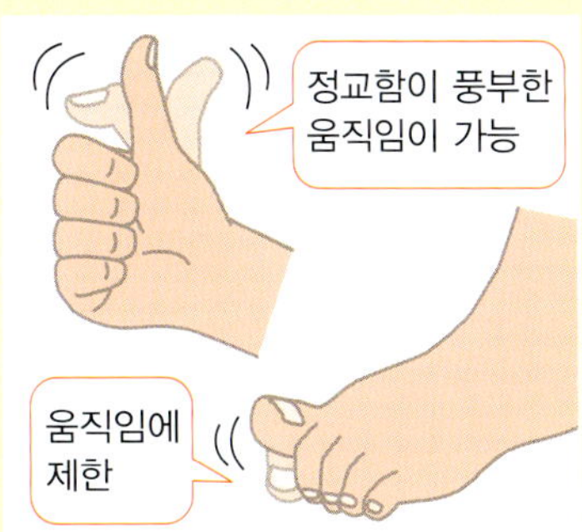

발목관절 · 발부위의 운동

'안굽이 · 밖굽이'는 발목관절부터 발부위에 걸친 운동 표현이다.

'안굽이'와 '밖굽이'

발목관절에서 발부위에 가능한 운동방향은 **시상면의 발등굽힘(폄) · 발바닥굽힘(굽힘), 관상면에서의 안쪽번짐 · 가쪽번짐, 수평면의 벌림 · 모음이다.**

그러나 발목관절부터 발부위에서 실제로 일어나는 운동은 운동적으로 규정된 3차원의 운동축이 아니라, 빗축(oblique axis)에 대해 일어난다. 때문에 발목관절부터 발부위에서는 **밖굽이 · 안굽이**라는 특수한 용어로 운동을 나타낸다. **안굽이는 발바닥굽힘 · 안쪽번짐 모음, 밖굽이는 발등굽힘 · 가쪽번짐 · 벌림운동이 복합된 운동**이다.

안굽이와 밖굽이

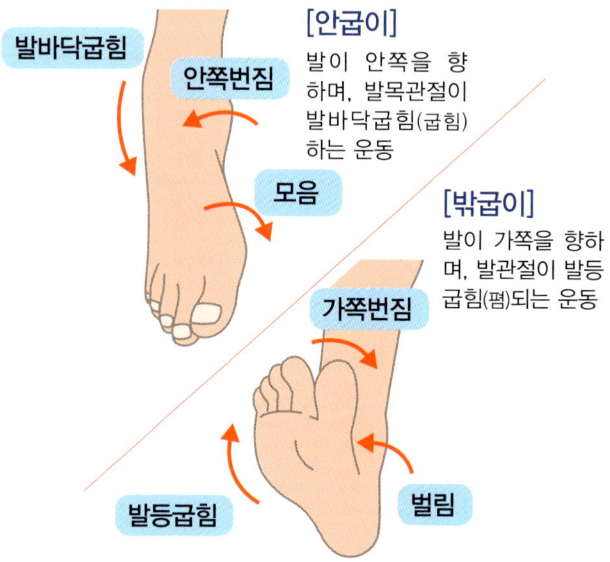

각 관절의 움직임

발목관절은 **발등굽힘(폄) · 발바닥굽힘(굽힘)만이 가능한 관절**이지만, 그 운동축은 작지만 관상면에서는 가쪽 아래 방향으로, 수평면에서는 앞 안쪽으로 경사가 진다. 때문에 발등굽힘운동에서는 조금 벌림과 안쪽번짐, 발바닥굽힘운동에서는 모음과 가쪽번짐을 동반한다. 그 가동범위는 발등굽힘에서 약 25°, 발바닥굽힘에서 약 50°라고 한다.

목말밑관절에서 가능한 주된 운동은 **안쪽번짐 · 가쪽번짐 · 모음 · 벌림운동**으로, **밖굽이와 안굽이 운동**의 주된 요소가 된다. 그 가동범위는 연령에 따라서 차이가 있지만, 안쪽번짐이 가쪽번짐보다, 벌림이 모음보다 커진다.

가로발목뼈관절은 **안굽이와 밖굽이 운동이 가능**하지만, 단독으로는 그 운동범위가 좁고, 보통 목말밑관절 등의 관절과 연동하여 움직인다.

발목발허리관절과 발허리사이관절의 움직임은 작지만, 나오고 들어간 지면에 대해 발바닥 부분을 적응시키기 위해서 중요하다. 발허리발가락관절은 **발등굽힘 · 발바닥굽힘, 모음 · 벌림운동이 가능**하지만, 발가락사이관절은 **굽힘 · 폄운동만이 가능**하다.

발목관절 · 목말밑관절의 운동

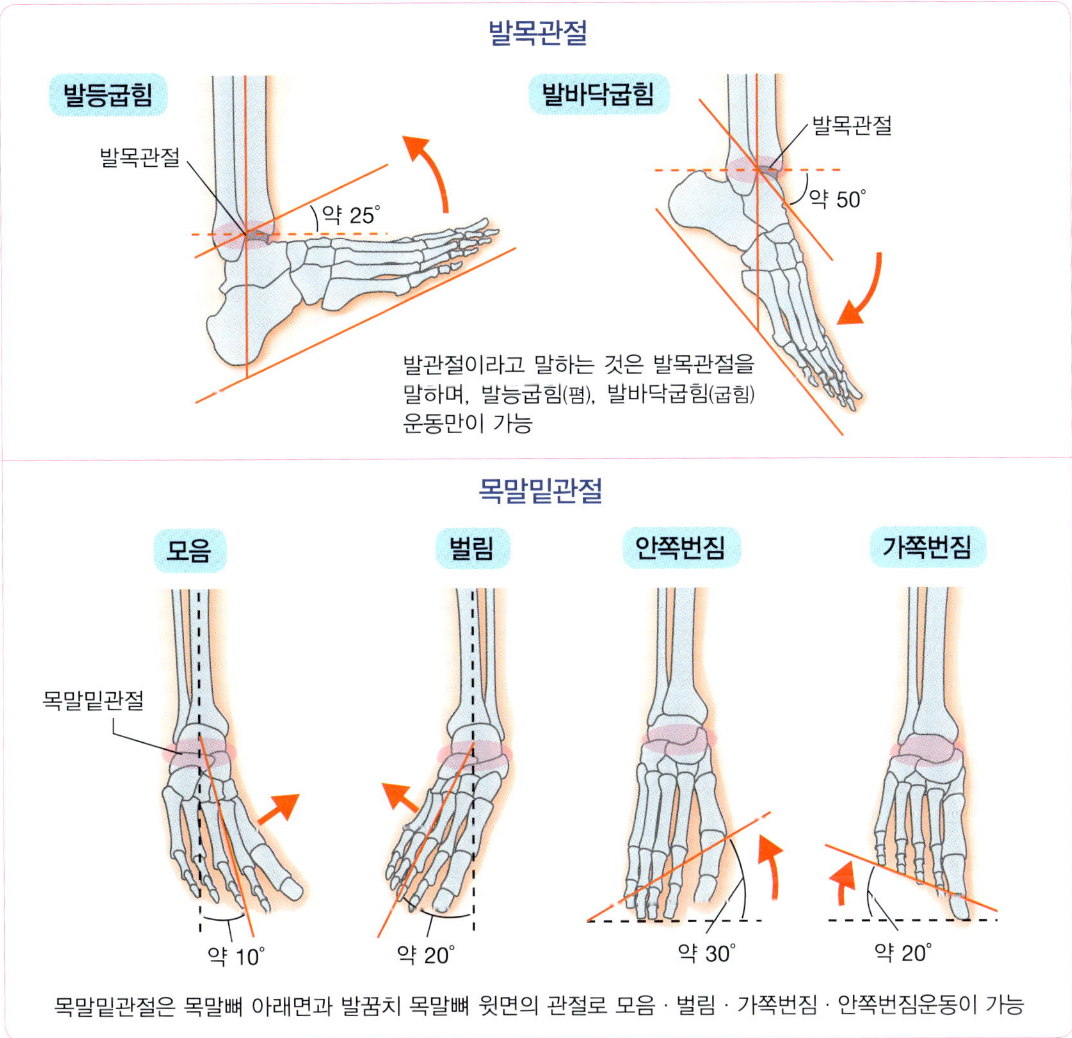

발등굽힘운동과 무릎관절의 각도

발목관절의 발등굽힘 가동범위는 무릎관절의 굽힘 위치에서는 크고, 폄 위치에서는 작아진다. 이것은 무릎관절의 폄에서 이관절근의 장딴지근이 긴장되어, 발목관절에서는 발바닥굽힘으로 작용하기 때문이다. 반대로 생각하면, 장딴지근의 스트레칭에서는 무릎관절의 폄 위치에서 발목관절을 발등굽힘 할 필요가 있는 것이다.

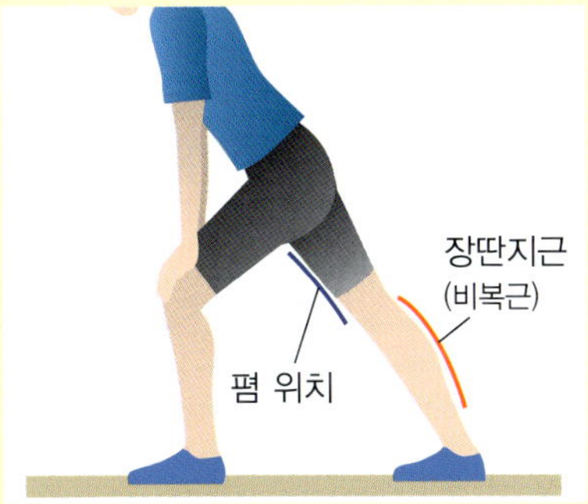

발부위에 작용하는 근육

발부위의 근육은 기시의 차이에 따라 바깥근육과 속근육으로 나뉜다.

바깥근육은 발목관절보다 몸쪽에서 기시하는 근육

발목관절부터 발부위의 관절에 작용하는 근육 중, 발목관절보다 몸쪽에서 기시하는 근육을 **바깥근육(extrinsic muscle)**이라고 부른다.

발목관절의 발등굽힘 방향으로 작용하는 주된 근육은 **앞정강근, 긴발가락폄근, 셋째종아리근**이다. 앞정강근이 단독으로 작용하면, 목말밑관절에서는 가쪽번짐 · 모음에, 또한 긴발가락폄근은 둘째~다섯째발가락의 발등굽힘에 작용한다. 발바닥굽힘 방향으로 작용하는 주된 근육은 **장딴지근, 가자미근, 발바닥근**이다.

발부위의 바깥근육

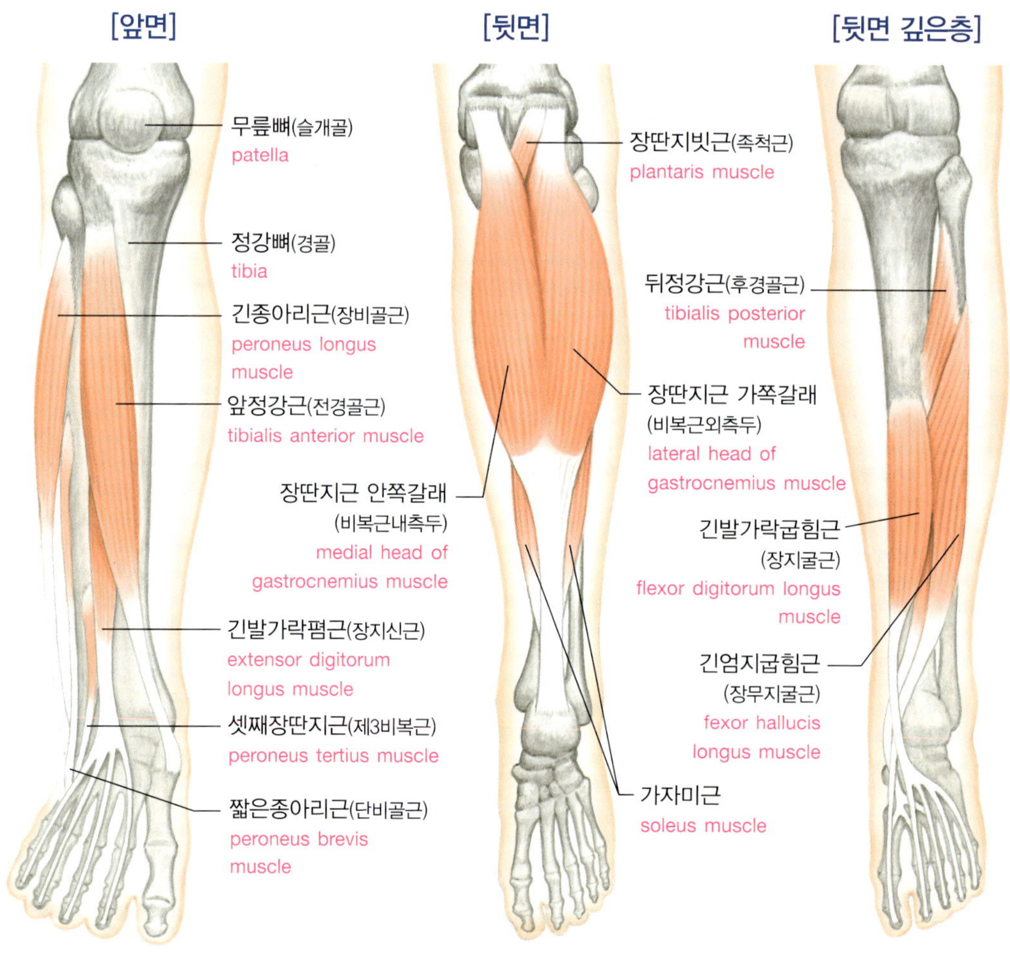

장딴지근은 넙다리뼈의 안쪽위관절융기에서 기시하는 **안쪽갈래**와 가쪽위관절융기에서 기시하는 **가쪽갈래** 2개로 구성되며, 깊은층에 있는 가자미근과 합쳐 **종아리세갈래근**이라고 불린다. 이 3개는 먼쪽에서 합류하여 아킬레스힘줄이 되어 발꿈치뼈 뒷부분에 정지한다.

발의 안쪽돌림에 작용하는 주된 근육은 **뒤정강근, 긴발가락굽힘근, 긴엄지굽힘근**이며, 가쪽돌림에 작용하는 주된 근육은 **긴종아리근, 짧은종아리근, 긴발가락폄근**이다.

발관절의 움직임과 작용하는 근육

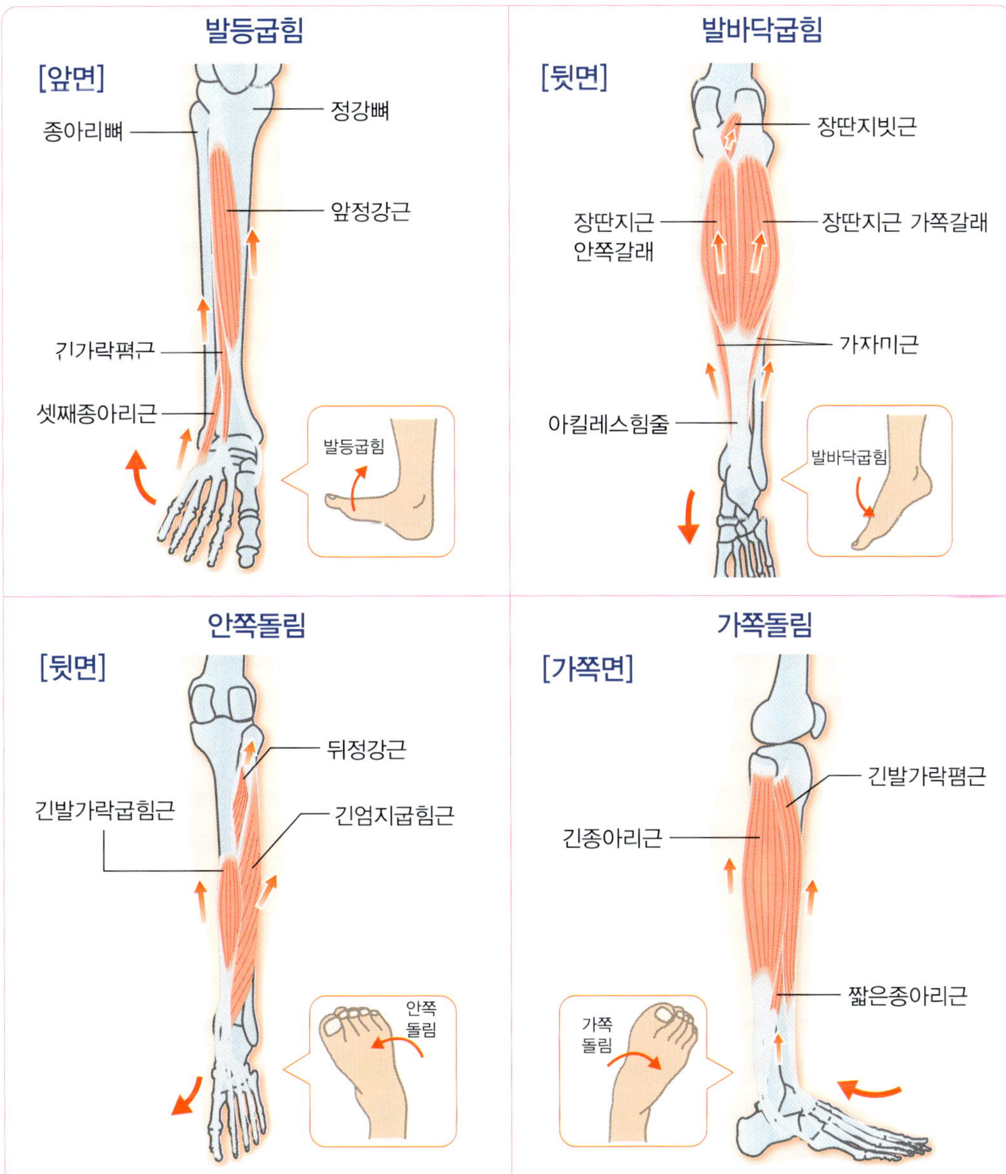

속근육은 발부위에서 기시하는 근육

발부위에서 기시와 정지를 하는 근육이 **속근육(intrinsic muscle)**이며, 대부분은 발바닥부위에 위치한다. 손의 속근육과 같은 명칭과 작용을 가지는 근육이 많지만, 손의 근육과는 달리 **맞섬운동**(→P.35)을 수행하는 근육이 없으며, 손가락과 같이 정교한 운동은 하기 어렵다.

엄지발가락의 운동에 작용하는 근육에는 **짧은엄지폄근**, **짧은엄지굽힘근**, **엄지벌림근**, **엄지모음근** 등이 있으며, 둘째~다섯째발가락에 작용하는 근육에는 **짧은발가락굽힘근**, **벌레근**, 바닥쪽과 등쪽의 **뼈사이근** 등이 있다. 새끼발가락에만 작용하는 근육에는 **새끼벌림근**, **짧은새끼굽힘근** 등이 있다.

발부위의 속근육(발바닥)

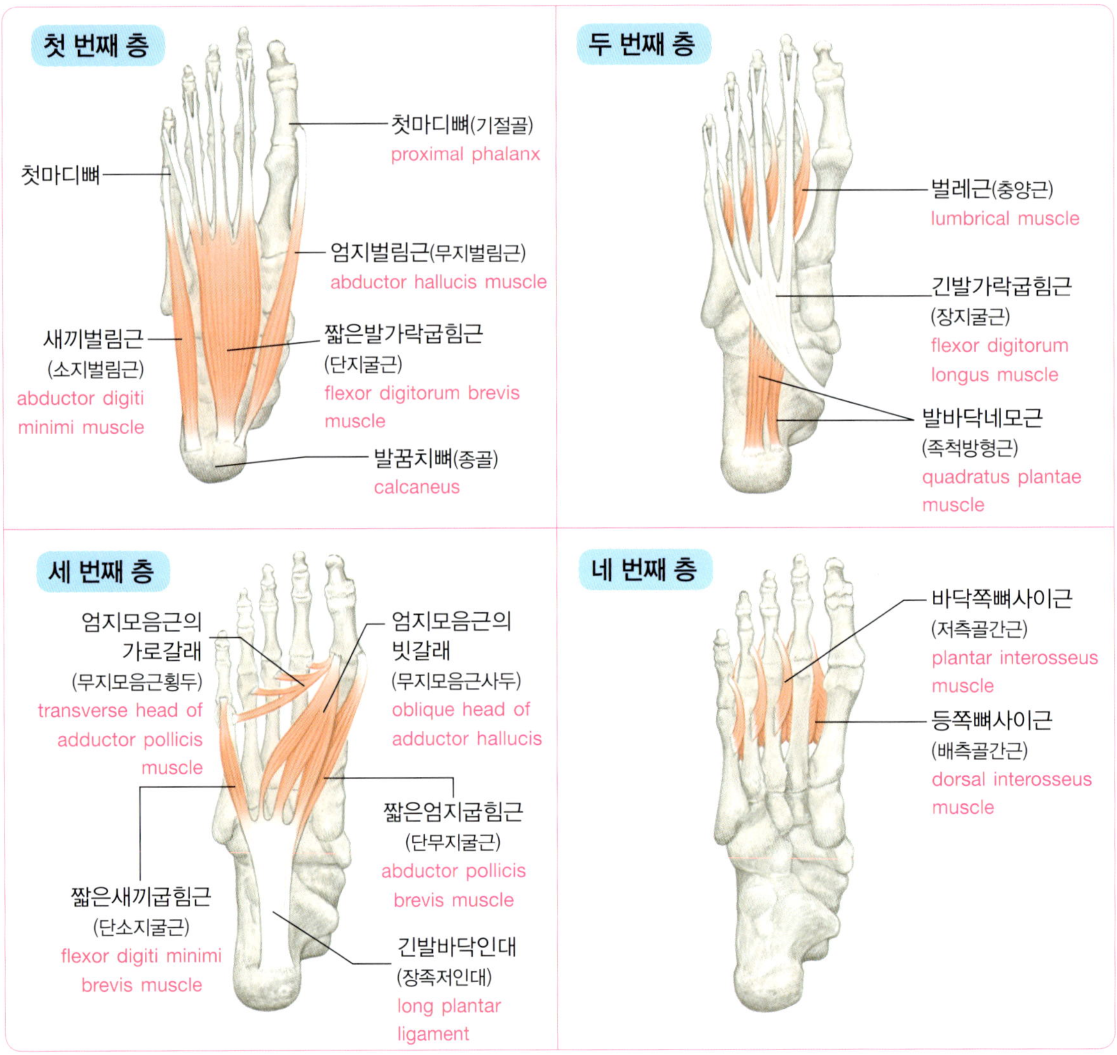

발가락의 움직임과 작용하는 근육

부위	관절의 운동 방향	기본 곡선과 각도	작용하는 근육
엄지 발가락	발허리발가락관절 (MP관절)의 굽힘	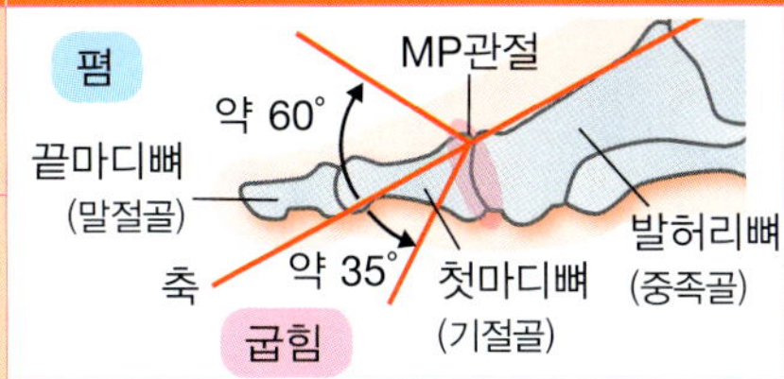	엄지벌림근 짧은엄지굽힘근
	발허리발가락관절 (MP관절)의 폄		긴엄지폄근
	발가락뼈사이관절 (IP관절)의 굽힘	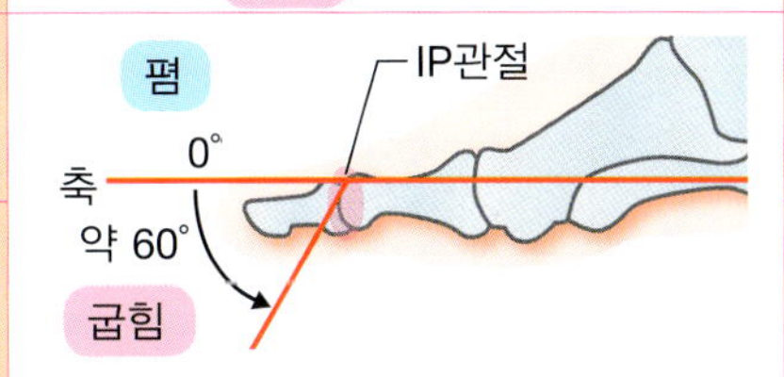	긴엄지굽힘근
	발가락뼈사이관절 (IP관절)의 폄		긴엄지폄근
발가락	발허리발가락관절 (MP관절)의 굽힘	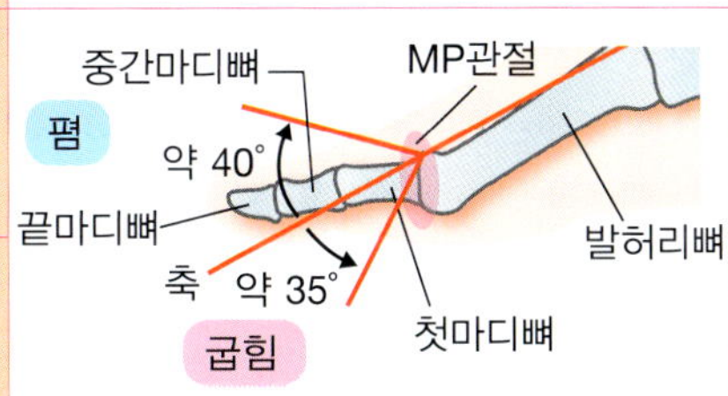	벌레근 바닥쪽뼈사이근 등쪽뼈사이근
	발허리발가락관절 (MP관절)의 폄		긴발가락폄근 · 짧은발가락폄근
	몸쪽발가락뼈사이관절 (PIP관절)의 굽힘	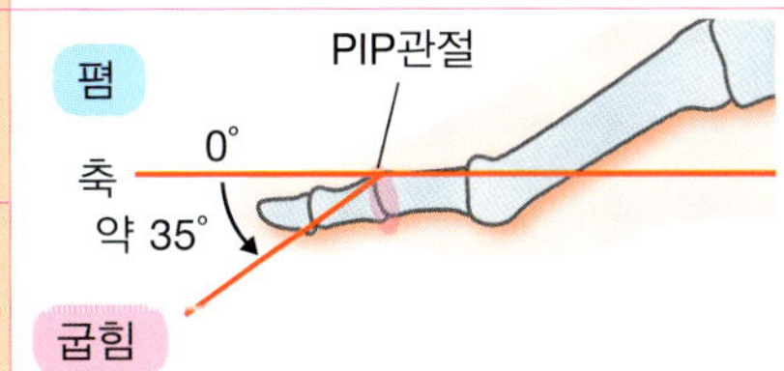	짧은발가락굽힘근 긴발가락굽힘근
	몸쪽발가락뼈사이관절 (PIP관절)의 폄		긴발가락폄근 · 짧은발가락폄근
	먼쪽발가락사이관절 (DIP관절)의 굽힘	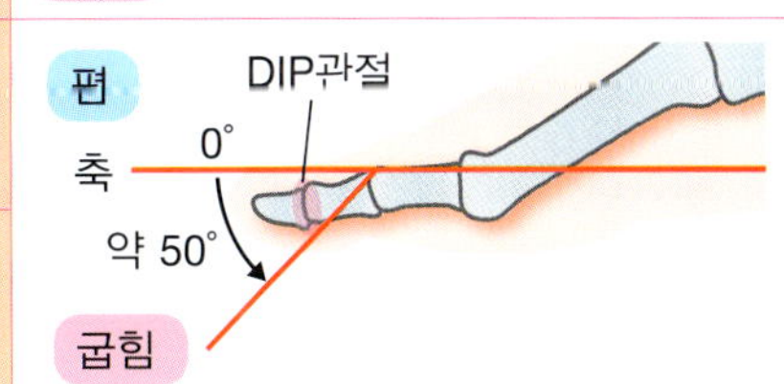	발바닥네모근 긴발가락굽힘근
	먼쪽발가락사이관절 (DIP관절)의 폄		긴발가락폄근 · 짧은발가락폄근

아킬레스힘줄 파열

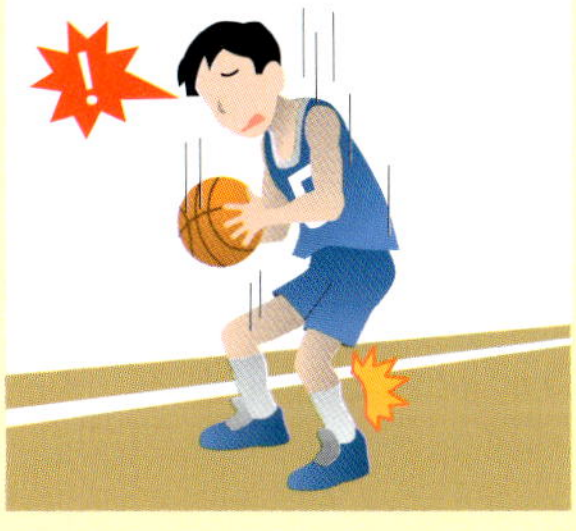

아킬레스힘줄 파열은 운동장애의 대표적인 질환이라고 할 수 있을 것이다. 점프 후 착지나 뒤쪽으로 발을 내딛을 때 손상되는 경우가 많으며, '누가 내 발을 찬 것과 같은 통증'을 호소한다. 운동경기 조기 복귀 시에는 봉합술을 실시하는 경우가 많으며, 정상회복까지는 반년 가까이 걸린다.

발부위의 구조와 특징

트러스 구조(truss structure)는 압력과 장력을 견딜 수 있는 역학적 이점이 있다.

발의 안쪽세로발바닥활이 '발바닥 가운데'를 형성

발부위는 전체적으로 위쪽으로 융기되어, 가볍게 만곡된 형태로 부분적으로 **안쪽세로발바닥활**, **가쪽세로발바닥활**, **가로발바닥활**의 3개의 활이 존재한다. 이 중에 안쪽세로발바닥활은 **'발바닥 가운데'**를 형성하며, 기능적으로 가장 주목해야 할 활이다.

발바닥에는 결합조직성 섬유구역인 발바닥널힘줄이 있으며, 발꿈치뼈로부터 발허리뼈머리를 향하여 첫째~다섯째첫마디뼈에 부착한다. 안쪽세로발바닥활은 발꿈치뼈, 목말뼈, 발배뼈, 3개의 쐐기뼈, 첫째~셋째발허리뼈로 형성되어, 이것을 **'활의 장대'**, 주로 발바닥널힘줄을 **'활의 현'**이라고 하는 것처럼 앞뒤로 연결되어 활을 형성하고 있다.

가쪽세로발바닥활은 발꿈치뼈, 입방뼈, 넷째 · 다섯째발허리뼈로 형성되며, 구성요소 자체가 **쐐기 모양**으로 되어 있다. 가로발바닥활은 앞발부위의 발허리뼈머리의 바로 뒤에 위치하며, 먼쪽발목뼈와 발허리뼈가 붙어 있는 부분의 모양에 따라서 구성된다.

활의 구조

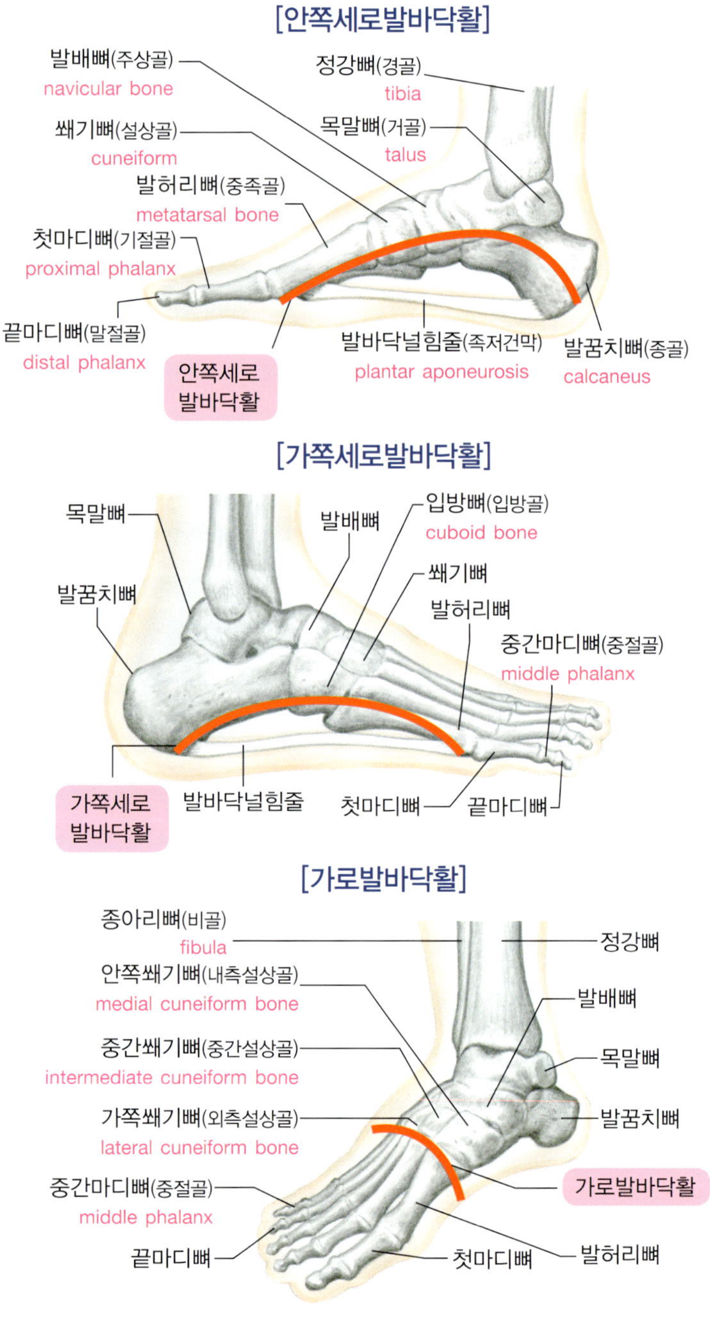

발바닥널힘줄이 연결봉의 역할

트러스(truss)란 삼각형을 짜 맞춘 뼈조직을 말하며, 발부위의 세로활에도 이 트러스 구조가 사용된다. 즉, **발바닥널힘줄이 발 뒤부위의 발꿈치뼈와 발 앞부위의 발허리뼈라는 2개의 들보를 연결하는 연결봉 역할**을 한다.

트러스의 역학적 이점은 **압력과 장력을 견딜 수 있는 구조**이다. 위에서 체중이 발부위에 압력으로 작용하면 트러스 구조에 의해 발 뒤부분과 발 앞부분이 갈라지는 장력으로 변환된다. 결합조직성의 발바닥널힘줄은 그 장력에 저항하여 연결봉으로서 발 앞부위와 뒤부위가 가까워지도록 작용하여, 발부위에 체중이 부과 되어도 활의 모양이 유지되는 것이다.

트러스 구조의 원리

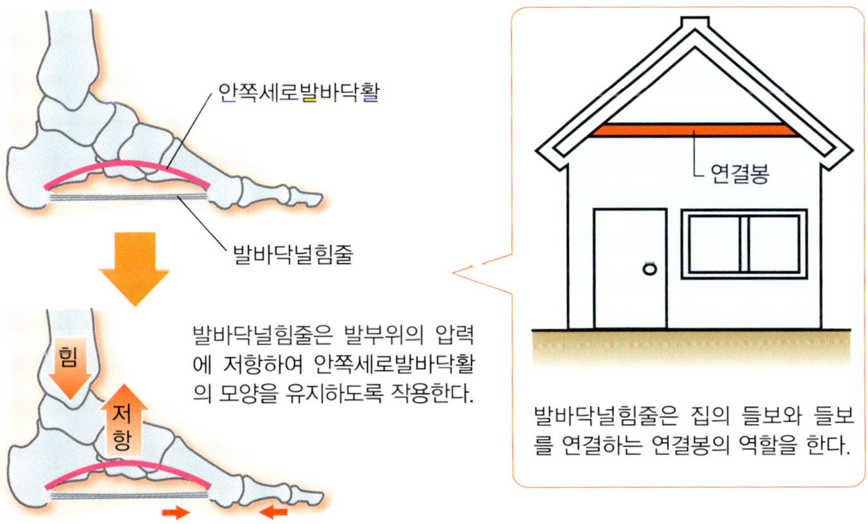

발바닥널힘줄은 발부위의 압력에 저항하여 안쪽세로발바닥활의 모양을 유지하도록 작용한다.

발바닥널힘줄은 집의 들보와 들보를 연결하는 연결봉의 역할을 한다.

활 구조의 효과

활 구조의 건축공법은 로마제국시대에 구축되었다고 전해지며, 이것은 기둥과 들보의 건축기술을 넘은 혁신적인 것이었다. 기둥과 들보의 구조는 상부의 무게에 의해 신장과 압축 양쪽의 부하를 받음에 비해, 활 구조는 모두 압력으로 변환되기 때문에 큰 부하를 견딜 수 있다.

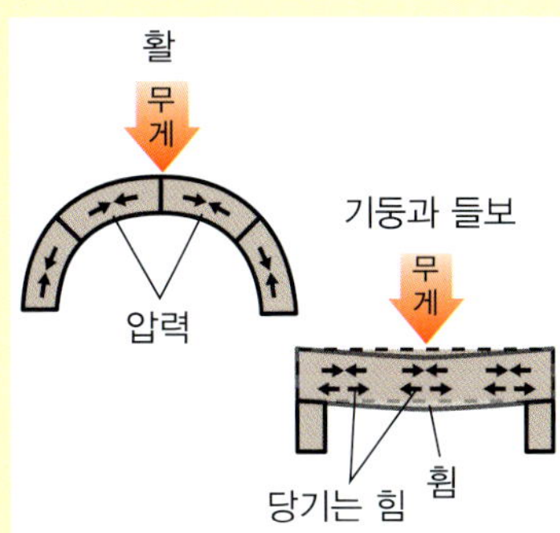

활의 구조와 기능

발바닥널힘줄의 스프링 작용에 의해 무게나 충격을 흡수할 수 있다.

안쪽세로발바닥활의 기능

활, 특히 안쪽세로발바닥활의 기능은 **무게나 충격을 흡수하는 작용**이다. 안쪽세로발바닥활은 발바닥널힘줄의 결합조직으로서의 탄성과 장력 및 뼈의 형태라는 수동적인 힘과 근력에 의한 능동적인 힘에 의해 지탱된다. 발부위에 체중이 실리면 안쪽세로발바닥활을 끼고 주로 발꿈치부위와 엄지발가락에 힘이 분산된다. 즉, 발바닥널힘줄이 스프링과 같은 기능을 하여 체중을 흡수 · 분산시키는 것이다.

구체적으로는 서있을 때에 발부위에 실리는 압력은 발꿈치부위가 60%, 발 앞부위가 28%, 발허리부위가 8%가 된다고 알려져 있다. 또한 앞정강근, 뒤정강근은 안쪽세로발바닥활을 들어올리듯이 작용한다고 생각할 수 있는데, 충격흡수작용의 주체는 **발바닥널힘줄의 스프링 작용**이다.

안쪽세로발바닥활과 발바닥널힘줄의 작용

발부위에 실리는 힘은 안쪽세로발바닥활을 끼고 앞뒤로 분산되지만, 이것은 발바닥널힘줄의 스프링 작용에 의한 것이다.

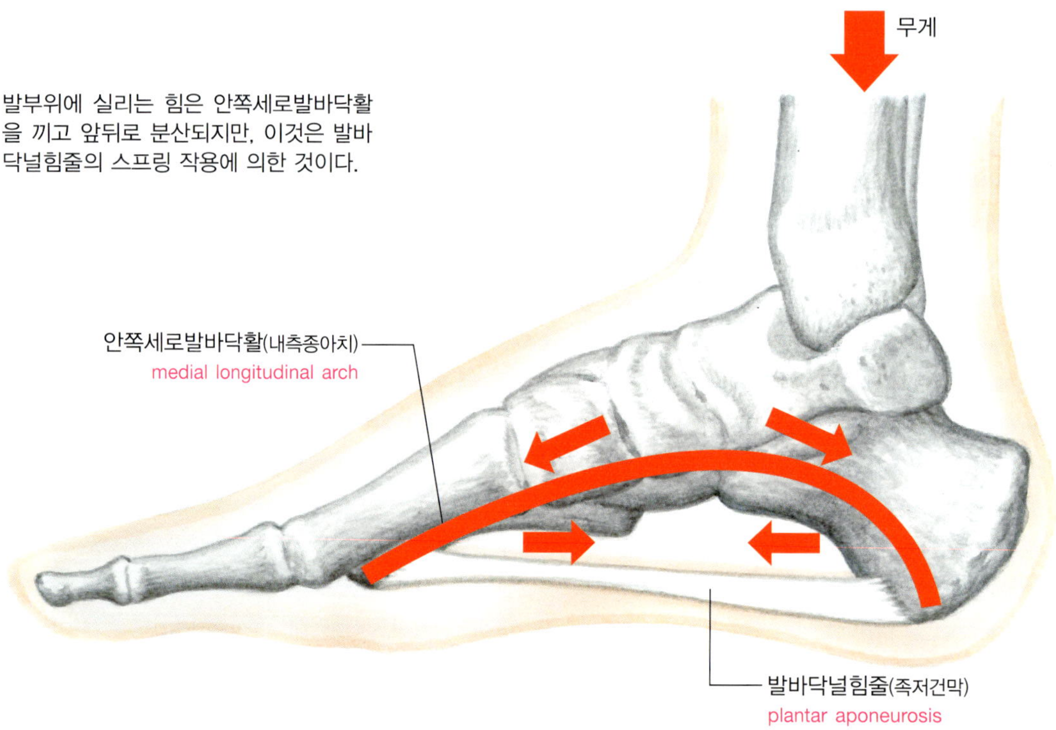

윈들러스 메커니즘(windlass mechanism)

보행의 heel off(발꿈치가 바닥에서 떨어짐)에서는 발허리발가락관절은 수동적으로 발등굽힘한다. 발바닥널힘줄은 발허리발가락관절을 넘어 첫마디뼈에 부착되기 때문에 권상기(traction machine)에 감기는 케이블과 같이 발허리뼈머리를 끼고 발바닥넘힘줄을 당긴다. 이 구조물이 **윈들러스 메커니즘(windlass mechanism)**으로, 발꿈치뼈를 앞발부위로 끌어당겨 세로활을 높게 한다.

발바닥널힘줄은 체중의 1.7~3배의 신장력에도 견딜 수 있는 **세로 정렬의 콜라겐 섬유**로 형성되어 있으며, 부하가 가해짐에 따라서 그 강도를 높여, 변형에 견딜 수 있게 된다. 그리고 권상기에 의해 연결하는 연결봉인 발바닥널힘줄의 발 앞부위의 장력은 발 뒤부위로 이동하여, 발 뒤부위를 앞부위로 끌어당겨, 밀어내는(push off)데 필요한 단단한 발부위를 만들어 내는 것이다.

권상기의 구조

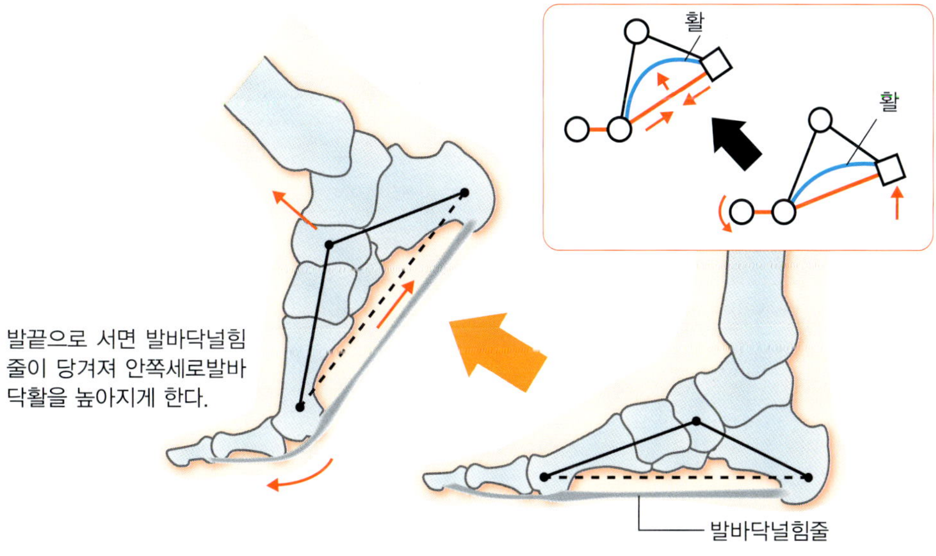

권상기 · 윈치의 원리

권상기나 윈치는 지레의 원리를 이용한 기구이다. 원치의 가쪽모서리에 가해지는 힘은 축으로부터의 거리에 따라 큰 힘으로 변환되어, 무거운 물건은 끌어올리거나, 우물에서 물을 길어 올리는데 이용된다. 밧줄이나 케이블을 사용한 지레의 대표이다.

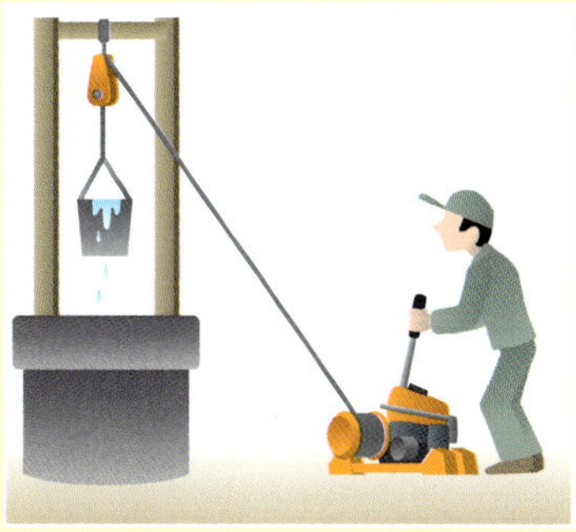

척주의 구조

척주는 척추뼈와 척추사이원반이 겹겹이 쌓여 형성되어 있다.

척주 = 척추뼈를 말한다

척주(vertebral column)는 7개의 **목뼈**, 12개의 **등뼈**, 5개의 **허리뼈**, 5개의 **엉치척추뼈**, 3~5개의 **꼬리척추뼈**와 위아래를 연결하는 **척추사이원반**으로 구성된다. 엉치척추뼈와 꼬리척추뼈는 성인이 되면 각각 유합되어 엉치뼈, 꼬리뼈를 형성하며, 그리고 머리뼈와 골반을 연결하고, 전신을 지지하는 중심이 된다.

표준적인 척추뼈는 앞쪽(배쪽)의 **척추뼈몸통**과 뒤쪽(등쪽)의 **척추뼈고리**로 나뉜다. 그 사이에는 **척추구멍**이 있으며, 위아래로 연결하여 **척주관**을 형성하고, 그 안을 **척수**가 주행하고 있다.

척주의 구조

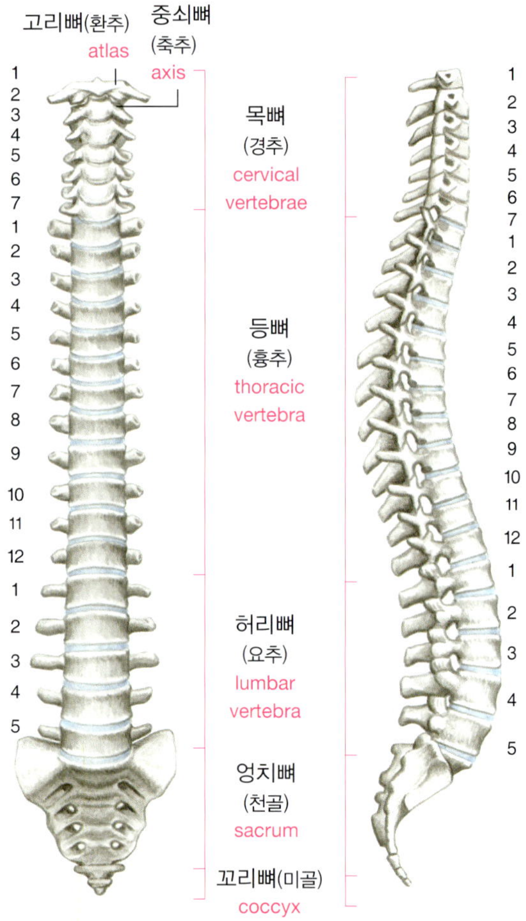

척추뼈(허리뼈)

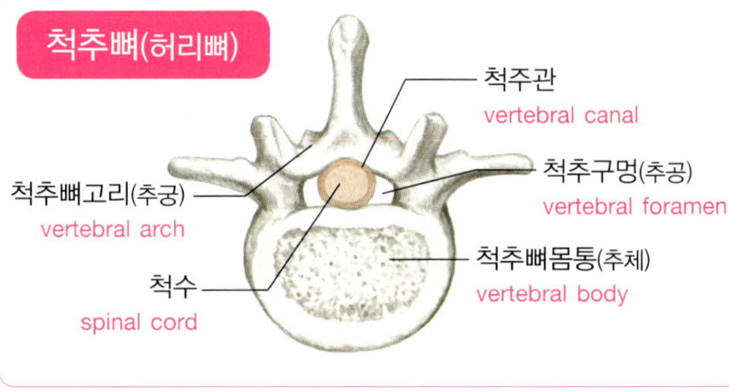

몸통과 코어 트레이닝 (core training)

일반적으로 해부학에서는 머리 · 목 가슴 · 배 · 골반부위의 몸통부위와 팔다리부위로 구분된다(몸통에서 머리부위를 뺀 경우도 있다). 이 몸통을 지탱하고 있는 것이 척주로, 최근에는 몸통에 있는 심부근육을 의식적으로 단련하는 트레이닝을 코어 트레이닝이라고 부르며, 스포츠업계 등에서 주목받고 있다.

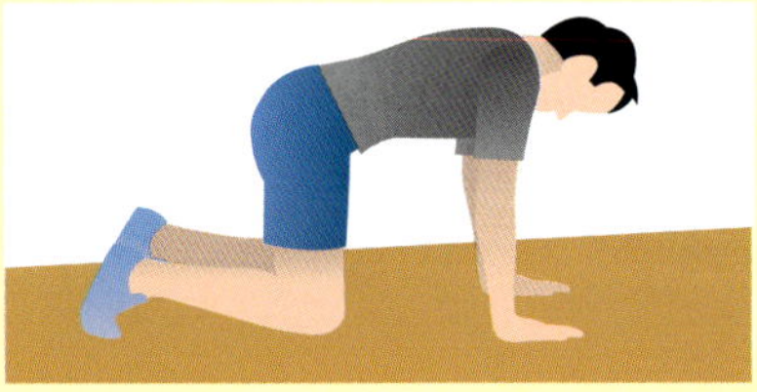

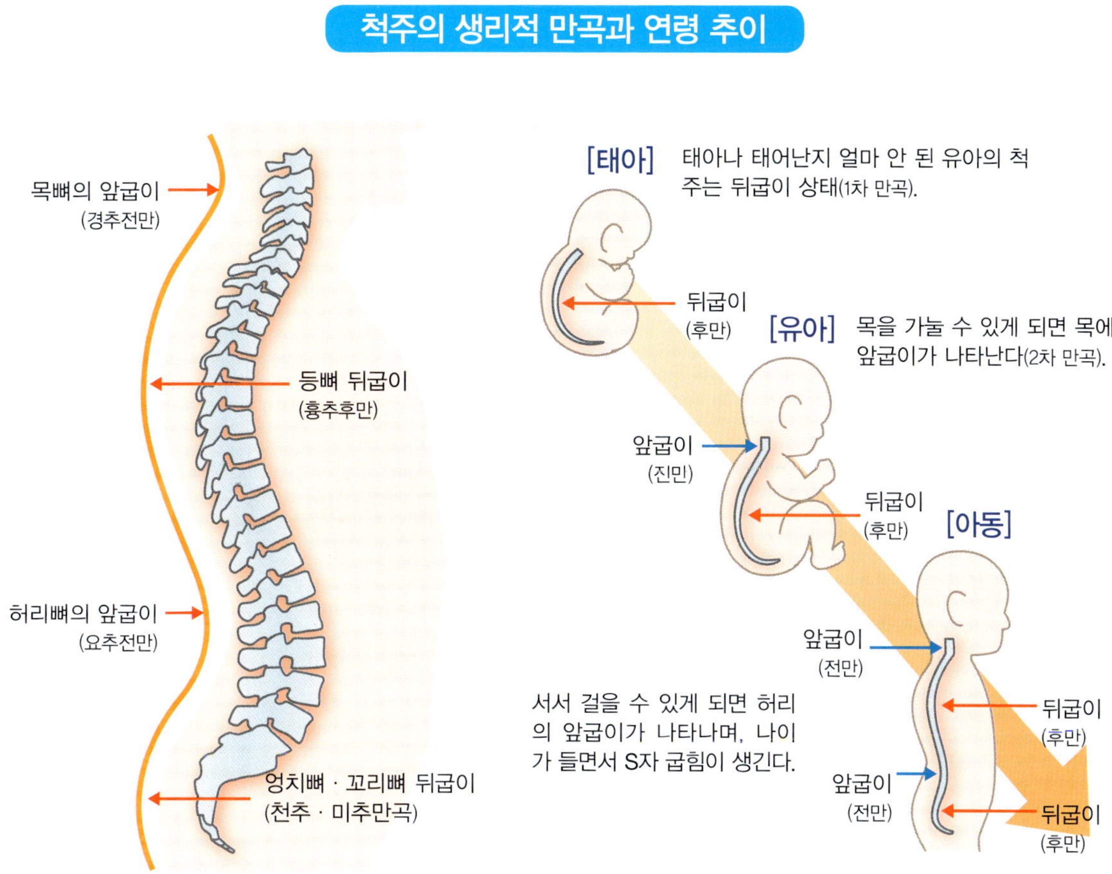

척주의 생리적 만곡

자연스럽게 선 자세에서 척주는 관상면에서 직선이지만, 시상면에서는 일련의 만곡이 있으며, 이것을 **척주의 생리적 만곡**이라고 부른다. 목뼈나 허리뼈에는 앞쪽 볼록으로 이것을 **'앞굽이(전만)'**, 또한 등뼈와 엉치뼈 · 꼬리뼈 부위에는 뒤쪽 볼록으로 이것을 **'뒤굽이(후만)'**라고 한다.

생리적 만곡은 척주의 굽힘(전굴) · 폄(후굴)에 의해 변화된다. 폄 시 목뼈와 허리뼈의 앞굽이는 증가하며, 등뼈의 뒤굽이는 감소한다. 반대로 굽힘 시 목뼈와 허리뼈의 앞굽이는 감소하고, 등뼈의 뒤굽이는 증가한다.

척주의 생리적 만곡은 **연령**에 의해 변화한다. 태아의 척주는 전체적으로 뒤굽이지만, 목뼈의 앞굽이는 목부위의 폄근이 발달되어 목을 가눌 수 있게 되며, 앉아 있을 수 있으면 형성된다.

또한, 허리뼈의 앞굽이는 엉덩관절의 굽힘근육무리가 발달하여 허리뼈를 앞쪽으로 끌어당길 수 있도록 작용하며, 선 자세가 가능해질 때 형성되어 중심이 안정된다.

척추의 배열 이상

척추 배열의 이상은 중심선의 변화를 초래한다.

배열의 정상 · 이상

[이상적인 배열]

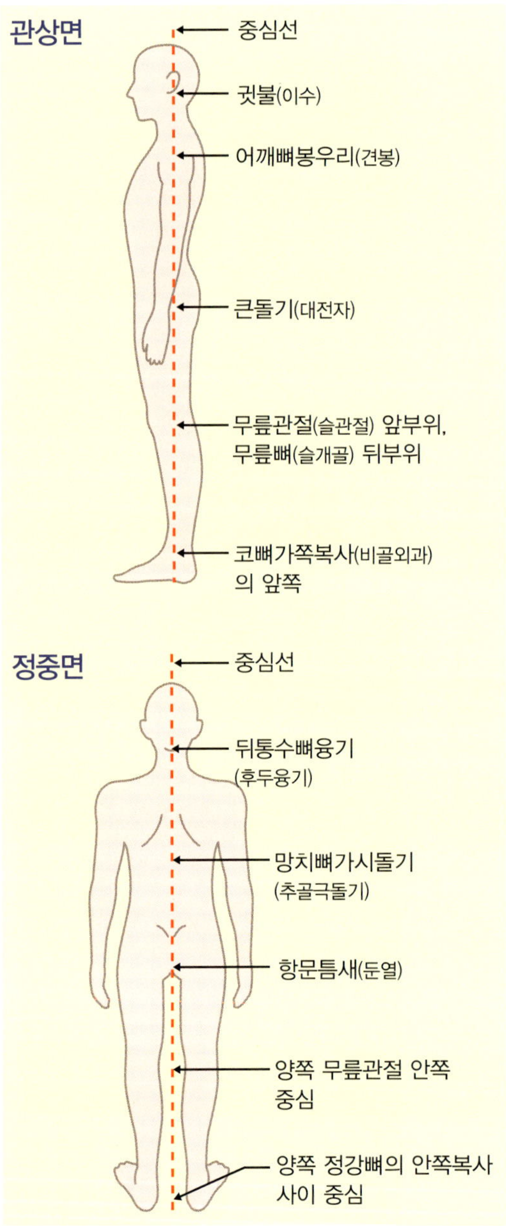

[관상면상에서의 배열 이상]

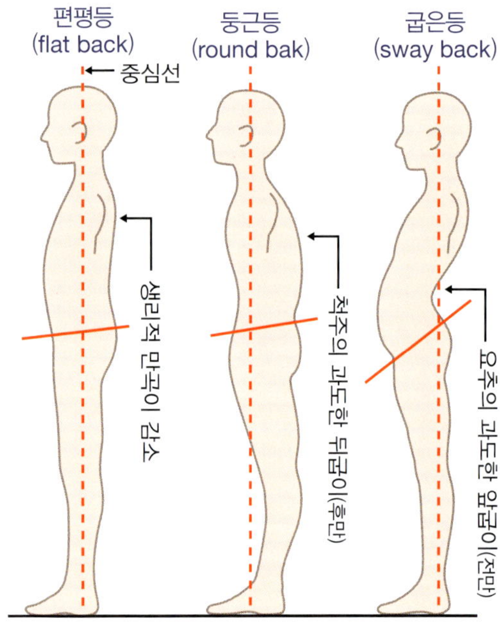

[정중면상의 배열 이상]

척추옆굽음증
(척추측만)

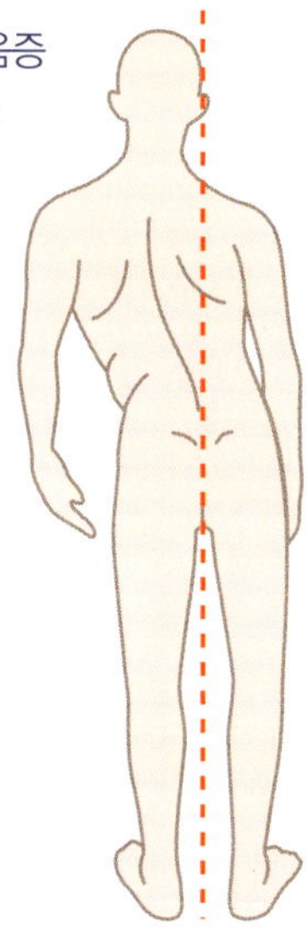

척추가 옆쪽으로 굽거나 뒤틀린 상태. 기능성 옆굽음증에는 통증성 옆굽음증이나 S자형 허리옆굽음증 등이 있다.

중심과 배열

신체의 중심은 엉치뼈의 약간 앞쪽에 있으며, 성인 남성은 신장의 약 56%, 여성은 약 55%의 위치이다. 소아의 중심은 성인보다 머리 쪽에 가깝기 때문에 선 자세나 보행 시 균형이 안 좋아진다.

선 자세에서의 이상적인 배열(→ P.123)은 **중심선과 거의 같으며**, 관상면상에서는 위에서부터 귓불의 조금 뒤쪽 · 어깨뼈봉우리 · 큰돌기 · 무릎뼈 뒷면 · 종아리뼈가쪽복사 앞쪽을 통과하는 위치라고 할 수 있으며, 정중면상에서는 뒤통수뼈융기(뒤쪽에서 볼 때 머리뼈 좌우의 중심) · 척추뼈가시돌기(척추뼈고리 뒤쪽돌기) · 항문틈새 · 양쪽무릎관절 안쪽 사이의 중심 · 정강뼈 안쪽복사 사이의 중심을 통과하는 위치라고 할 수 있다.

이렇게 선 자세에서는 신체 각 부위로의 부담이 적으며, 최소의 근육 수축을 필요로 하기 때문에 **에너지 효율면에서도 뛰어난 자세**라고 할 수 있다.

불량하게 선 자세

척추의 생리적 만곡에서 이탈된 자세는 일반인에게서도 볼 수 있다.

관상변상에서의 이상 자세의 유형에는 생리적 만곡이 감소된 상태의 **편평등**, 척주 전체가 과도하게 뒤로 굽은 **둥근등**, 허리뼈가 과도하게 앞으로 굽음으로 인해 등뼈가 뒤굽이된 **굽은등** 등이 있다. 이들의 배열 이상은 척주의 각 부위와 중심선의 위치 관계를 변화시키기 때문에 근육이나 인대, 뼈, 척추사이원반 등의 스트레스를 증가시켜 허리통증 등의 원인이 된다.

정중면상의 척주의 배열 이상에는 **척추옆굽음**이 있다. **일반적인 기능성** 옆굽음에는 허리통증 등을 회피하기 위해 생기는 **통증성 옆굽음**이나 다리 길이 차이(좌우 다리 길이의 불균형) 등의 이유로 생기는 **S자형 허리옆굽음증**이 많이 보인다.

'좋은 자세'란

좋은 자세의 정의는 평가하는 시점에 따라 달라진다. 역학적 시점에서는 중심선이 지지 기저면의 중심에 가까울수록 안정된 좋은 자세이다. 생리학적 시점에서는 피로하지 않은 것이 좋은 자세라고 할 수 있는데 장시간 같은 자세로 있으면 근육의 피로감이 빌생하기 때문에 조금씩 자세를 변화시켜주는 것이 좋다.

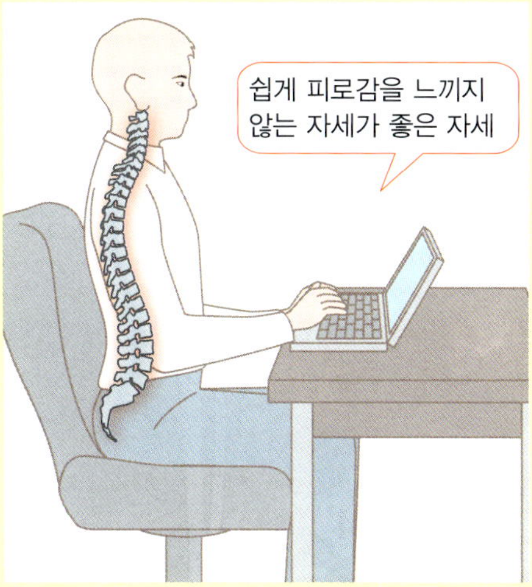

척주의 인대와 척추사이원반

척추사이원반에는 안정성의 향상, 충격완화작용 등의 기능이 있다.

척주의 인대

척추뼈를 연결하는 인대에는 위아래 **2개의 척추뼈를 연결하는 것**과 **전체 뼈를 연결하는 것**이 있다. **황색인대**는 위부위의 척추뼈고리를 연결하며, 굽힘을 제한하여 척추사이원반을 보호하고 있다. 목덜미인대는 무거운 머리부위를 지지하는 중요한 역할을 담당하며, 뒤통수뼈와 7번 목뼈가시돌기까지를 연결하며, 그 아래부위에서는 가시위인대로서 위아래에 인접하는 가시돌기 사이에 있다.

뒤세로인대는 척추뼈몸통의 뒷면 전체를 주행하는 인대, **앞세로인대**는 척추뼈몸통의 앞면 전체를 주행하는 인대로, 척추사이원반과 연결되어 **척주 전체의 안정화 기구**로서 중요한 기능과 관련되어 있다.

척추뼈를 연결하는 인대

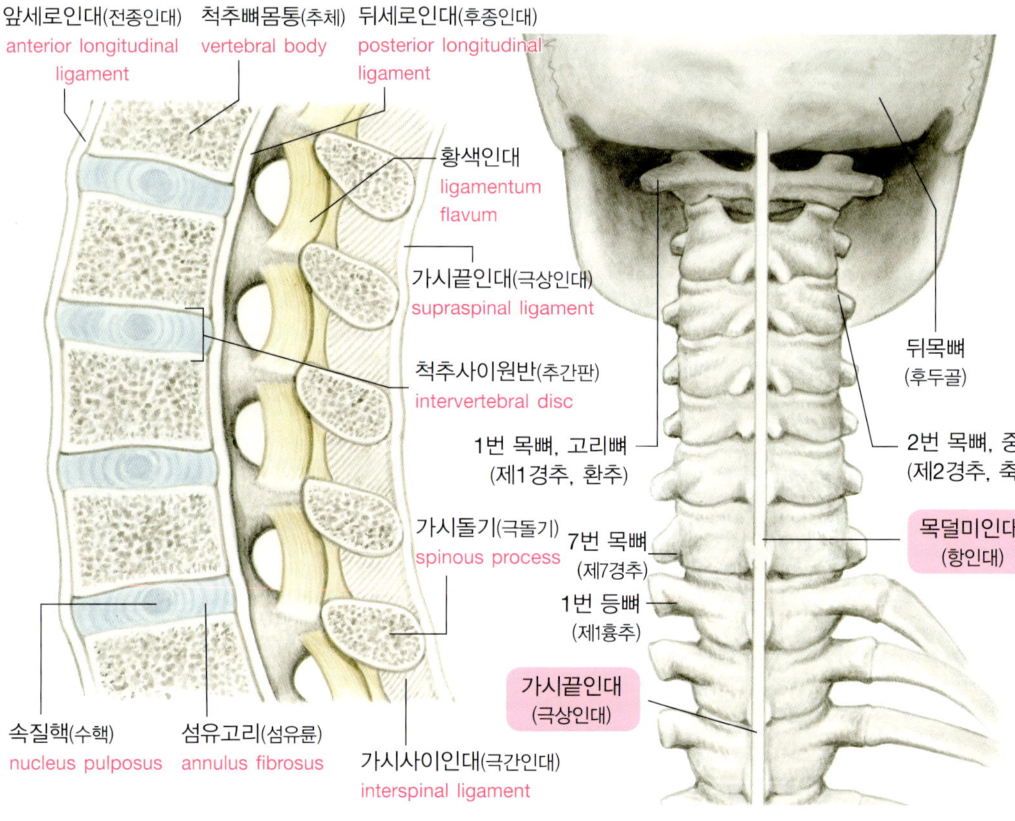

척추사이원반의 구조

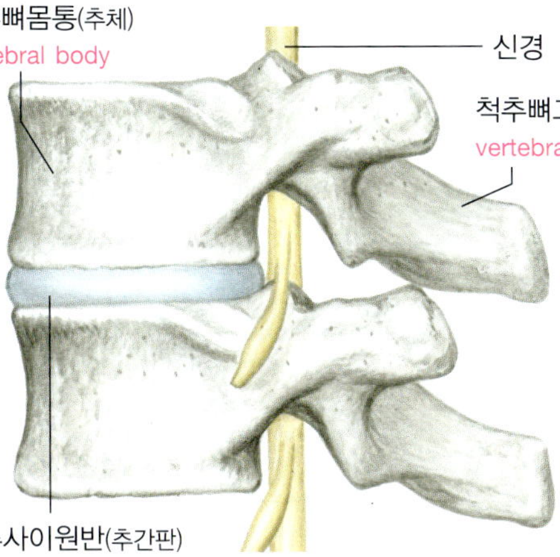

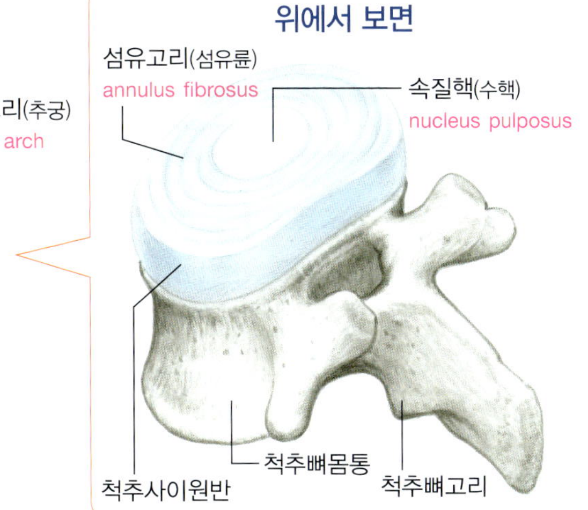

척추사이원반의 기능

척추사이원반은 위아래의 척추뼈몸통 사이에 있는 조직으로, 섬유가 상호간에 주행하는 **섬유고리**와 중심부의 **속질핵**으로 구성된다. 속질핵은 70% 이상의 수분을 포함하는 젤 상태의 물질, 섬유고리는 상호간에 다른 방향으로 종주하는 결합조직성 섬유층으로, 위아래의 척추뼈몸통과 강하게 연결되어 있다.

척추사이원반의 기능은 **위아래의 척추뼈몸통의 연결, 안정성의 향상, 충격완화작용**이다. 척추사이원반에 무게가 실리면 대부분이 수분인 속질핵은 압축되지 않고 섬유고리를 향하여 부채 모양으로 변형되어, 섬유고리의 장력을 높인다. 그 섬유고리의 장력에 의해 속질핵의 부채 모양의 팽창력이 억제되어 충격전달속도가 감소되어 충격이 흡수된다.

허리뼈사이원반 섬유고리의 섬유는 비스듬하게 주행하며, 10~20층으로 구성된다. 인접하는 섬유층의 섬유는 서로 반대 방향으로 주행하기 때문에 잡아당김이나 잘림, 비틂 등, 여러 방향의 힘에 대해 저항할 수 있다.

허리뼈사이원반 탈출

탈출된 척추사이원반 조직이 신경을 압축하여 허리 통증이나 다리 통증을 발생시키는 질환이다. 호발 연령은 20대~40대, 호발 부위는 4~5번 허리뼈 사이로, 나이가 듦에 따라 수반되는 퇴행변형성에 운동 등의 역학적 부하가 원인이 되어 발병한다. 중증이 되면, 운동마비나 감각마비를 일으키는 경우도 있다.

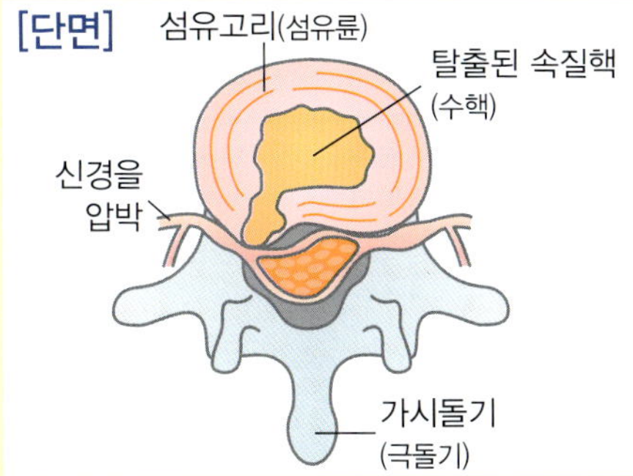

목뼈의 움직임과 작용하는 근육

목뼈는 굽힘 · 폄 · 돌림, 옆굽힘운동이 가능하다.

목뼈의 형태와 운동

7개의 목뼈는 앞으로 굽어 있는 것처럼 연결되어 있는데, 1 · 2번 목뼈는 다른 아래 부위 목뼈와 형태가 다르다. 1번 목뼈는 **고리뼈(환추)**라고 부르며, 고리 모양의 형태로 뒤통수뼈(머리뼈의 뒷부분)와 관절을 형성한다. **중쇠뼈(축추)**라고 부르는 2번 목뼈는 앞윗면에 치아돌기가 돌출되어 고리뼈에 들어가 있다(**고리중쇠관절**). 3번 목뼈 이하는 앞쪽의 척추뼈몸통과 뒤쪽의 척추뼈고리로 구성된다.

목뼈의 구조

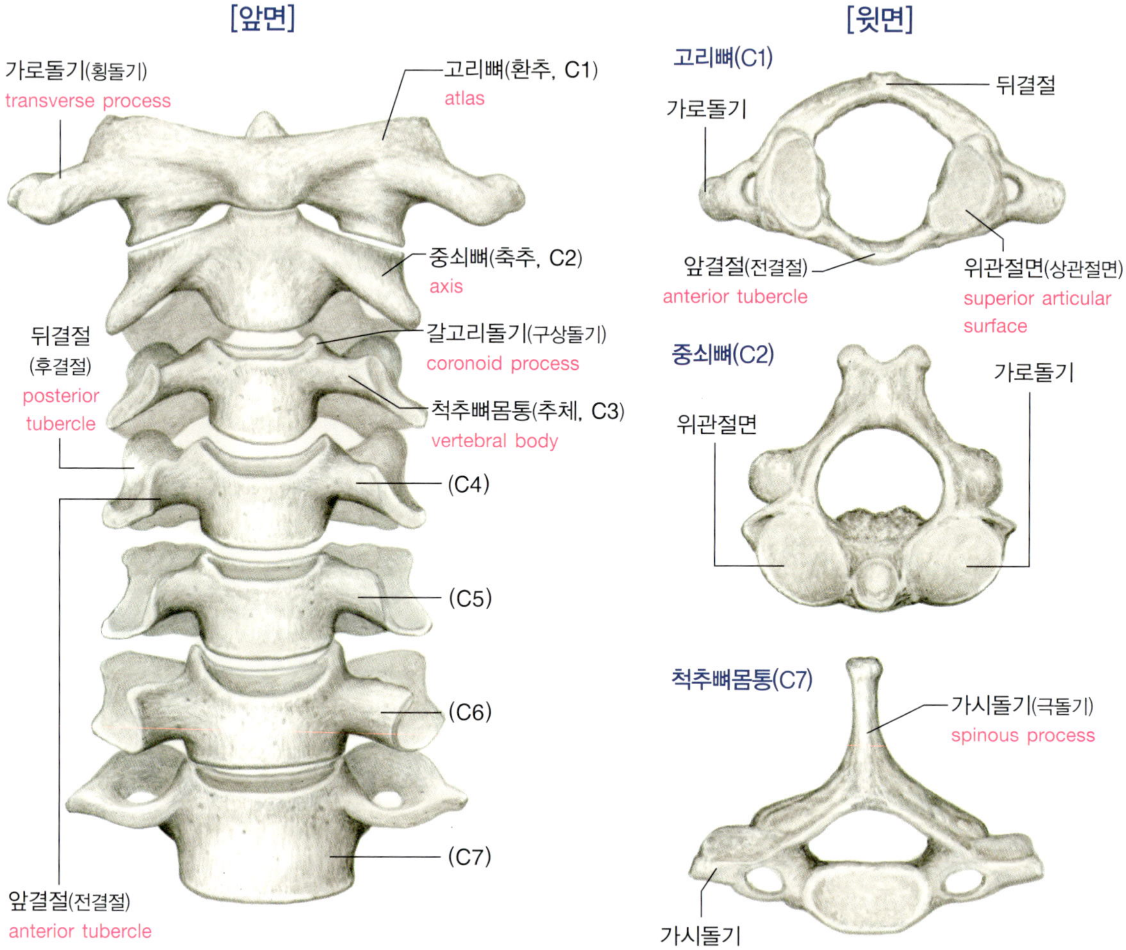

목뼈는 **굽힘(flexion)·폄(extension)**, **돌림(circumflex)**, **옆굽힘(lateroflexion)**의 3차원의 운동이 가능하다. 목뼈는 안정 위치에서 앞굽이(폄 위치)를 나타내지만, 중간 위치가 되면 굽힘이 약 70~80°, 폄이 50~60° 가능하다. 돌림은 좌우로 각각 90° 가능하지만, 약 1/2은 고리중쇠관절로, 남은 절반은 2~7번 목뼈로 시행된다. 옆굽힘은 좌우로 각각 약 40° 가능하지만, 그 운동의 대부분은 2~7번 목뼈로 시행된다.

제 1 장

목뼈의 움직임

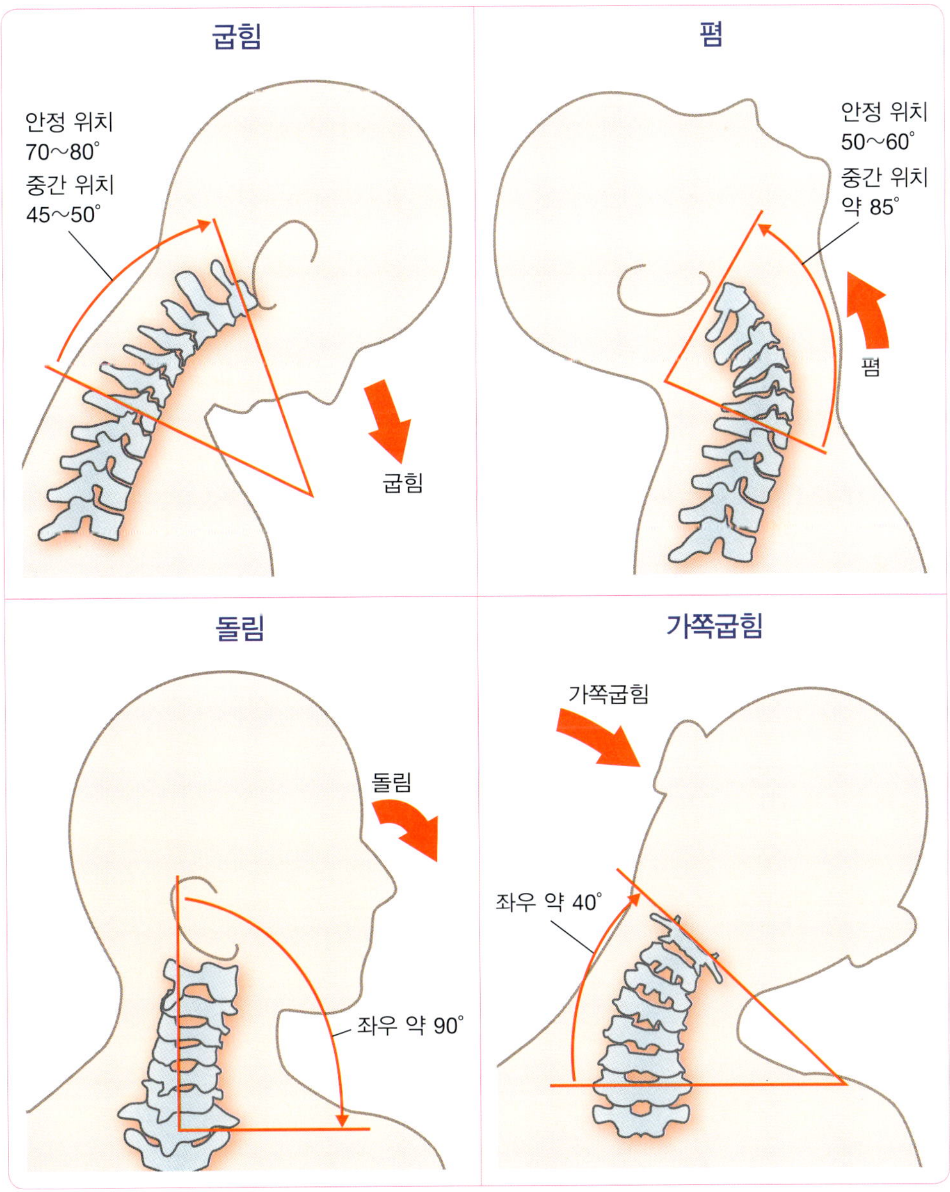

목부위 근육의 기능

목부위 운동에 작용하는 근육은 크게 목부위(배쪽)의 근육과 등부위의 근육으로 나뉜다. **몸통의 근육은 좌우로 한 쌍씩 존재**하며, 좌우 한 쌍의 같은 근육이 동시에 수축되면 시상면상의 굽힘 · 폄 운동이 되며, 좌우 어느 한쪽만 수축되면 옆굽힘이나 돌림운동이 되는 경우가 많다.

목부위의 얕은층에 있는 **목빗근**은 눈에 띄는 근육으로 아래쪽에서는 복장뼈와 빗장뼈에서 기시하여, 관자뼈(머리뼈의 양쪽 옆뼈)의 **꼭지돌기**라고 불리는 돌기에 종지한다. 좌우 한 쌍이 있으며, 한쪽만 수축하면 반대쪽으로의 돌림과 같은쪽으로의 옆굽힘 작용이 되며, 좌우 동시에 수축하면 목부위의 위치 차이로 굽힘 · 폄에 모두 작용한다.

목부위에 관련되는 근육

[목빗근(흉쇄유돌근)]
sternocleidomastoid muscle

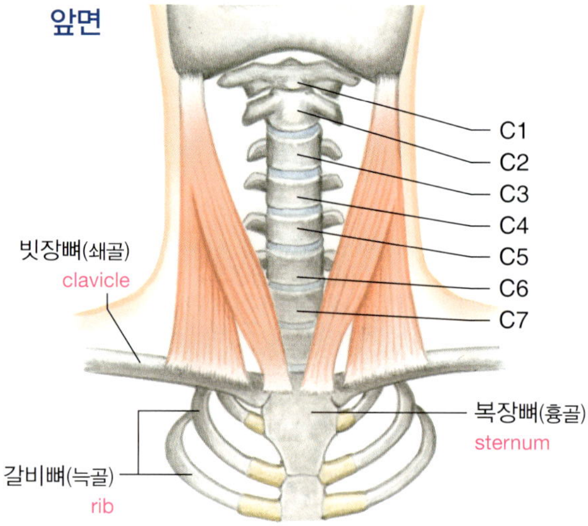

[머리널판근(두판상근) · 목널판근(경판상근)]
splenius capitis muscle splenius cervicis muscle

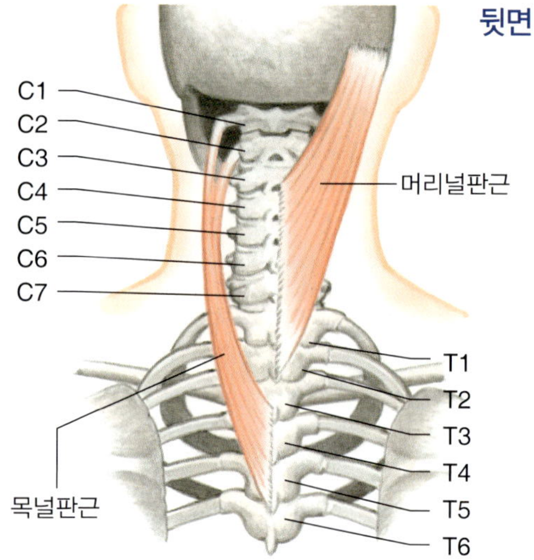

[앞목갈비근(전사각근)]
scalenus anterior muscle

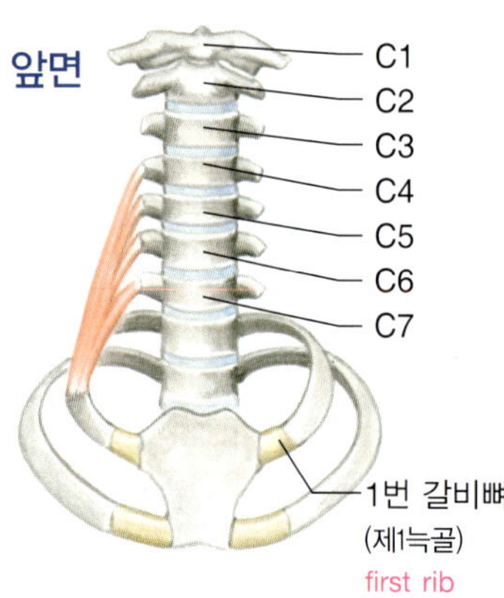

[중간목갈비근(중사각근)]
scalenus medius muscle

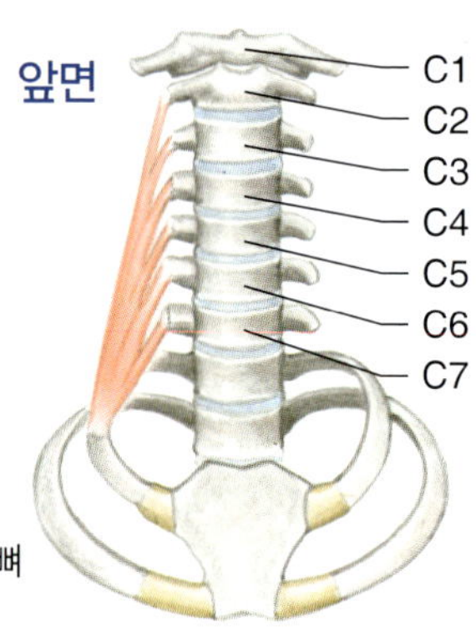

[뒤목갈비근(후사각근)]
scalenus posterior muscle

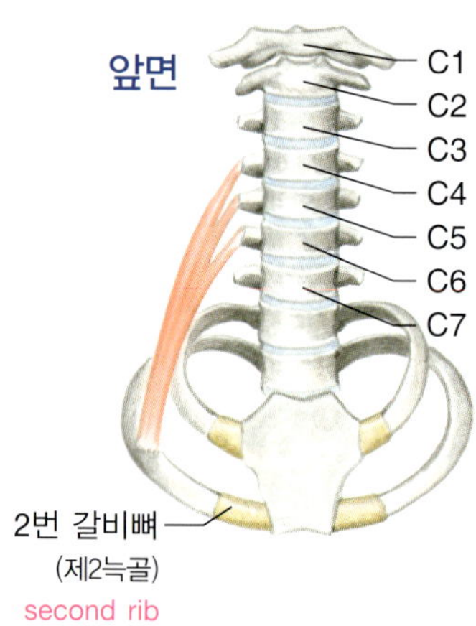

목뼈의 움직임과 작용하는 근육

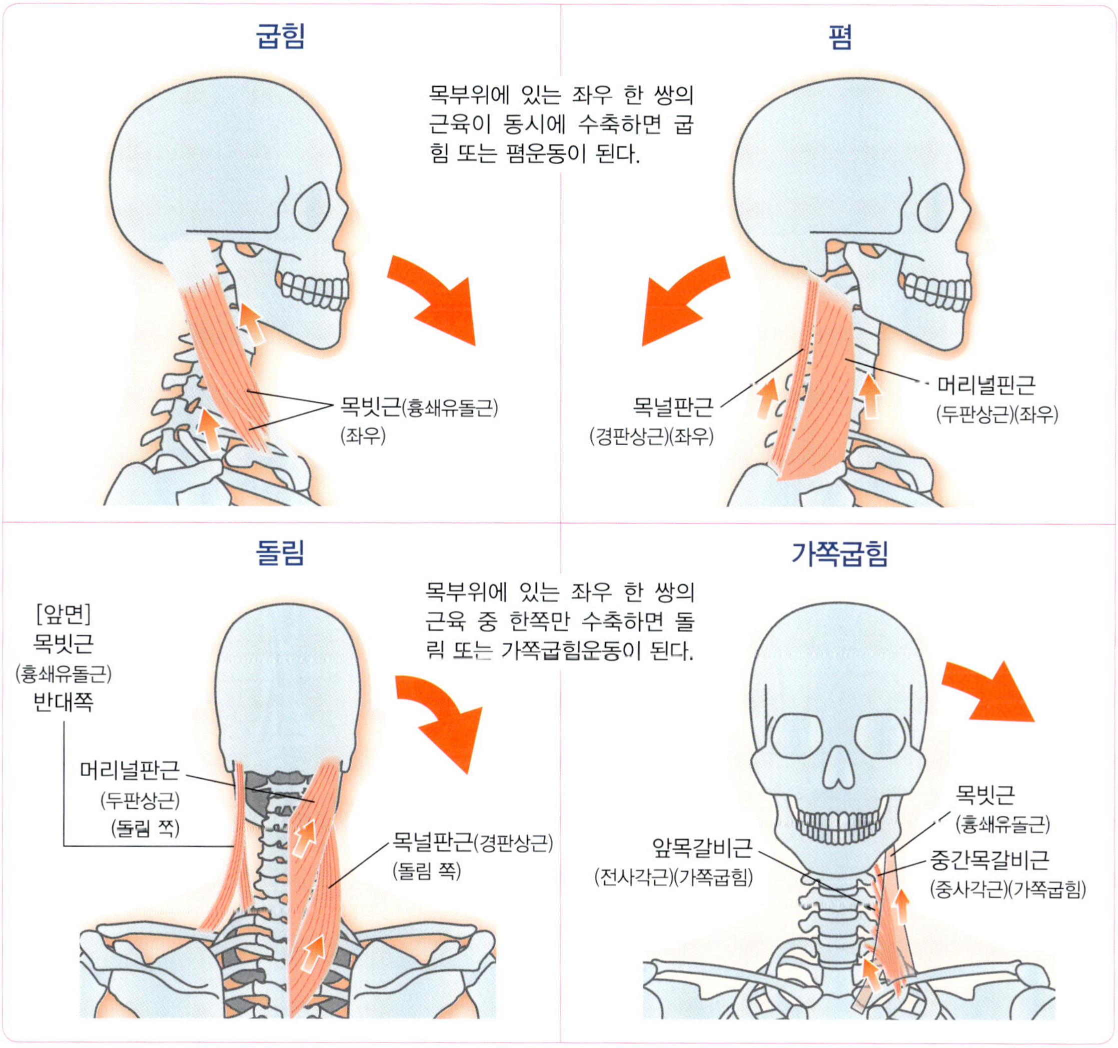

목부위의 돌림과 안구 운동

목부위의 돌림은 양쪽을 합쳐서 약 180°의 가동영역을 가진다. 안구의 수평운동은 양쪽을 합쳐서 150~160°라고 하며, 목부위의 돌림운동영역과 안구의 수평운동을 합치면 그 시야는 거의 360°에 가깝다. 실제로 뒤돌아보는 동작은 몸통의 돌림이 가해지기 때문에, 인간은 360°까지 편하게 볼 수 있다.

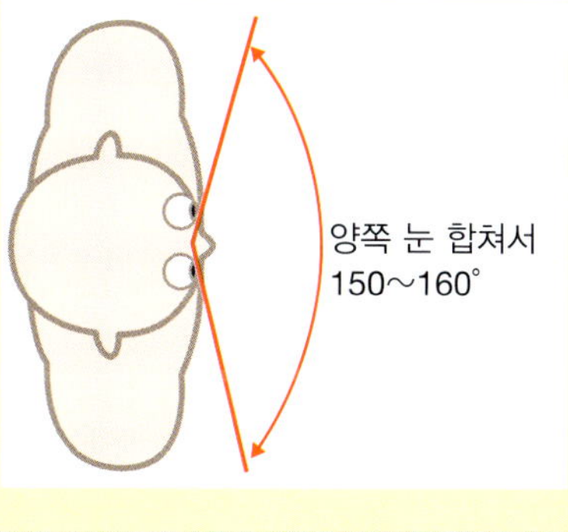

가슴우리 · 허리뼈의 구조

허리뼈는 굽힘 · 폄, 돌림, 가쪽굽힘운동이 가능하다.

가슴우리의 구조

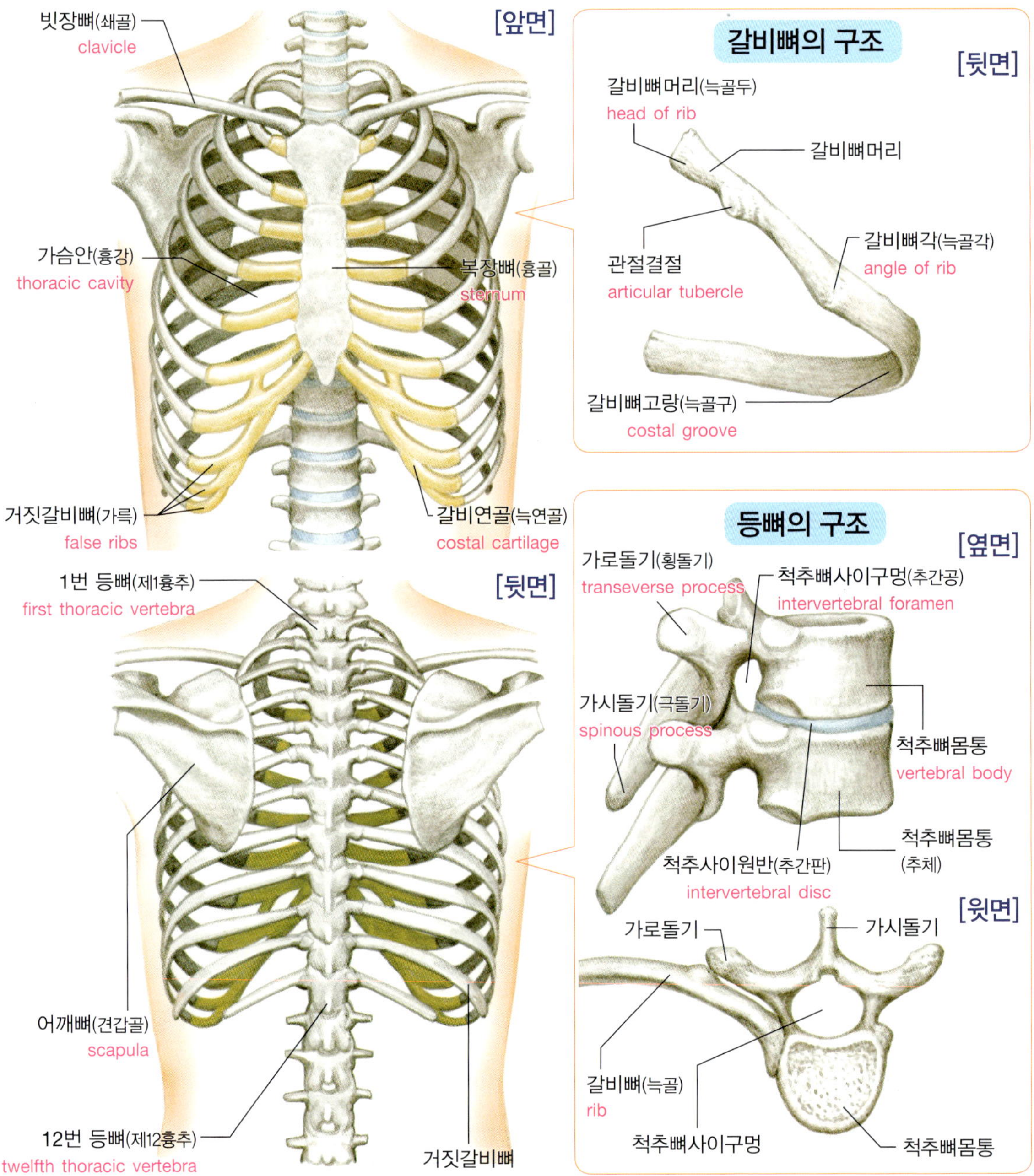

가슴우리의 구조와 호흡운동

가슴우리는 12개의 **등뼈**, 12쌍의 **갈비뼈**, 1개의 **복장뼈**로 구성된다. 가슴우리에 둘러싸인 안쪽 공간을 **가슴안(흉강)**이라고 하며, 심장이나 폐, 식도, 대혈관 등의 중요한 장기를 담는 **보호기관**이 된다.

갈비뼈는 뒤쪽에서 등뼈, 앞쪽에서 복장뼈와 연결되어 가슴우리의 옆벽을 형성하는 **편평긴뼈**이며, 복장뼈는 가슴우리 앞쪽에 있는 편평뼈로, 빗장뼈와 관절을 형성한다. 12쌍의 갈비뼈 중 아래 5쌍은 복장뼈와 직접 연결되지 않아서, 거짓갈비뼈라고 한다. 가슴우리는 숨을 들이마실 때, 좌우, 앞뒤, 위아래 방향으로 확대된다.

호흡운동의 형식 중, **복식호흡은 가로막 운동이 주체인 호흡**으로, 배부위의 움직임이 현저해진다. 그에 비해 **갈비(흉식)호흡은 갈비사이근에 의한 가슴부위 운동이 주체인 호흡**으로, 가슴 부위의 움직임이 현저해진다. 일반적으로 남성은 복식호흡을 하는 경향이 강하며, 여성은 갈비호흡을 하는 경향이 강하다고 할 수 있다.

복식호흡과 갈비호흡

[복식호흡]

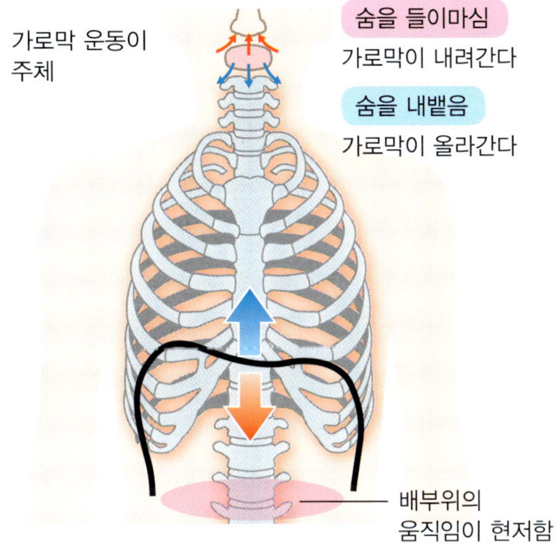

[갈비호흡]

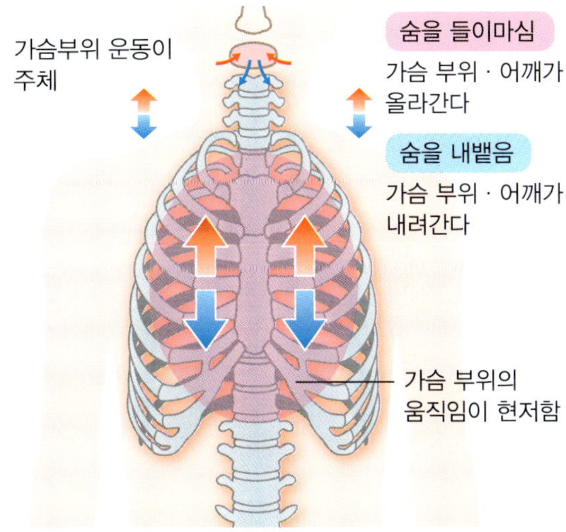

'허리를 돌린다'는 것은 등뼈의 돌림

운동을 할 때 허리를 돌리는 동작을 할 때가 자주 있을 것이라고 생각한다. 그러나 허리(요추)의 돌림 가동영역은 5° 밖에 되지 않는다. 사실은 몸통의 돌림동작의 대부분은 허리보다도 상부 척주에서 행해지는 것이다.

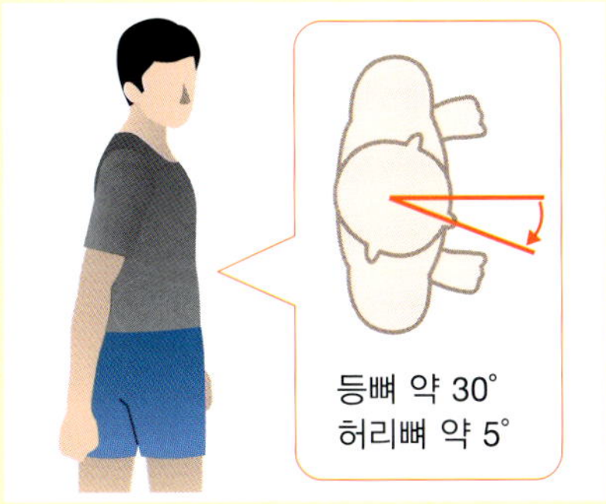

허리뼈의 구조

허리뼈는 상반신의 체중 등을 견딜 수 있도록 **강력한 역학적 구조**를 지니고 있으며, 5번 허리뼈는 척추 중에서도 가장 크다. 3 · 4번 허리뼈 사이의 척추사이원반에 가중되는 압력은 선 자세에서 100%이며, 위를 보고 누운 자세에서 가장 낮으며, 선 자세에서 앞으로 굽힘(앞굽힘)하면 약 150%가 되며, 앉은 자세에서 앞으로 굽힘(앞굽힘)하면 더 높아진다.

3번 허리뼈에 가중되는 무게

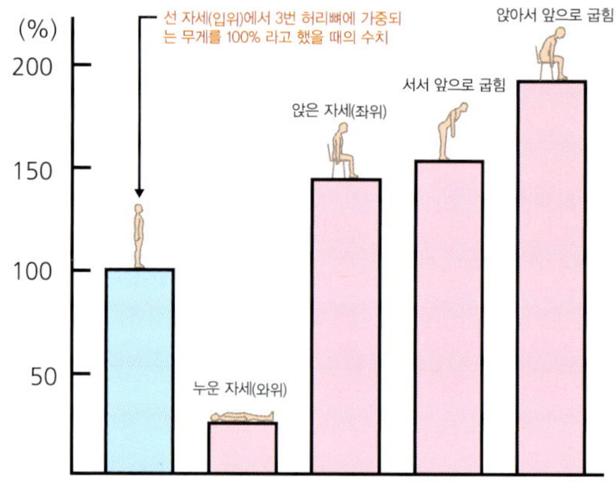

출처 : Nachemson et al. 1968

허리뼈의 구조

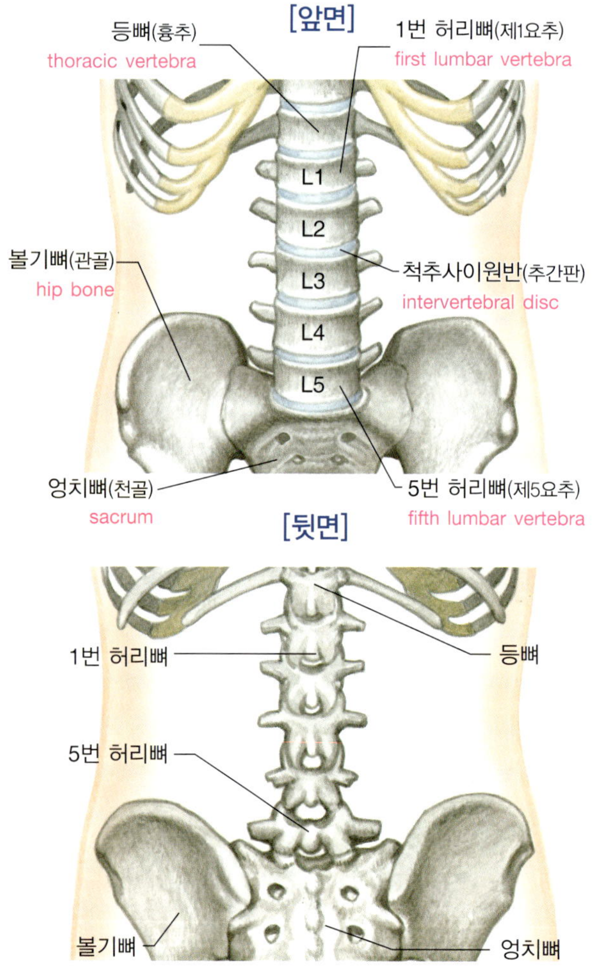

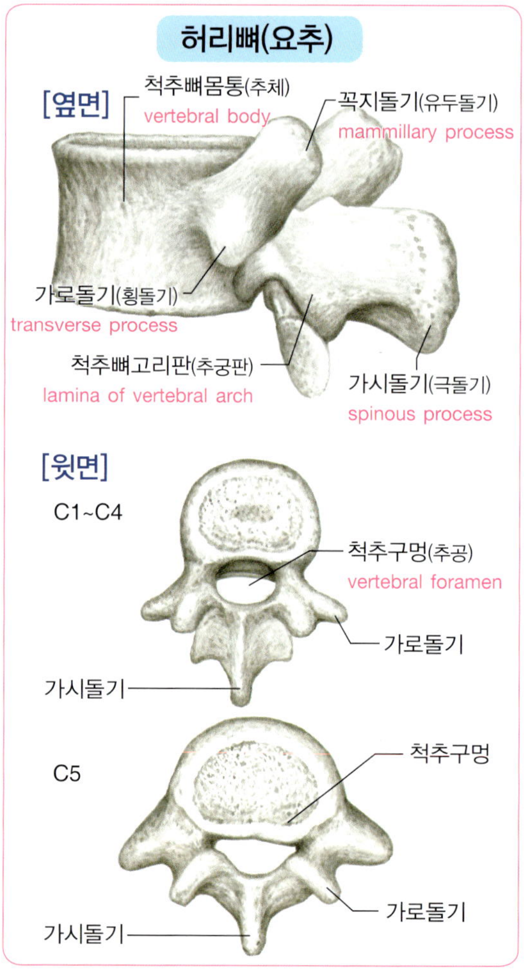

등뼈와 운동

등뼈는 앞쪽에 척추뼈몸통, 뒤쪽에 척추뼈고리가 있으며, 갈비뼈와 갈비척주관절, 갈비가로돌기관절로 연결되어, **굽힘 · 폄, 돌림, 가쪽굽힘운동의 3차원 운동이 가능**하다.

등뼈 하나하나 사이의 가동영역은 작지만, 등뼈 전체로 계산하면 굽힘이 30~40°, 폄이 20~25° 가능하다.

보통 굴신운동(bending and stretching exercises)은 등뼈와 허리뼈가 연동되어 움직이기 때문에 합쳐서 약 85°의 굽힘과 약 35°의 폄이 가능해진다. 옆굽힘은 좌우 각각 약 25° 가능하며, 허리뼈와의 연동으로 약 45°의 옆굽힘이 가능해진다.

허리뼈와 운동

허리뼈는 **굽힘 · 폄, 돌림, 가쪽굽힘운동의 3차원 운동이 가능**하지만, 돌림운동은 조금만 가능하다. 굽힘은 약 50°, 폄은 약 15° 가능하며, 5개의 허리뼈의 굽힘 · 폄운동은 비교적 움직임이 크다고 할 수 있다. 옆굽힘은 좌우 15~20° 가능하며, 돌림은 좌우 각각 5° 정도이다.

허리뼈와 골반의 관계

몸통 상부가 정지된 상태에서 허리뼈를 폄 시, 허리뼈가 더 앞으로 굽어지며, 그에 수반하여 골반은 앞으로 기울어진다. 반대로 허리뼈를 굽힘 시, 허리뼈는 뒤로 굽어진다. 그에 따라 골반은 뒤로 기울어진다. 즉, 선 자세나 앉은 자세에서 척주의 배열은 골반의 배열도 변화시키는 것이다.

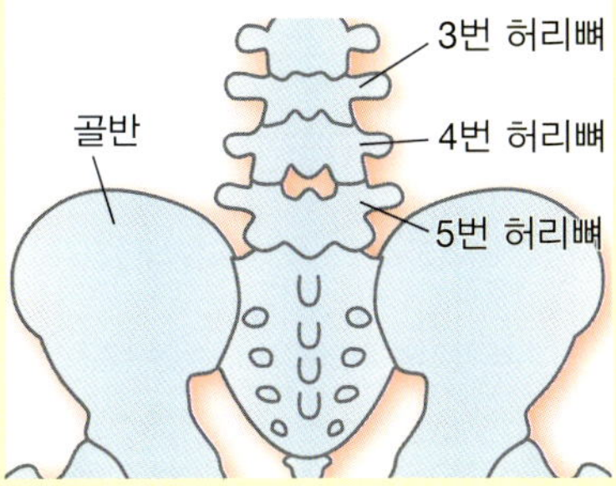

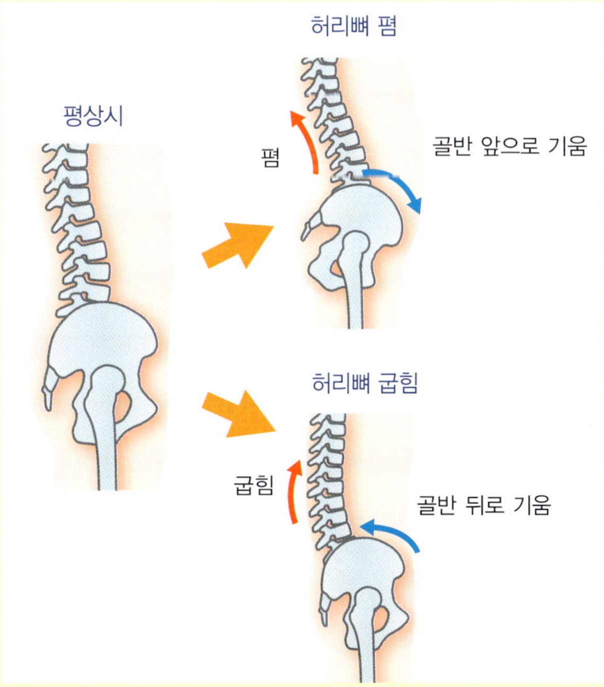

제 1 장

등뼈 · 허리뼈의 운동

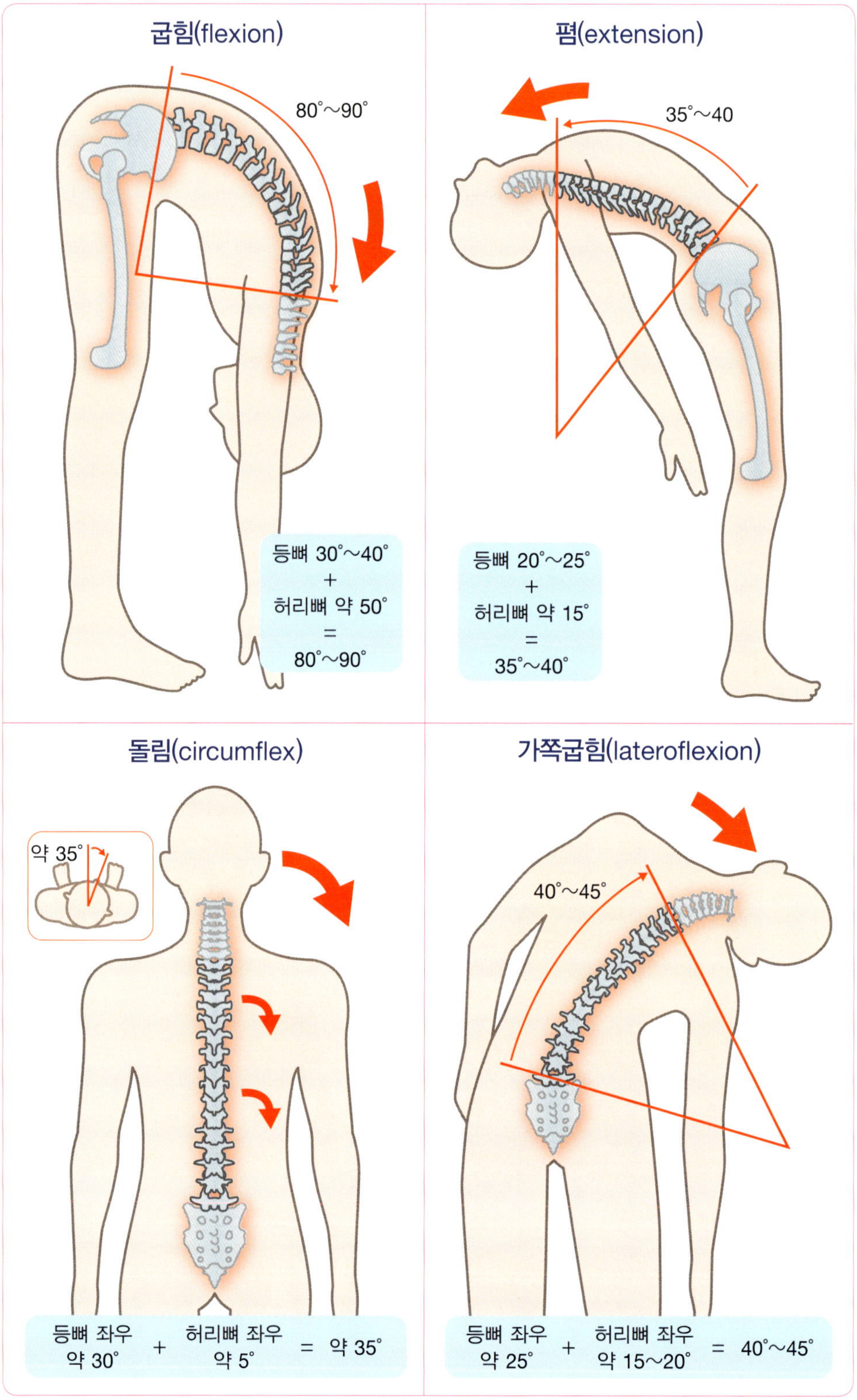
굽힘(flexion)
80°~90°
등뼈 30°~40°
+
허리뼈 약 50°
=
80°~90°
폄(extension)
35°~40
등뼈 20°~25°
+
허리뼈 약 15°
=
35°~40°
돌림(circumflex)
약 35°
등뼈 좌우 약 30° + 허리뼈 좌우 약 5° = 약 35°
가쪽굽힘(lateroflexion)
40°~45°
등뼈 좌우 약 25° + 허리뼈 좌우 약 15~20° = 40°~45°

허리뼈와 관련된 근육

허리뼈와 관련된 근육은 앞면의 배곧은근과 뒷면의 척주세움근. 앞면의 배곧은근은 나눔힘줄이라는 조직에 의해 힘살이 4~5갈래로 나뉜다.

[앞면]

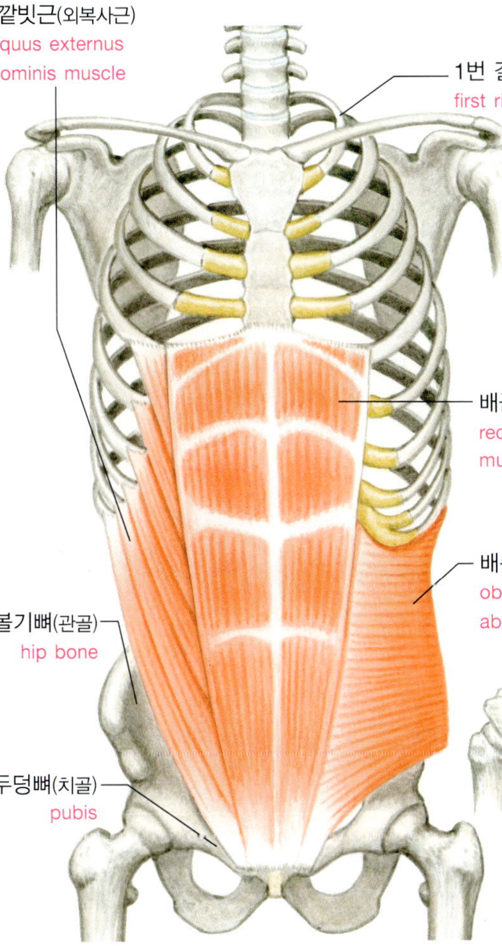

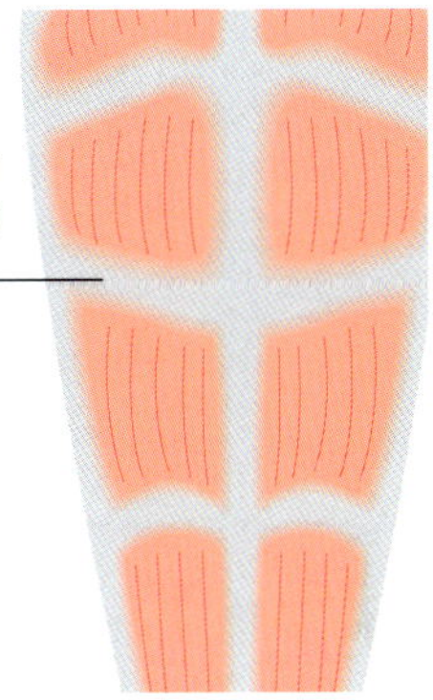

[뒷면]

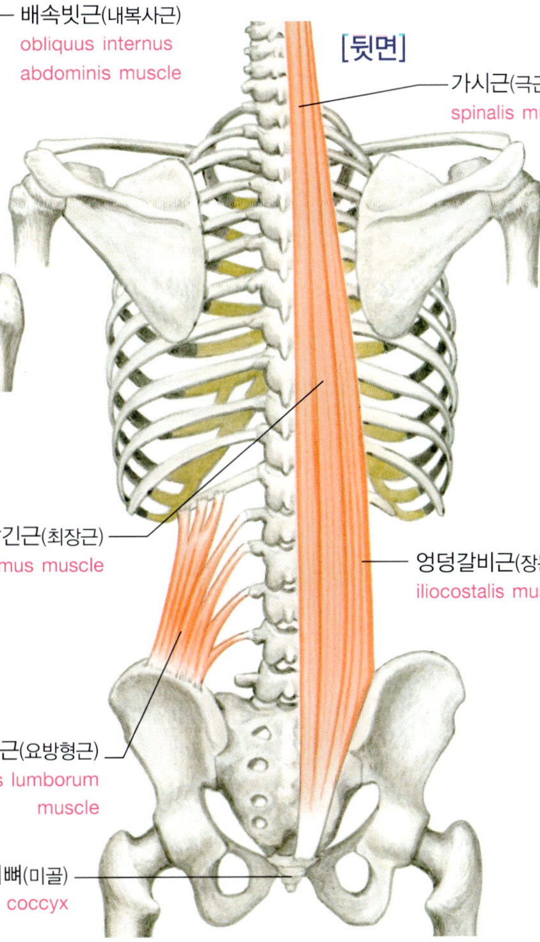

척주세움근(척주기립근)

‖

가시근(목가시근 · 가슴가시근)

+

가장긴근(머리가장긴근 · 목가장긴근 · 가슴가장긴근)

+

엉덩갈비근(가슴엉덩갈비근 · 허리엉덩갈비근)

허리뼈의 움직임과 작용하는 근육

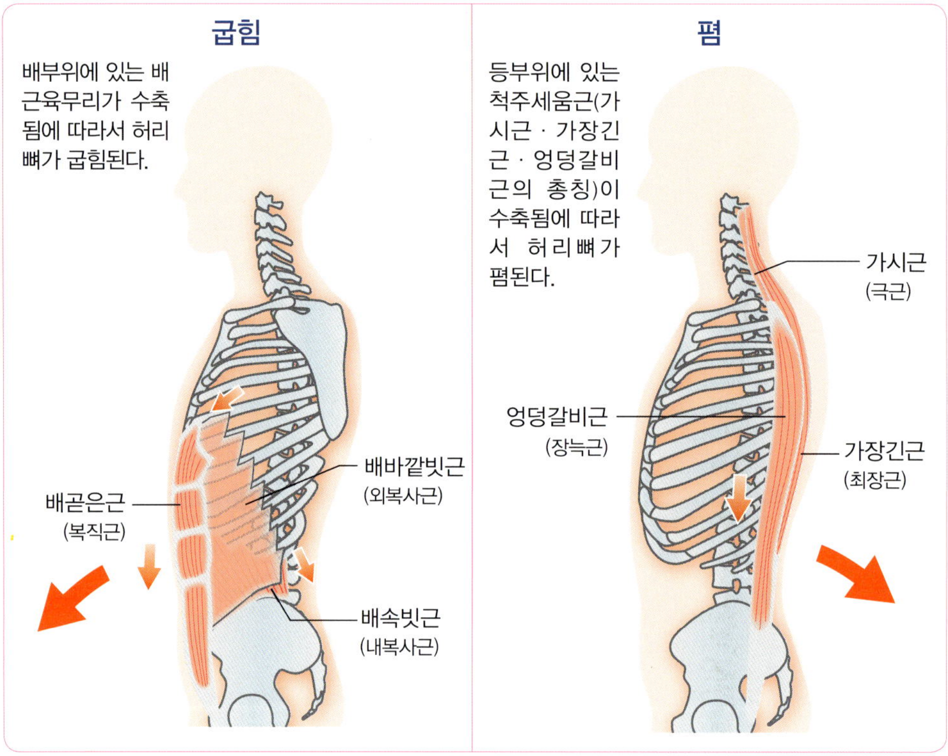

허리부위의 근육

허리뼈의 굽힘에 작용하는 근육은 배부위에 있는 **배곧은근, 배바깥빗근, 배속빗근** 등의 배근육무리이다.

배곧은근은 위아래로 긴 근육으로 앞배벽의 중앙에 있는 백색선에 의해 좌우로 나뉘며, 또한 3~4개의 나눔힘줄이라는 조직에 의해 복근을 위아래 4~5갈래로 나누고 있다. 배바깥복사근은 좌우 한 쌍 있으며, 아래 부위의 갈비뼈에서 비스듬하게 앞방향으로 주행하며, 좌우 동시에 수축하면 굽힘운동, 좌우 어느 쪽인가 한쪽만 수축하면 같은쪽으로의 옆굽힘과 반대쪽으로의 돌림운동이 된다.

배속빗근은 배바깥빗근의 심층에 좌우 한 쌍 있으며, 근육섬유는 배바깥빗근과 직행하듯이 주행하고 있다. 좌우 동시에 수축하면 굽힘운동이 되며, 좌우 어느 쪽인가 한쪽만 수축하면 같은쪽으로의 옆굽힘과 돌림운동이 된다.

허리뼈의 폄에 작용하는 근육은 뒤통수뼈에서 엉치뼈까지 주행하는 **척주세움근**이라고 불리는 근육을 주체로 한 등부위의 근육이다.

제 2 장

근육 · 관절의 구조와 역할

두 종류의 운동학

운동학에는 신체운동을 보는 분야와 역학으로서의 분야가 있다.

운동학의 관점

영어로 'kinesiology'라고 불리는 운동학은 **신체운동을 연구하는 학문**이다. 어원은 그리스어로 'kine'는 동작을, 'sis'는 행위 · 과정을, 'ology'는 학문을 뜻한다.

반면, 영어로 'kinematics'라고 불리는 것은 **역학의 한 분야인 운동학**이다. 물체의 질량이나 그에 부가되는 힘을 고려하지 않고, 물체의 운동을 기하학적으로 분석하는 학문이며, 'kinesiology'와는 다른 것이다.

역학에는 또 한 가지 'kinetics'라는 분야가 있다. 이것은 **운동을 일으키거나 변화시키는 힘의 움직임을 분석하는 학문**이다.

'운동학의 아버지'라고 불리는 아리스토텔레스는 기원전에 비교해부학이나 생리학적 관찰을 시행하여, 운동을 처음 학문으로 확립한 사람이다.

두 종류의 운동학

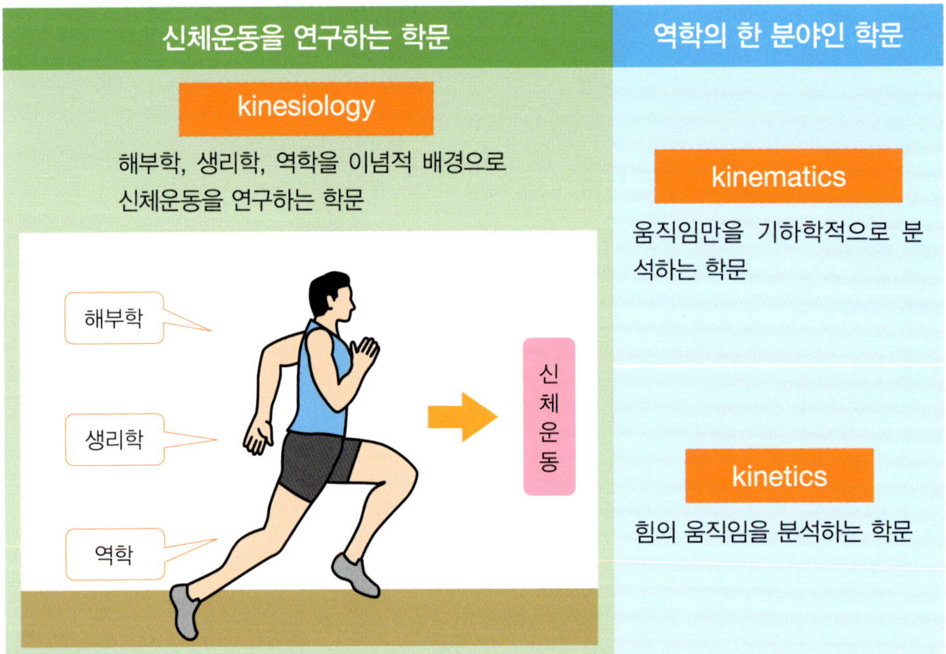

임상운동학

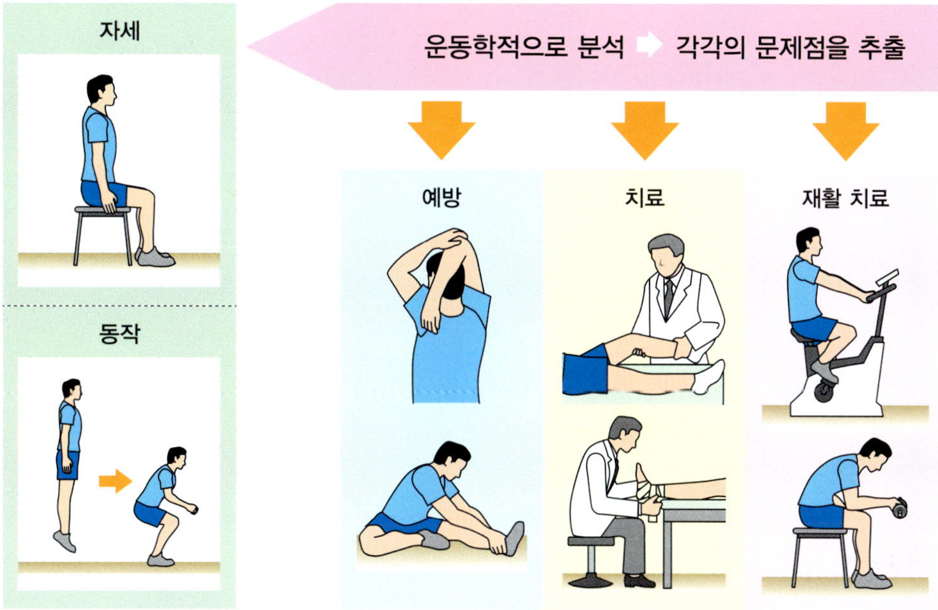

신체운동을 보는 임상운동학

신체운동을 보는 운동학은 재활 치료(물리치료)나 운동의학에서 **임상운동학으로서 중요한 학문**이다.

자세나 운동을 운동학적으로 분석함으로써 대상자 각각이 가지고 있는 문제점을 추출하여, 그 치료에 활용하는 것이 임상운동학이다. 신체의 동작 이상을 발견하는 것이 운동기질환의 예방 · 치료에 중요하다.

임상운동학은 관찰에 의한 동작분석이 가장 기본이지만, 최근에는 비디오나 초고속카메라를 사용한 3차원 동작분석 장치나 상반력계, 근전도 등의 기기를 사용하여 더 객관적인 데이터를 얻을 수 있게 되었다.

기초적인 언어의 의미를 이해함으로써 신체가 움직이는 구조를 알 수 있다.

바이오메커닉스 (biomechanics)

바이오메커닉스는 생물의 운동이나 구조에 대해 역학적으로 연구하는 학문입니다. 신체 전체의 운동이나 자세부터 세포단위까지, 취급하는 범위가 매우 넓어졌다. 의학(재활 치료)분야에서도 뼈나 근육 · 힘줄의 역학적 분석이나 중력에 대한 자세제어의 해석 등, 여러 방면에 걸쳐 있다.

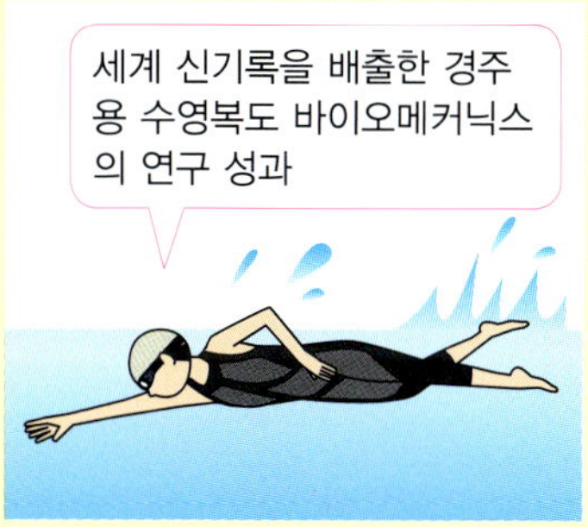

신체운동을 표현하는 방법

신체운동은 기본자세를 기준으로 면과 축으로 표현한다.

기본자세

기본자세는 **신체운동을 운동학적으로 분석할 때의 기반이 되는 자세**이다. 운동학에서는 기본위치의 자세를 기준으로 하여 동작이나 위치를 나타내며, **해부학적 기본자세와 기능적 기본자세**로 나뉜다.

해부학적 기본자세는 인체를 기술할 때 **위치나 방향의 기준이 되는 자세**이다. 바로 선 상태에서 팔을 몸쪽으로 내리고, 손바닥은 앞을 향하게 하며, 다리는 평행하게 양쪽 발꿈치를 붙이고 발가락 끝을 가볍게 벌린 자세이다.

기능적 기본자세는 **관절의 움직임(관절가동영역 = 각각의 관절이 움직이는 범위)을 표현할 때에 기준이 되는 자세**이다. 바로 선 상태에서 팔을 몸쪽으로 내리고 손바닥을 몸쪽을 향하게 하며, 다리는 평행하게 양쪽 발꿈치를 조금 벌리고, 양쪽 엄지발가락을 붙인 자세이다. 관절가동영역의 측정으로 각각의 관절운동이 0° 정도가 되는 시작자세로서 이용하고 있으며, **'제로위치(zero position)'**라고도 불린다.

2종류의 기본자세

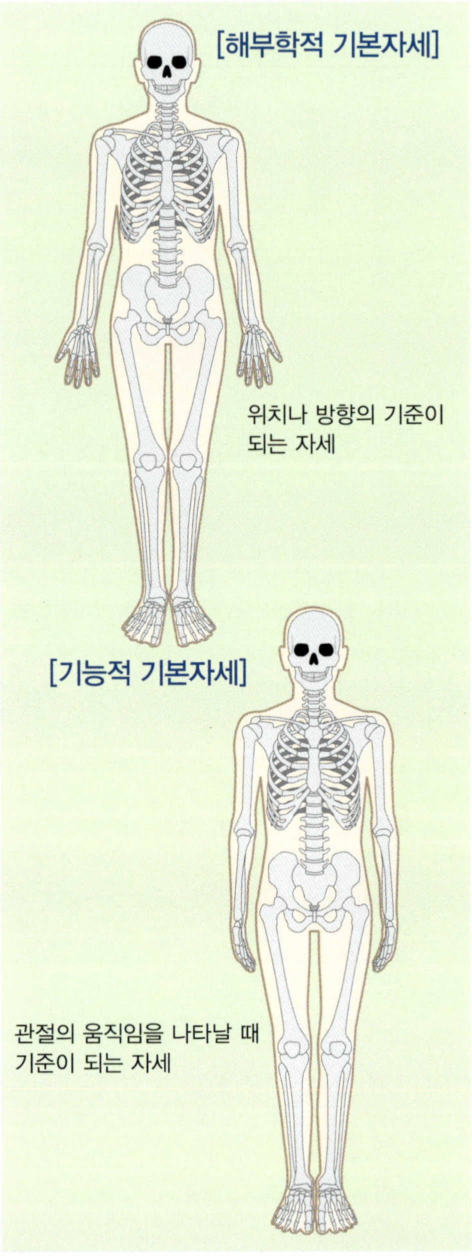

기본면, 운동의 면과 축

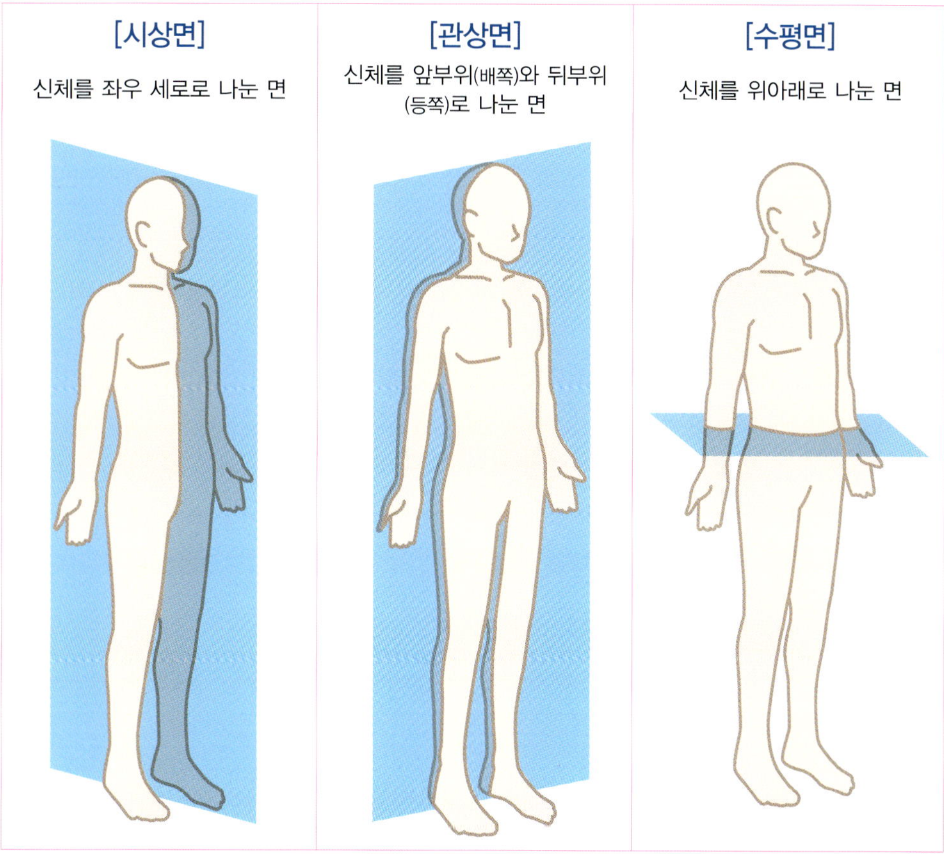

운동면과 운동축으로 움직임을 나타낸다.

신체의 운동을 3차원으로 표현할 경우, 신체를 나누는 단면(면)을 사용한다.

시상면은 신체를 좌우를 세로로 나눈 면, **관상면**은 신체를 앞(배쪽), 뒤(등쪽)부위로 나눈 면, **수평면**은 신체를 위아래로 나눈 면이 된다.

다음은 **축**이다. 신체운동의 대부분은 관절을 운동의 축으로 한 회전운동이다. 운동축은 운동면에 대해 직각이 되며, **수직축, 시상-수평축, 관상-수평축**으로 나눌 수 있다. 수직축의 운동면은 수평면상으로, 얼굴을 옆으로 돌리는 동작(목뼈의 돌림)이다. 시상-수평축의 운동면은 관상면상이며, 팔을 옆에서 위로 올리는 동작(어깨관절의 벌림)이고, 관상-수평축의 운동면은 시상면상으로, 팔을 앞쪽에서 위로 올리는 운동(어깨관절의 굽힘)이다.

사람의 움직임을 관찰하여 표현할 때, 운동면이나 운동축으로 움직임을 표현한다.

운동과 관련된 '지레의 원리'

관절이나 근육은 세 가지 종류의 지레의 원리에 기초하여 움직인다.

세 가지 종류의 지레

지레란 작용점에 실린 힘에 의해 고정점을 중심으로 회전운동이 발생하는 상태를 말한다. 신체 안에서는 **뼈가 작용점, 관절이 회전축(받침점), 근수축이 힘(힘점)**의 역할을 담당하고 있다.

신체는 중력에 대해 움직이려고 할 때, 무의식적으로 '**지레의 원리**'를 사용하고 있다. 즉, **지레를 효율성 있게 사용함으로서 근육의 수축력을 최대한 발휘할 수 있는 것**이다.

지레는 힘점 · 받침점 · 작용점의 위치관계에 따라 3개로 분류되며, 각각 특유의 장점이 있다. 또한, 같은 근육의 수축에도 큰 힘으로 변환시키거나, 큰 가동영역이나 높은 스피드로 변환시켜 효율성 있게 운동을 수행하고 있다.

지레의 원리

제1지레	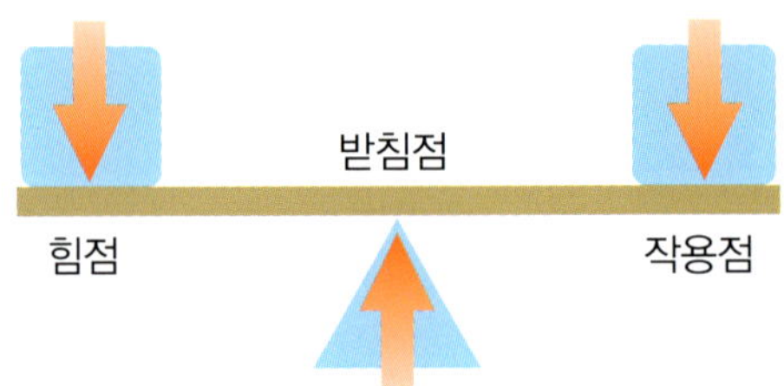	받침점이 힘점과 작용점 사이에 위치하는 지레. 받침점의 위치에 따라 작용이 달라진다.
제2지레	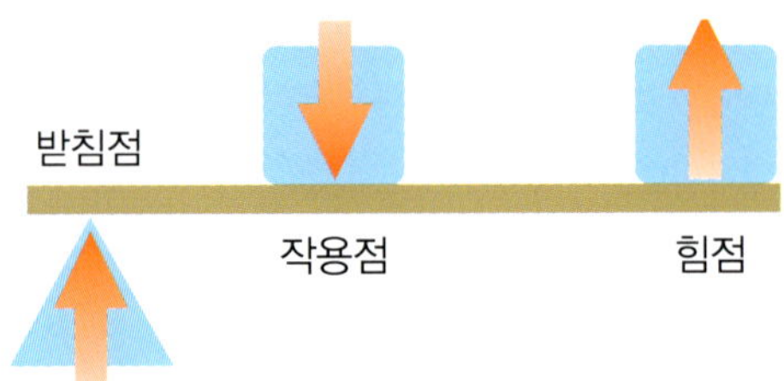	작용점이 받침점과 힘점 사이에 위치하는 지레. 작은 힘으로 물건을 움직일 수 있다.
제3지레	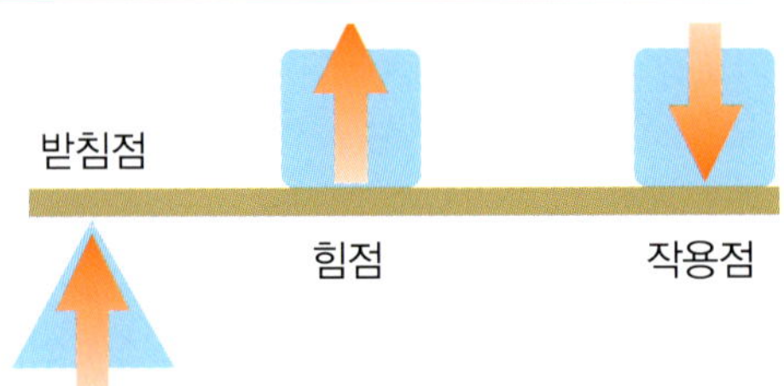	힘점이 받침점과 작용점 사이에 위치하는 지레. 물건을 빨리 그리고 멀리 움직일 수 있다.

제1지레 '시소'

받침점이 힘점과 작용점의 중간에 위치한다.

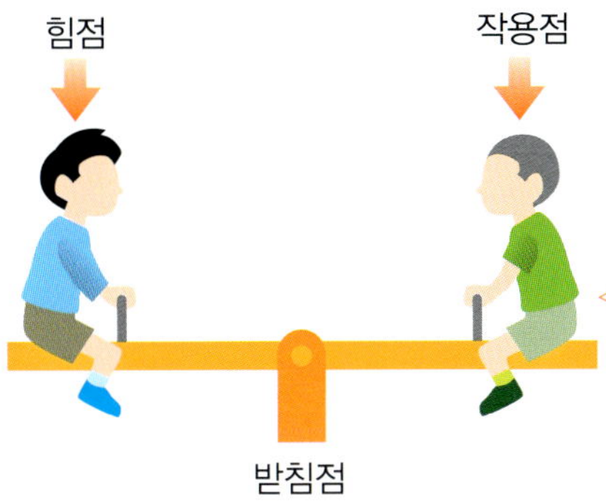

받침점의 위치에 따라 가동영역이나 힘의 크기가 달라진다.

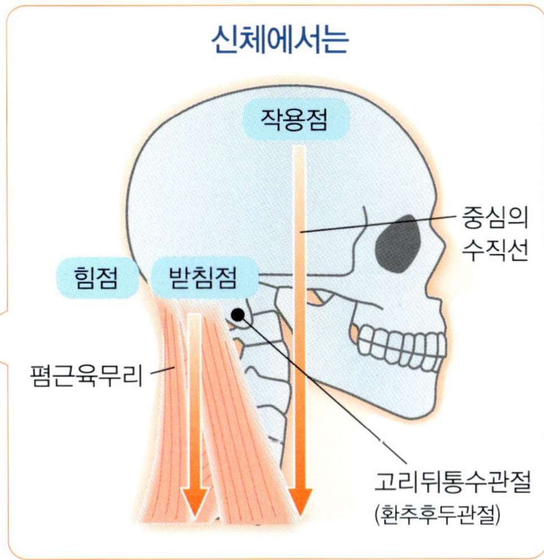

제1지레

우선 시소나 가위처럼 받침점이 힘점과 작용점의 중간에 위치할 때, 높은 안정성을 얻을 수 있다(**균형 지레**).

받침점이 힘점에 가까운 경우는 작용점에서 높은 스피드와 큰 가동영역이 생겨나며, 받침점이 작용점에 가까운 경우는 작용점에서 큰 힘이 발생한다.

신체에서는 앉은 자세나 선 자세에서 머리 부위를 유지하는 목뼈가 이에 해당한다. 받침점은 고리뒤통수관절(목뼈와 머리부위의 관절), 힘점은 뒤통수뼈의 폄근육무리(목을 젖히는 근육무리)의 부착부, 작용점(하중점)은 머리 전체의 중심으로부터 수직선이 된다.

팔꿈치의 폄에서는 위팔세갈래근(팔꿈치를 펴는 근육)이 부착되는 팔꿈치머리가 힘점, 팔꿉관절이 받침점이 되며, 손이 작용점으로 큰 가동영역과 높은 스피드가 발생한다. **복싱에서 스트레이트 펀치를 할 때의 팔꿈치의 움직임**이 이에 해당한다.

제1지레를 이용한 도구

우리들이 일상생활에서 사용하고 있는 도구에는 많은 지레의 원리가 이용되고 있습니다. 예를 들어, 가위는 제1지레의 활용인데, 칼날 부분을 크게(길게)하면 크고 빨리 잘리며, 반대로 축에서 잡는 부분을 떨어뜨리면 칼날 부분에 강한 힘이 발생하여 딱딱한 물건을 자를 수 있습니다.

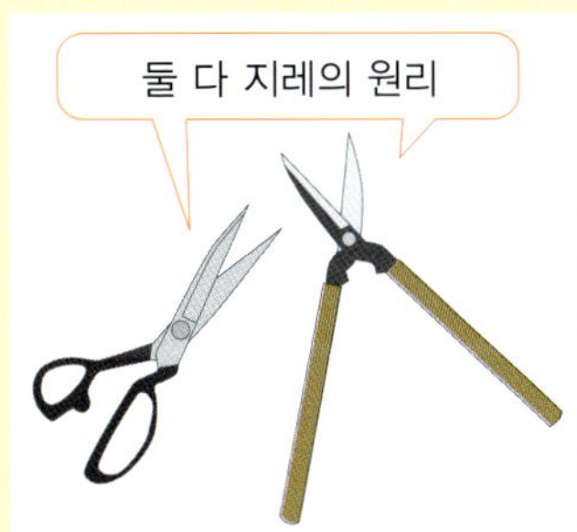

제2지레

수레를 눌러 물건을 운반할 때와 같이 **작용점이 받침점과 힘점 사이에 위치하는 지레**이다. 받침점에서 힘점의 거리가 작용점의 거리보다 길기 때문에 움직이는 거리는 커지며, 비교적 적은 힘으로 큰 저항을 일으킬 수 있습니다.

신체에서는 이 유형의 지레가 별로 사용되지 않지만, 발가락 끝으로 섰을 때 발목관절의 발바닥굽힘(발목관절을 발바닥 방향으로 굽힌다)운동이 이에 해당한다. 발의 엄지두덩 부분이 받침점, 다리의 발바닥굽힘근(종아리의 근육)의 부착부인 발꿈치뼈의 뒤 부분이 힘점이 되며, 체중이 실리는 발목관절이 작용점이 된다.

종아리세갈래근(종아리의 근육)에 의해 한쪽 발로 전체 무게가 실리는 신체를 간단하게 들어올려, 발가락 끝으로 설 수 있는 것도 제2지레의 작용 때문이다.

제2 · 3지레를 이용한 도구

렌치나 스패너는 제2지레의 원리를 이용하여 큰 힘을 발생시킨다. 또한, 제3지레에는 빗자루 자체에 작용점은 없지만, 빗자루 윗 부분을 한손으로 잡는 것이 받침점이 되며, 반대 손을 움직임으로 빗자루 끝이 크게 움직여서 쓸 수 있는 것이다.

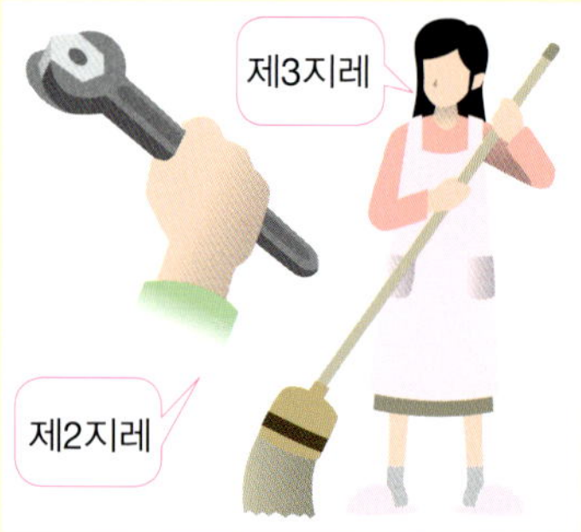

제2지레 '수레'

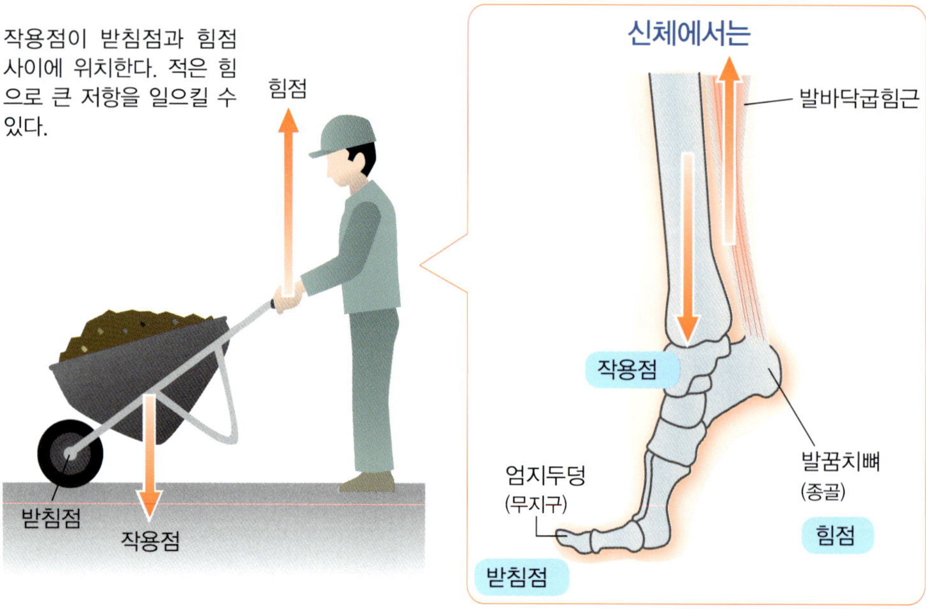

제3지레 '보트'

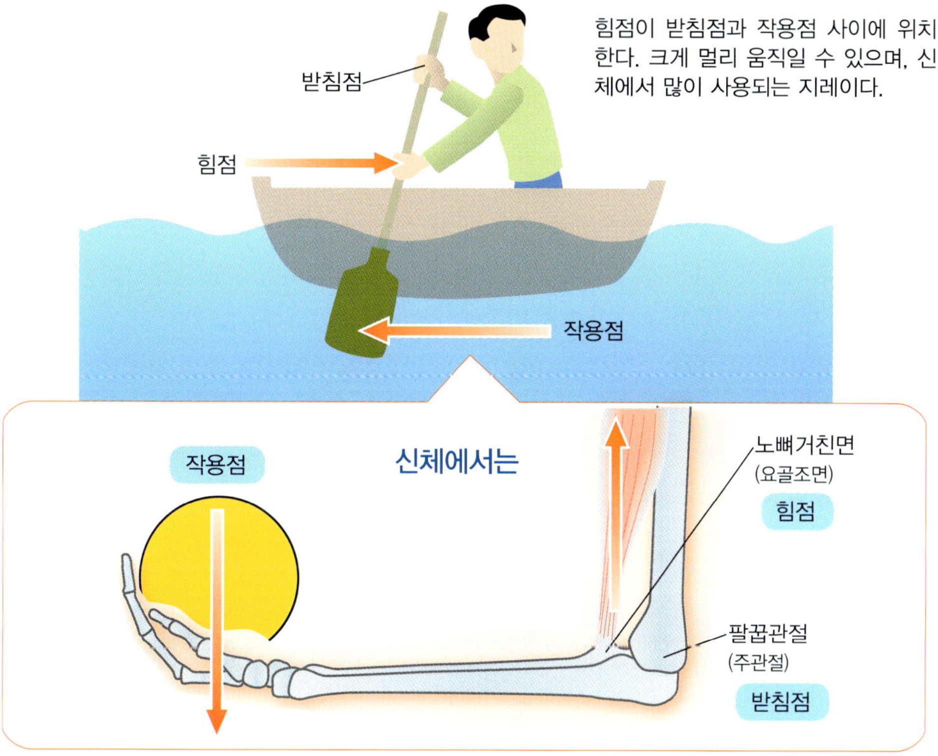

제3지레

보트의 노 젓기에서 노의 윗부분을 잡고 있는 손을 받침점으로 하여 다른 쪽 손으로 보트를 젓는 **힘점이 받침점과 작용점 사이에 위치하는 지레**이다. 받침점에서 작용점까지의 거리가 받침점에서 힘점의 거리보다 길기 때문에 비교적 큰 힘을 필요로 하게 되지만, 크게 멀리 움직일 수 있다.

제2지레와는 대조적으로 신체에서는 이 유형의 지레가 많이 사용된다.

예를 들어, **물건을 손으로 집을 때, 팔꿉관절을 굽혀서 드는 운동**이 이에 해당한다. 물건을 잡고 있는 손이 작용점으로, 위팔두갈래근(알통 근육) 부착부의 노뼈거친면이 힘점, 팔꿉관절이 작용점이 된다.

무릎관절의 폄에서는 무릎관절이 받침점이 되며, 넙다리네갈래근(무릎을 펴는 근육)의 부착부의 정강뼈거친면이 힘점, 작용점이 되는 발부위에서는 큰 가동영역과 높은 속도가 생긴다.

공을 찰 때의 움직임이 제3지레의 작용이다. 넙다리네갈래근의 수축이 발부위에서 빠르게 큰 운동으로 변환되어 공을 차는 동작이 된다.

이러한 세 가지의 지레 원리에 의해 신체가 움직이고 있는 것이다.

'일'과 '일률'

일이란 에너지 이동의 기준이며, 일률이란 단위시간 당의 일의 비율이다.

일과 에너지

자동차는 가솔린을 태운 에너지에 의해 움직인다. 인간의 경우에는 음식물을 에너지원으로 하고 있는데, 양쪽 모두 가솔린이나 음식물의 에너지를 자동차나 신체에 이동시킴으로서 '일을 시행한다 = 움직인다'는 것이 될 수 있다. 즉, 일은 **에너지 이동의 기준**이 되는 것이다.

물체에 힘 **F**가 작용하여 힘의 방향으로 **s**만 이동한 경우, 이때의 힘 **F**의 일량이 **W**로, **W = Fs**로 정의할 수 있다.

인간이 짐을 눌러서 움직일 때는 짐의 무게에 의한 마찰저항(마찰력)이 작용하기 때문에 이 이상의 힘으로 물건을 움직이게 된다.

운동학에서 말하는 일의 의미

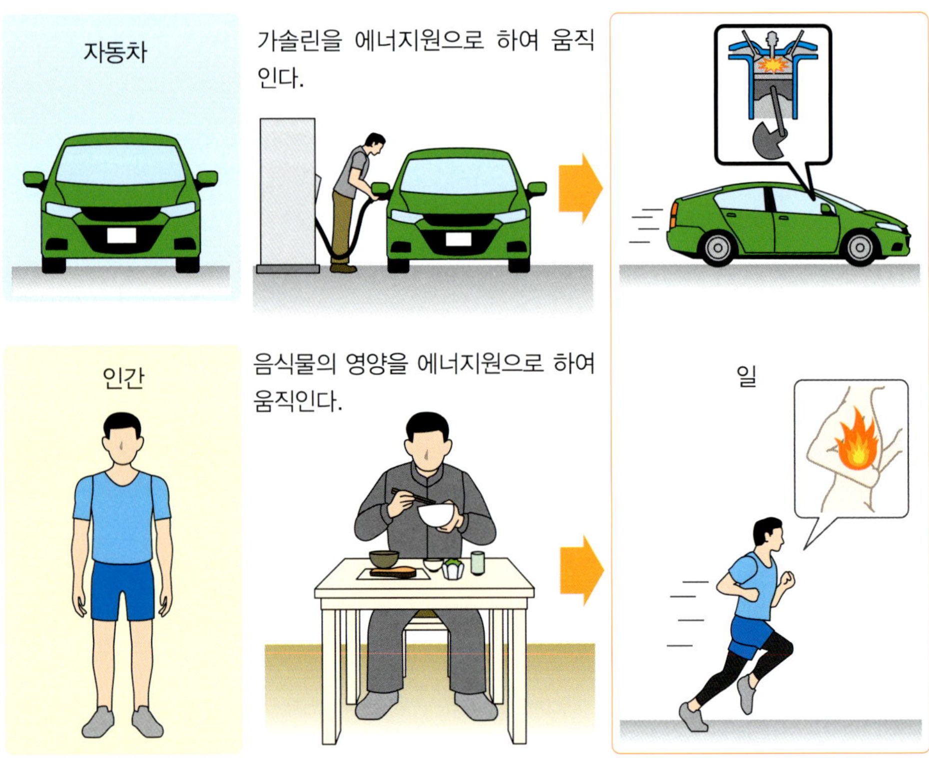

생리학에서 말하는 일률(power)

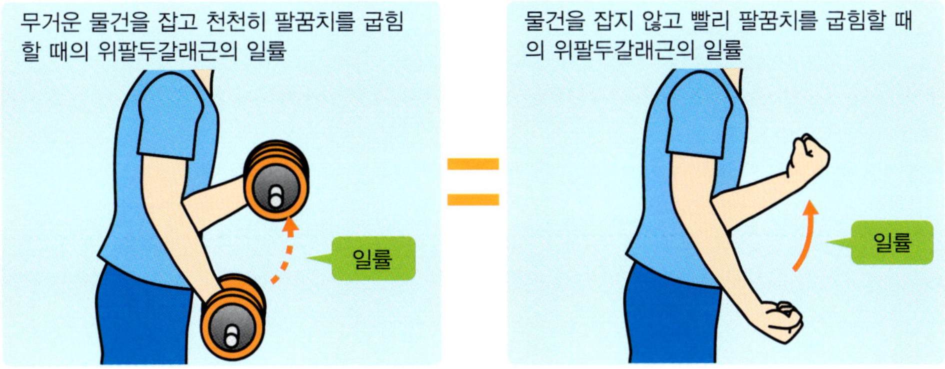

일률(power)

단위시간 당, 얼마나 일을 했는지를 나타내는 비율이 일률(power)이다. 일률은 힘×거리/시간인데, 거리/시간 = 속도이기 때문에 **일률 = 힘×속도**가 된다.

일률은 일반적으로 힘과 같은 뜻으로 사용하는데, 물리학적으로는 속도의 요소가 포함되어 있다. 즉, 일률을 향상시키기 위해서는 이론적으로는 힘(최대근력)은 변하지 않아도 속도(근육의 수축속도)를 향상시키면 된다는 것이다. 그러나 최대근력의 한계에 비해 수축속도의 한계는 낮고, 근력을 향상시키는 것이 효율성 있게 일률을 증가시킨다.

일의 단위는 **뉴턴미터(Nm)**로, **1N의 힘에 의해 물체를 1m 이동시키는 일을 1줄(J)**이라고 정의하고 있다. 또한 **1초간에 1줄의 일을 하는 때의 일률이 1와트(W)**. 자전거 에르고미터(바이크)를 사용한 유산소 운동인 경우, 화면 표시에서 볼 수 있다.

적절한 운동 부하

유산소 운동 시 적절한 부하는 어느 정도인가? 지표의 하나인 맥박에서는 생리적인 한계가 1분간 '220 − 연령'이라고 말하며, 70% 전후가 적당하다고 하고 있다. 즉, 30세인 사람이라면(220 − 30) × 0.7 = 133으로 10초간의 맥박측정으로 약 22이다.

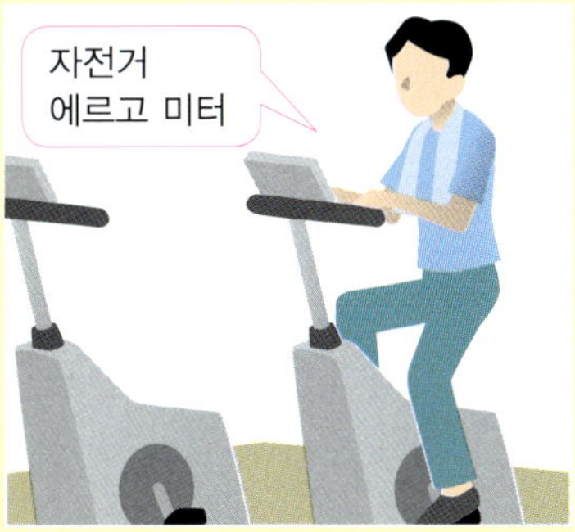

뼈의 종류와 기능

인간은 약 200개의 뼈가 있으며, 각각 연결되어 신체를 지탱하고 있다.

뼈대(골격)는 뼈가 연결된 조직

인간 등의 고등 동물은 단세포 동물같은 연부조직만으로는 신체를 지탱할 수 없기 때문에 뼈대(골격)라는 조직을 가지게 되었다.

뼈대(골격)는 곤충 등에서 보이는 **바깥뼈대**와 척추동물에서 볼 수 있는 **속뼈대**로 나뉘며, **속뼈대를 구성하는 조직이 뼈**가 된다. 인간의 뼈는 약 **200**개가 존재하지만, 이 뼈가 주로 결합조직에 의해 연결되어 뼈대(골격)를 형성하고 있다.

뼈의 모양은 부위에 따라 다종다양하지만, 크게 **긴뼈**, **납작뼈**, **짧은뼈**, **종자뼈** 등으로 나눌 수 있다.

긴뼈는 위팔뼈나 넙다리뼈와 같은 파이프 모양의 뼈, 납작뼈는 머리뼈나 어깨뼈 등의 편평한 뼈의 총칭, 짧은뼈는 손목뼈나 발목뼈 등의 짧은 뼈, 종자뼈는 무릎뼈와 같은 둥근 모양의 작은 뼈이다.

● 뼈의 기능

운동	뼈대근육의 부착부가 되며, 관절을 끼고 뼈대근육의 수축을 운동으로 변환시킨다. 팔과 다리의 뼈 · 몸통의 뼈
보호	뇌나 척수, 내장 등의 기관을 겉에서부터 싸서 보호한다. 머리뼈 · 갈비뼈
지탱	중력에 대해 자세를 유지하기 위한 조직이다. 척추뼈 · 다리뼈
혈관	뼈 안의 골수에는 조혈관세포가 있으며, 적혈구나 백혈구 등으로 분화된다. 긴뼈의 골수에서는 청년기 이후는 조혈기능을 잃으며, 주로 복장뼈, 갈비뼈, 척주 등의 편평뼈나 짧은뼈에서 행해진다.
무기질의 저장	칼슘이나 인을 축적하여 혈중 칼슘이나 인이 부족하면 호르몬 작용에 의해 혈중으로 방출한다.

새의 뼈는 가볍다!

위턱뼈나 관자뼈(머리 양쪽 옆의 뼈)는 내부에 빈 공간이 있으며, 그 안에 공기를 함유하고 있다. 이러한 뼈를 '공기뼈'라고 하며, 뼈의 중량을 가볍게 하기 위한 것이라고 할 수 있다. 공기뼈가 가장 발달된 것은 조류로, 뼈의 경량화에 의해 나는 데 적합하다.

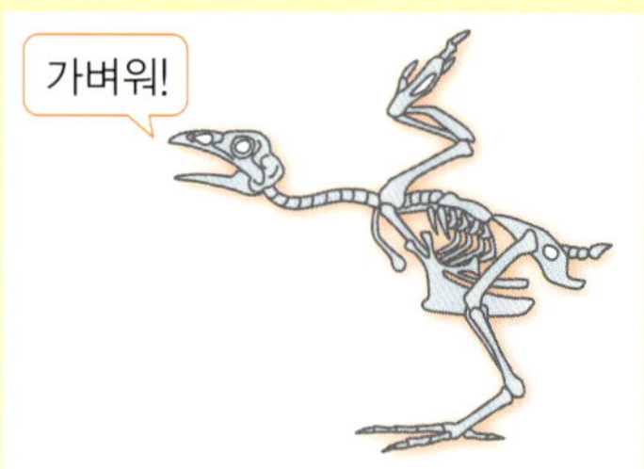

몸의 뼈대

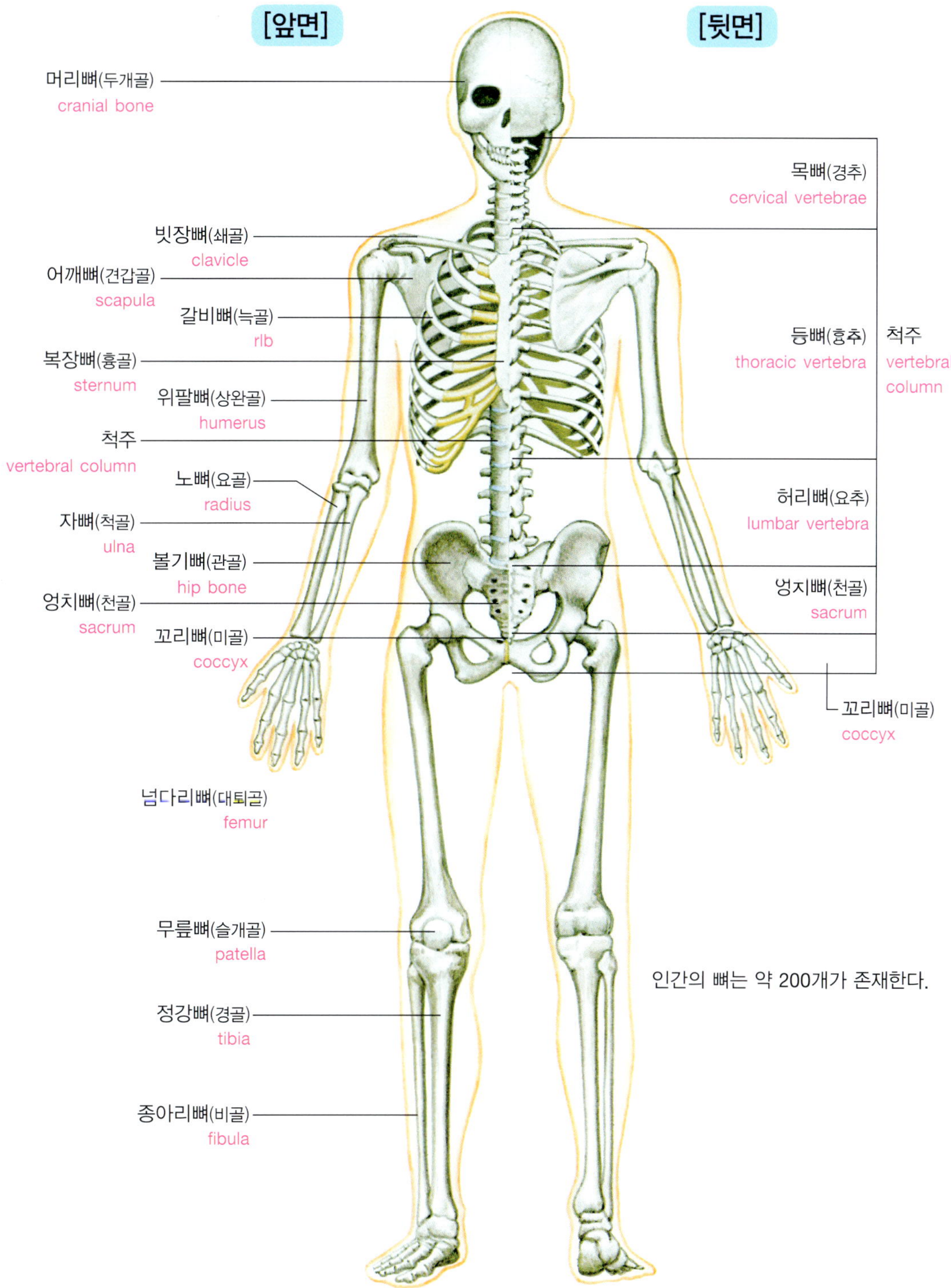

인간의 뼈는 약 200개가 존재한다.

뼈의 기본 구조

뼈는 딱딱한 '치밀층'과 부드러운 '해면층'으로 형성되어 있다.

긴뼈의 구조

긴뼈를 예로 뼈의 구조를 살펴보겠다. 뼈의 중앙부는 뼈몸통, 양쪽 끝에는 뼈끝, 그 사이는 뼈몸통끝이라고 불린다.

뼈끝 중에 관절을 형성하는 부분은 관절연골로 싸여있다. 성장기의 긴뼈 끝과 뼈몸통끝 사이에는 **뼈끝선(성장판)**이 있으며, 뼈의 장축방향의 성장과 관련된다.

골다공증

뼈의 절대량이 감소한 상태를 말하며, 노인성 골다공증이 가장 많다. 폐경 후 여성에게서 많이 볼 수 있다. 고령자가 가볍게 엉덩방아를 찧는 것만으로도 강한 허리통증을 호소하는 경우는 골다공증에 원인이 있는 척추의 압박골절이 의심되며, 엉덩관절을 아파하는 경우는 넙다리뼈 목부위 골절이 의심된다.

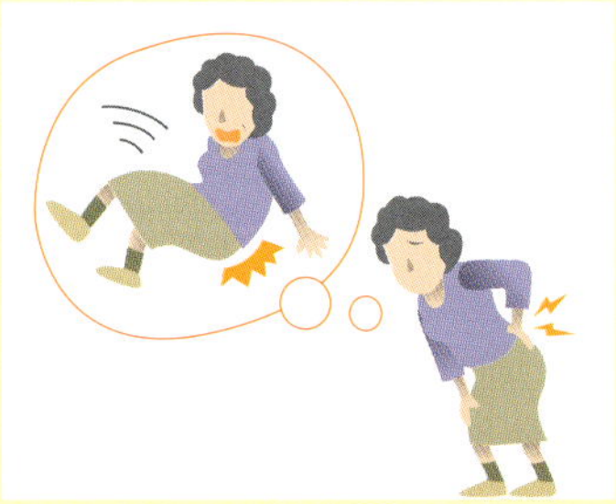

긴뼈의 구조

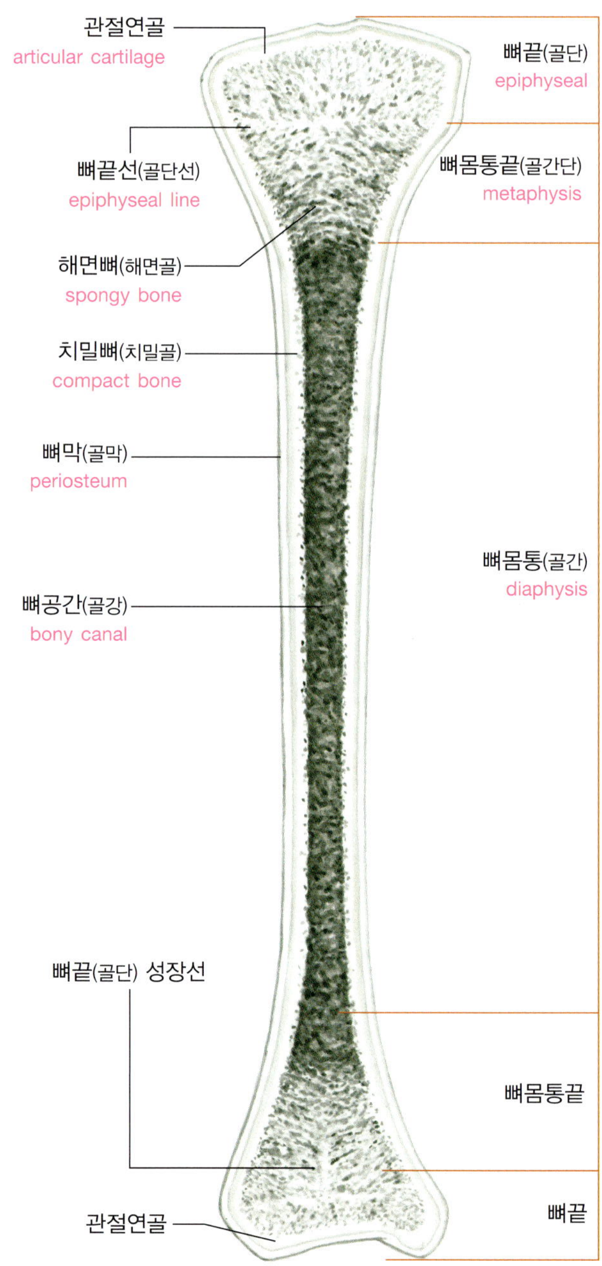

뼈를 구성하는 5개의 기본 조직

치밀뼈(치밀골)	뼈의 표층부를 차지하고, 매우 딱딱하며, 많은 층판 구조로 되어 있다. 장축방향으로 하버스관(haversian canal)이 위아래로 주횡하며(종주), 이것들을 연결하듯이 폴크만관(Volkmann's canal)이 옆으로 주행(횡주)하고 있다. 이 관들 안에는 혈관이나 신경이 주행하고 있다.
해면뼈(해면골)	치밀뼈의 안쪽에 있으며, 긴뼈끝에서는 얇은 치밀뼈 안쪽의 대부분을 차지한다. 불규칙한 그물모양의 잔기둥(골조직)을 형성하고 있으며, 뼈에 가해지는 외부 힘의 방향에 대응한다.
골수	뼈속질공간이나 해면질의 뼈지주 사이를 채우고 있는 섬망조직이다. 조혈기능이 있으며, 붉게 보이는 경우를 적색골수, 그 작용을 잃어 노랗게 보이는 경우를 황색골수라고 부른다. 유아기까지는 전체 골수가 적색이지만, 성인 긴뼈의 골수는 황색으로 변한다.
뼈막(골막)	뼈의 표면을 덮는 얇은 막인데, 뼈의 관절면에는 없다. 뼈막은 청년기까지는 뼈의 표면에 골질을 새롭게 만들어 냄으로써 뼈의 굵기를 성장시킨다.
연골	조직에 따라 달라지지만, 뼈와 뼈가 관절을 만드는 면에서는 관절연골이라고 불리는 층이 있으며, 탄성의 충격띠로 되어 있다.

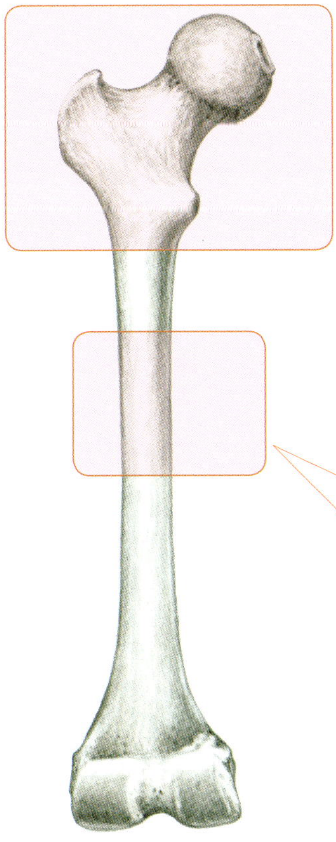

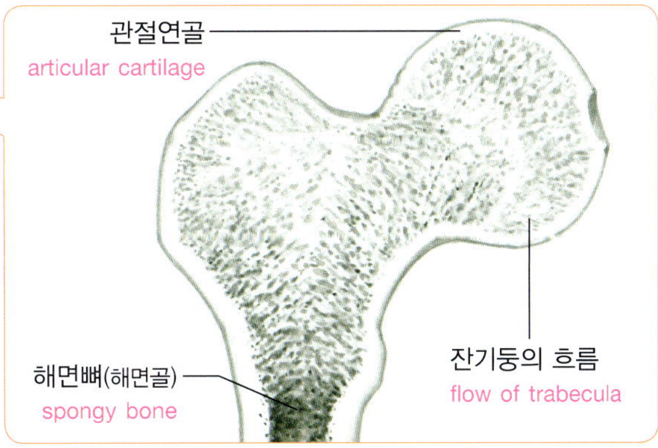

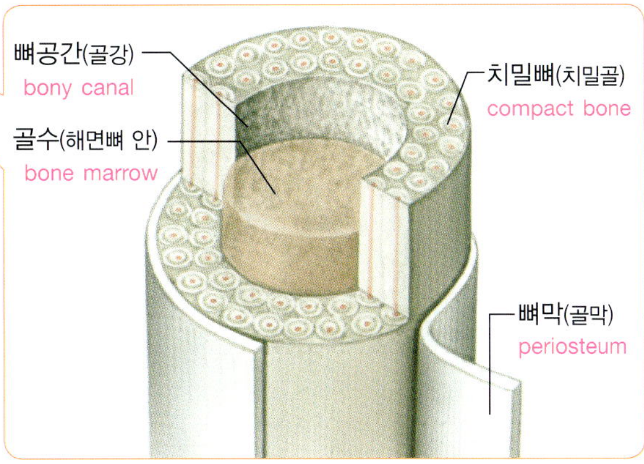

뼈의 신진대사(리모델링)

성장기가 끝나도 뼈조직은 모르는 사이에 새롭게 바뀌어 있다.

리모델링의 구조

뼈를 구성하는 세포에는 뼈의 형성을 담당하며, 그 발생 · 성장 · 재생 · 회복에 불가결한 **골아세포(osteoblast)**와 거기에서 형성된 **뼈세포(골세포)**, 뼈조직의 해체와 흡수를 담당하는 **뼈파괴세포(파골세포)**가 존재한다.

뼈조직은 성장기가 끝나도 끊임없이 형성 · 흡수 · 재형성의 신진대사를 시행하고 있는데, 외관상으로는 전체 모양이 변화되지 않는다. 이 대사의 구조는 뼈조직 특유의 성질로 **'리모델링(뼈 재생)'**이라고 하며, 뼈파괴세포에 의한 해체, 골아세포에 의한 형성, 뼈세포에 의한 유지라는 역할분담으로 시행되고 있다.

뼈의 발생에는 연골을 형성하는 과정을 포함하는 **연골성 뼈발생**과 그 과정이 없고, 결합조직 안에 골아세포가 생겨, 직접 뼈를 형성하는 **막성 뼈발생**의 두 가지 유형이 있다.

팔과 다리의 긴뼈나 골반 등은 연골성 뼈발생으로 형성되는 뼈이며, 머리뼈의 편평뼈나 어깨뼈 등은 막성 뼈발생으로 형성되는 뼈이다.

리모델링(뼈 재생)

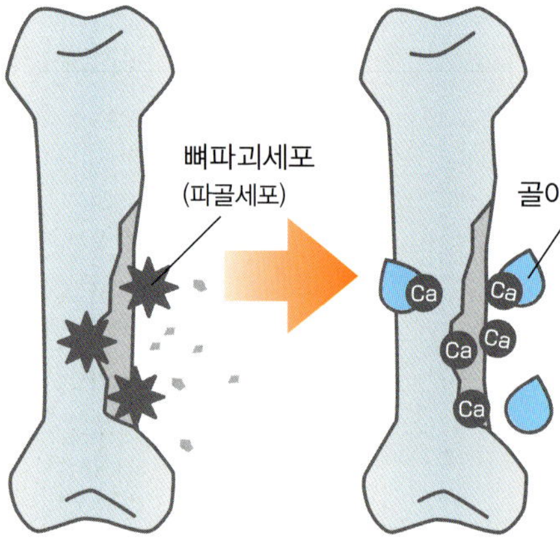

뼈조직은 끊임없이 형성 · 흡수 · 재형성을 시행하고 있다.

뼈끝선(골단선)

성장기 아이들의 긴뼈 렌트겐 사진에는 뼈의 양 끝에 틈새가 보인다. 여기가 뼈끝 성장판이다(뼈조직이 아니기 때문에 렌토겐에는 찍히지 않는다). 성장이 끝나면 뼈끝 성장판은 소실되어 폐쇄되며, 렌트겐에서는 선상으로 찍히고, 뼈끝선이라고 한다(뼈끝 성장판을 뼈끝선이라고 표현하는 경우도 있다).

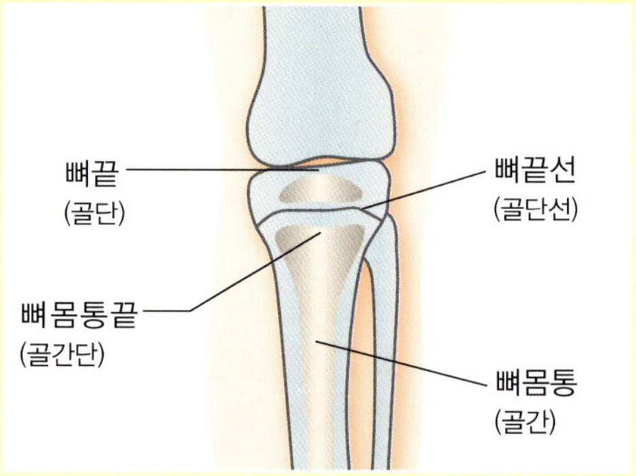

연골성 뼈발생의 과정

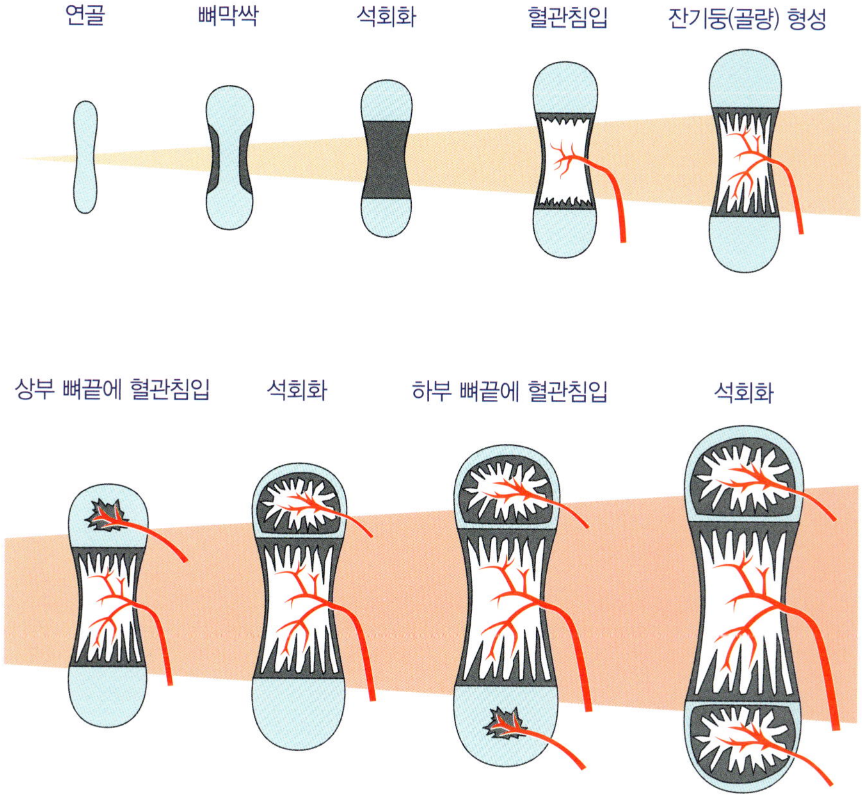

팔다리의 긴뼈나 골반 등은 연골을 형성하여 발생한다.

뼈의 성장 과정

뼈의 성장으로 긴뼈는 **뼈끝 성장판**에서 시행된다. 뼈끝쪽보다 뼈몸통 끝부위를 향하여 연골세포가 분열되며, 연골이 뼈발생됨에 따라서 장축방향으로 성장한다. 뼈끝 성장판이 존재하는 사이, 뼈는 성장을 계속하며, 키가 커진다.

뼈 굵기의 성장은 연골은 만들어지지 않고, 뼈막의 앞쪽 면에서 골질이 부가됨으로써 시행된다.

태어난지 얼마 되지 않은 유아의 뼈관절의 대부분은 연골조직으로 구성된다. 출생 시, 이미 뼈발생되어 있는 부분을 **일차 뼈되기 중심**, 성장과 함께 뼈발생 부분을 **이차 뼈되기 중심**이라고 한다. 이차 뼈되기 중심은 성장과 함께 일정의 순서로 출현하며, 연령에 따른 뼈의 완성도를 **뼈나이**라고 부르며, 성장을 표현하는 지표가 된다.

골절의 3가지 분류

골절은 뼈에 외부압력이 가해지면서 일어난다.

원인 · 정도 · 외부압력이 가해지는 방법에 따른 골절의 분류

골절은 뼈가 어떠한 요인에 의해 해부학적인 연속성이 끊어진 상태를 말한다. 일반적으로 정상인의 뼈에 매우 무거운 외부압력이 작용함에 따라 일어난다.

골절은 주로 원인 · 정도 · 외부압력이 가해지는 방법의 3가지로 나뉜다.

❶ 원인에 의한 분류

외상성 골절	정상인 뼈에 강한 외부압력이 가해짐으로써 생기는 골절	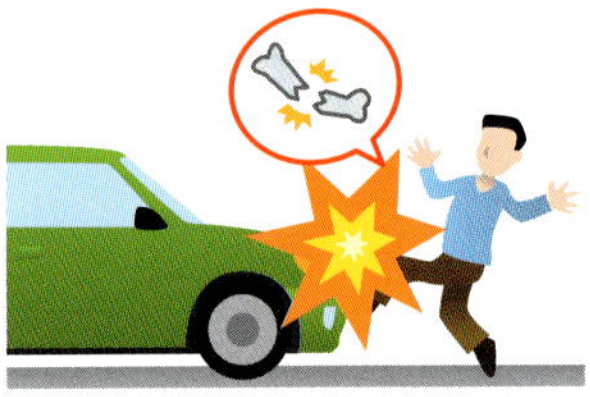
병적 골절	국소적인 병변에 따라 뼈의 강도가 저하될 때, 보통은 문제가 없는 작은 외부압력으로 발생한 골절. 골다공증의 골절은 병적 골절이 된다.	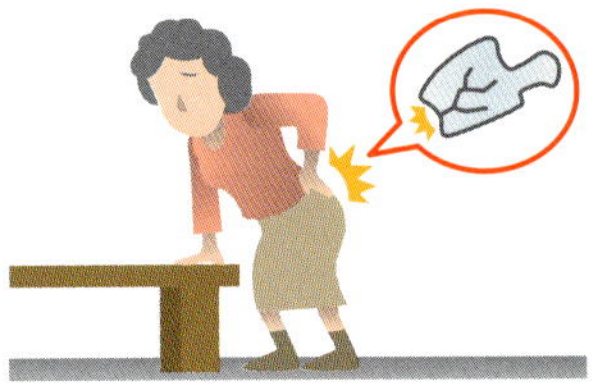
피로골절	한번으로는 골절이 일어나지 않을 정도의 외부압력이 뼈의 일정 부위에 몇 번이고 가해짐으로써 생기는 골절. 운동에 의해 생기는 정강뼈나 종아리뼈에 일어나는 피로골절을, '러너(runner) 골절'이라고 부른다.	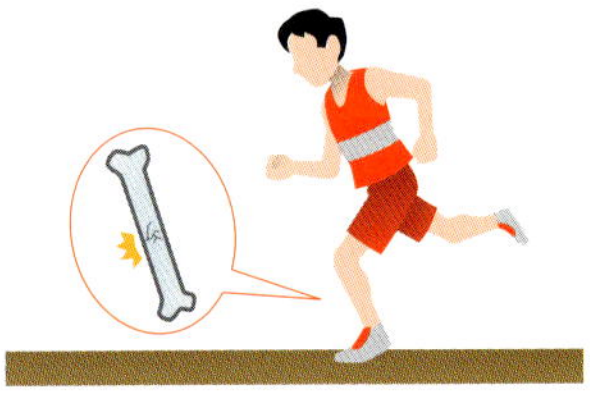

❷ 정도에 따른 분류

완전골절	뼈의 연속성이 완전히 끊긴 것
불완전골절	잔기둥(골조직)의 연속성은 끊겼지만, 뼈 전체의 연속성은 유지되어 있는 것

❸ 외부압력이 가해지는 방법에 따른 분류

굽힘골절

뼈에 직접적 또는 간접적으로 굽힘되는 힘이 가해졌을 때 생기는 골절

정강뼈, 종아리뼈의 굽힘골절

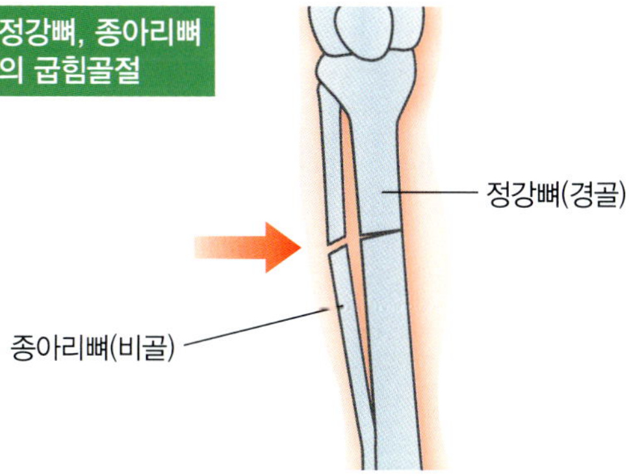

압박골절

축방향의 압박에 의한 골절

척추뼈몸통의 압박골절

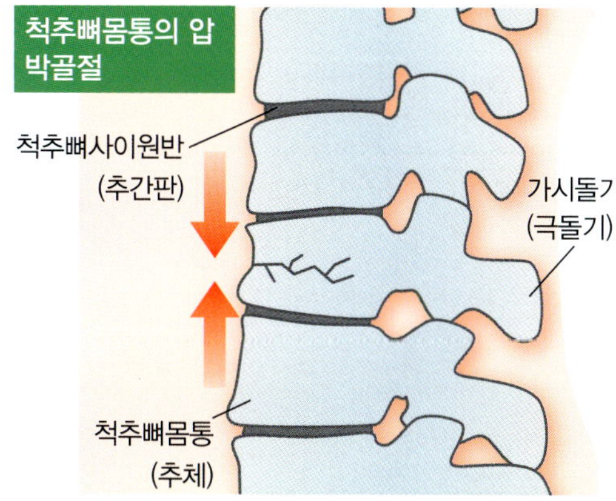

염전골절

강력한 염전력(비틀리는 힘)이 가해졌을 때 생기는 골절

위팔뼈몸통부위의 염전골절

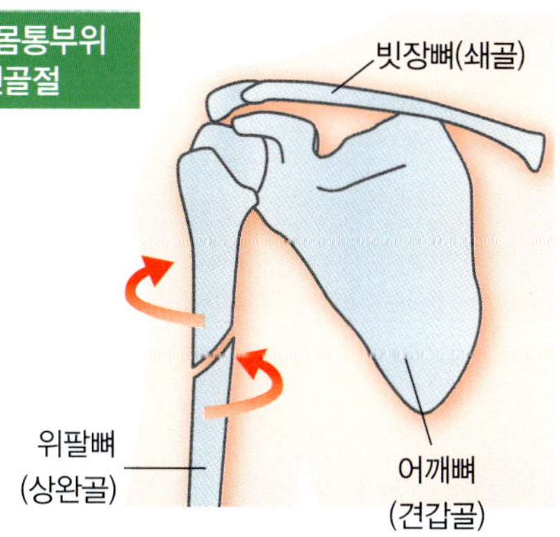

파열골절

근육의 순간적인 수축에 의해 생기는 골절

아래앞엉덩뼈가시의 파열골절

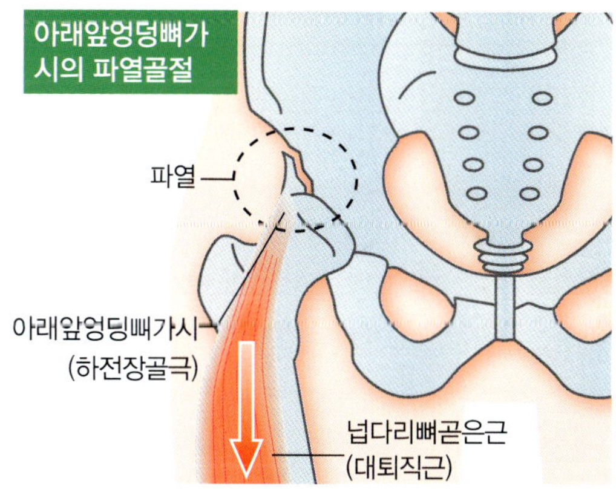

분쇄골절과 복잡골절(개방골절)

일반적으로 골절선이 많아, 뼈의 파편이 많이 나눠진 골절을 분쇄골절이라고 한다. 의학적으로는 골절부위가 밖으로 나와 버린 골절을 복잡골절(개방골절)이라고 부른다.

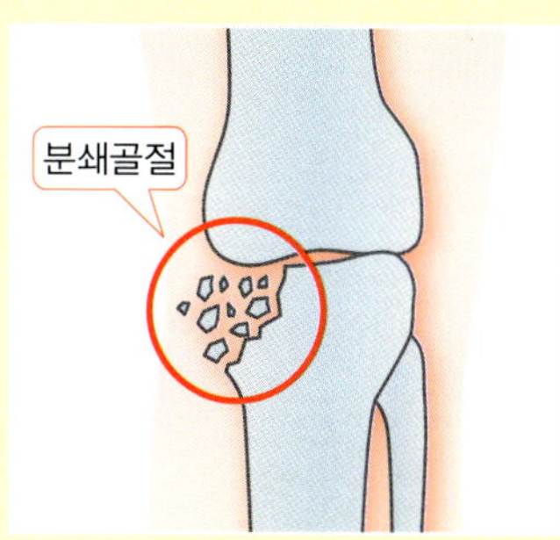

골절의 국소 증상

골절 시에는 보통 붓기나 통증 등의 국소 증상이 나타난다.

골절의 증상

보통 단독 피하골절은 전신의 쇼크(전신의 급성순환상태) 증상을 일으키는 일은 드물며, **국소 증상**이 나타난다. 단, 골반이나 넙다리뼈의 골절로 전위(위치가 맞지 않음)가 현저한 경우는 출혈성 쇼크에 빠지는 경우가 있다.

국소 증상에는 주로 종창, 통증 · 압통, 기능장애, 변형이 있다.

● 주된 국소 증상

종창	환부의 연부조직이 붓는다.
통증 · 압통	환부에 통증이 있으며, 움직이거나 압박해도 통증(욱신욱신 거리는 통증)
기능장애	다리의 골절이면 체중을 지지하기 힘들어지며, 통증이 수반됨으로써 관절운동이 제한된다.
변형	완전골절에서는 전위에 따라 돌림, 굽힘, 단축 등의 변형이 보인다.

골절의 진단

골절의 진단에서는 X선 검사가 가장 많이 사용된다. 골절의 확인 뿐 아니라 **뼈의 전위 상태를 알기 위해서도 X선 검사는 필요하다.**

전위가 없는 경우, 등에서는 최저 두 군데 방향에서 촬영하며, 또한 반대쪽(정상부위)을 촬영하여 비교하는 경우도 있다.

피로골절은 1회의 촬영으로는 영상에 나타나지 않는 경우가 있기 때문에 조금 경과한 후 다른 날에 다시 촬영하여 진단한다.

반면에 CT 검사나 MRI 검사에서는 **X선 검사에서 보이지 않는 골절을 발견할 수 있는 경우**가 있다. CT 검사에서는 뼈가 겹쳐져서 알기 어려운 부위의 골절이나 상세한 골절면의 상태를 확인할 수 있으며, MRI 검사에서는 연부조직의 상태를 알 수 있기 때문에 근육이나 힘줄, 인대손상의 진단에 유용하다.

몬테지아 골절(Monteggia fracture)

몬테지아 골절은 자뼈몸통부 골절과 노뼈머리의 앞쪽 탈구가 동반되는 것을 말한다.

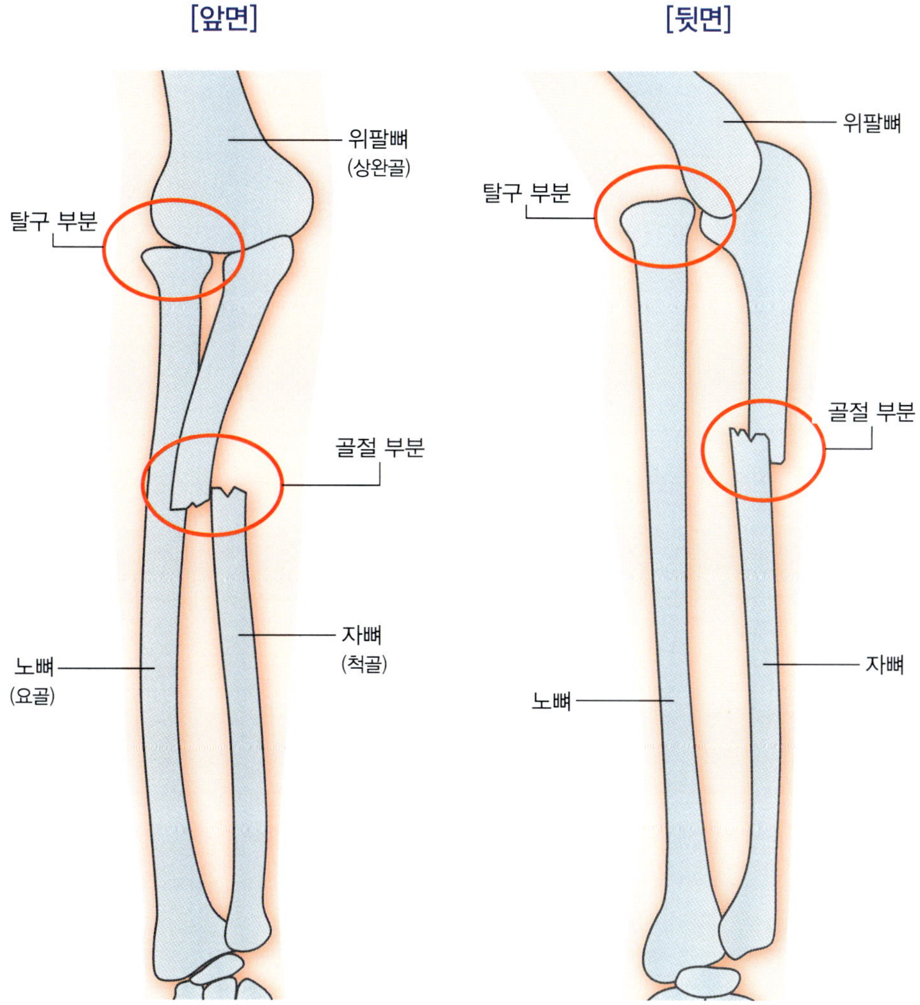

CT(computed tomography)와 MRI(magnetic resonance imaging)

CT와 MRI의 가장 큰 차이점은 CT는 기본적으로 X선을 사용하여 검사하는 것임에 대해 MRI는 자력과 약한 전파를 사용한다는 점이다. MRI는 X선을 사용하지 않고도 검사를 받을 수 있지만, 반면 심박조율기(pacemaker) 등의 금속이 신체 안에 있는 경우는 검사를 받을 수 없다.

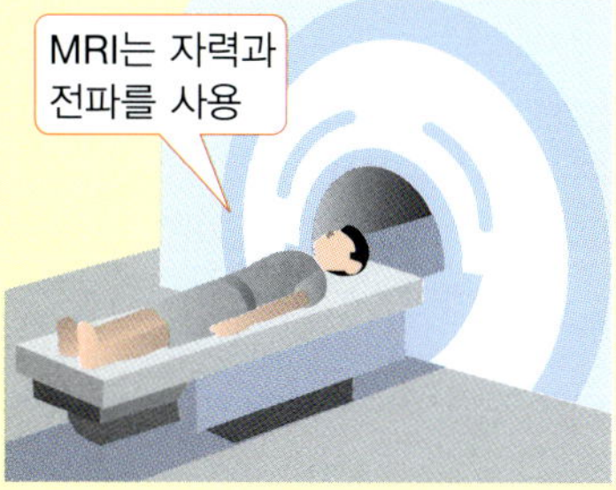

손상을 입은 뼈의 재생

골절된 뼈는 새로운 조직으로 다시 태어난다.

골절의 치유 과정

피부나 근육 등의 조직이 손상되면 원래 조직을 대신하여 흉터조직(scar tissue)으로 바뀐다. 반면, 뼈가 손상된 경우(골절)는 **흉터조직이 아니라 새로운 뼈의 조직으로 변한다**. 이것이 최대의 특징으로 골절은 뼈의 재생능력으로 적절한 치유를 시행하면 정상적인 기능을 회복할 수 있는 것이다.

골절의 치유 과정은 크게 **염증기** · **회복기** · **재생기**로 나뉜다.

● 뼈 유합의 3단계

염증기

골절된 후, 수일의 기간. 이 사이에 손상을 입은 연부조직이나 내출혈된 혈액 등이 면역 세포에 의해 제거된다. 염증은 골절 후 2~3일 후에 절정이 되며, 수 주간 연속되는 경우도 있다.

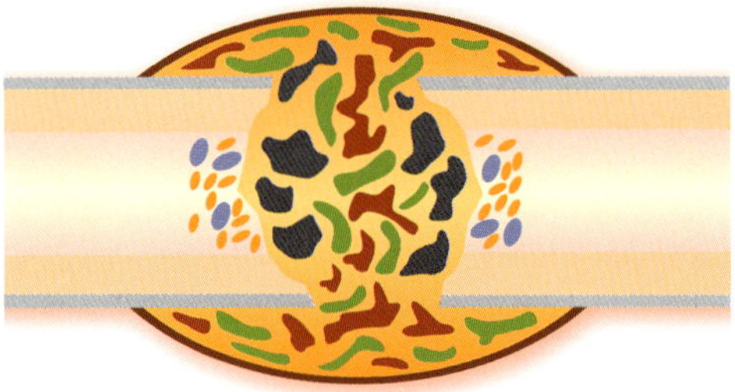

회복기

골절 후 수일부터 시작하여 수 주일에서 수 개월간 지속된다. 새로운 뼈(애벌뼈)가 형성되지만, 처음에는 칼슘을 함유하지 않기 때문에 부드러우며 X선에 찍히지 않는다. 수 주간 만에 애벌뼈가 석탄화되어 조금씩 견고한 뼈가 된다.

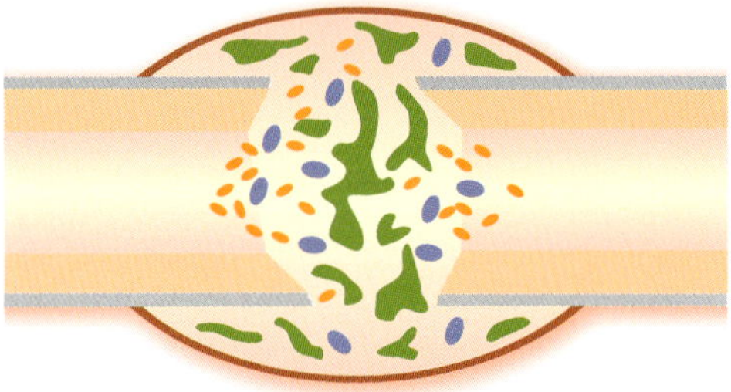

재생기

회복기부터 수개월에 걸쳐 밀도가 낮은 애벌뼈가 조금씩 재흡수되어 원래의 강한 뼈로 바뀐다.

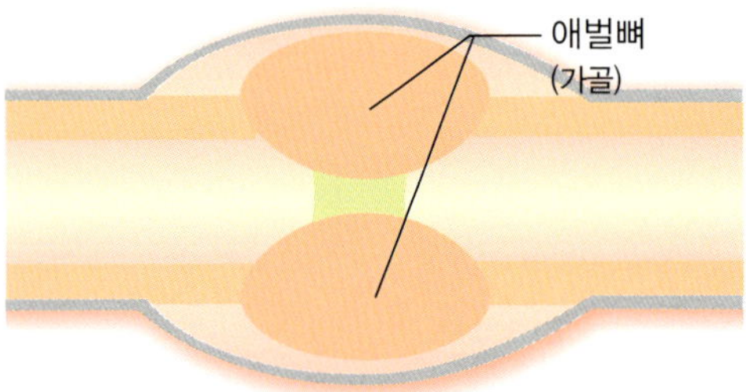

골절 치료의 원칙

골절 치료의 3원칙은 **정복 · 고정 · 재활**이다.

정복은 골절부위를 해부학적인 위치(정상적인 위치)로 되돌리는 것을 말한다.

고정은 접골 치료용 부목이나 깁스에 의한 외부고정과 수술로 시행하는 내부고정 · 창외고정으로 나뉜다.

재활 치료는 원래의 기능을 회복하기 위한 물리요법이나 작업요법을 말하며, 보다 조기에 기능회복이 가능하게 하는 것을 목적으로, 조기에 시작하도록 하고 있다.

제 2 장

내부고정(플레이트와 골수안 못)

● **플레이트에 의한 뼈 접합**

[다리]

앞면 옆면

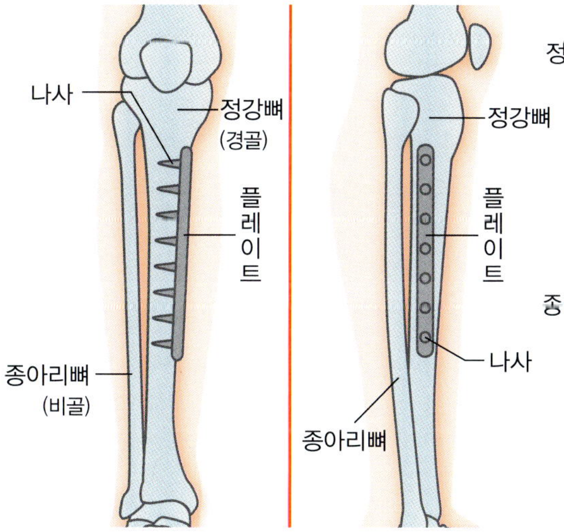

● **골수안 못에 의한 뼈 접합**

[다리]

앞면 옆면

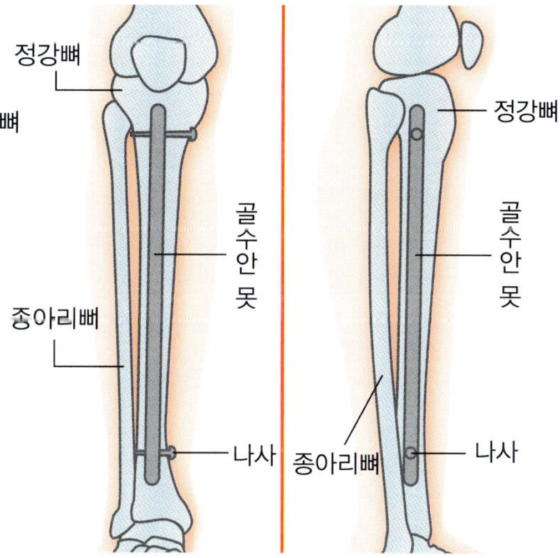

인공 뼈머리(골두) 치환술

고령자의 넙다리뼈목부위 안쪽(엉덩관절) 골절은 넙다리뼈머리 괴사를 생기게 하는 경우가 있다. 또한 뼈 유합(뼈조직의 부착)까지는 장기간을 필요로 하기 때문에 조기치료를 목적으로 골절된 뼈머리를 절개하여 엉덩관절을 형성하는 인공 넙다리뼈머리를 바꿔 넣는 수술을 시행하는 경우가 많아지고 있다.

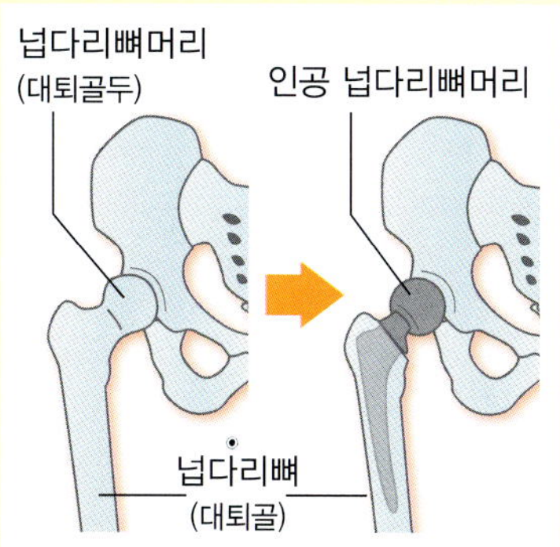

관절의 기능과 구조

관절은 뼈와 뼈를 연결하는 구조체로 각종 운동을 가능하게 한다.

관절의 기능

관절은 접촉하는 2개 이상의 뼈를 연결하는 구조체를 말한다.

가동성이 전혀 없거나 극히 적은 가동성밖에 가지지 않는 **부동관절**과 윤활성 연결로 가동성을 가지는 **가동관절**로 크게 나뉘는데, 보통 관절이라고 말하는 것은 **윤활관절**을 말하며, 팔 · 다리관절의 대부분이 이에 속한다.

관절은 연결부위의 지지성과 가동성을 함께 가지며, 중력이나 근육활동에 의한 힘을 전달, 분산시킴으로써 팔 · 다리나 몸통의 고정과 운동을 가능하게 하는 것이다.

윤활관절의 구조

윤활관절을 구성하는 양쪽 뼈끝의 대부분은 **한쪽 방향이 볼록면**이며, **다른 한쪽 방향이 오목면의 모양**을 띠고 있다. 때문에 전자는 **관절머리**, 후자는 **관절오목**이라고 불린다. 양쪽 뼈끝은 관절연골로 싸여 있으며, 표면은 편평하고 탄력성이 풍부하며, 그 **마찰계수(마찰력과 수직하중의 비율)**는 현저하게 낮으며, 윤활성이 높다.

관절머리와 관절오목은 뼈막에서 이어지는 **관절주머니**로 싸여있으며, 그 안쪽 공간은 **관절공간**이라고 한다. 관절주머니의 내면은 윤활막으로 싸여 있으며, 관절공간은 윤활막에서 생성된 윤활액으로 차 있다. 관절주머니의 외부층은 경합조직성의 인대구조가 되어 **관절의 안정성에 기여**하고 있다.

또한 (1) 무릎관절의 십자인대와 같이 관절공간안에 독립된 인대를 가지는 관절, (2) 관절오목의 깊이를 보충하기 위해 그 모서리에 섬유성 연골성의 **관절순**을 가지는 관절, (3) 양쪽 관절면이 딱 들어맞게 하기 위해 양쪽 뼈끝 사이에 관절원반이나 관절반달판이 존재하는 관절, (4) 운동 시 근육이나 힘줄이 매끄럽게 활주하도록 윤활액주머니라는 조직이 존재하는 관절이 있다.

관절은 감각기

관절주머니에는 신경종말(신경섬유의 말단)이 많이 존재하여 관절주머니의 뒤틀림이나 긴장에 의해 통각이나 고유 감각의 정보를 제공하고 있다. 이에 따라 관절이 굽어있거나, 이상한 방향으로 비뚤어져 있는 것 같은 감각을 눈으로 확인하지 않아도 알 수 있는 것이다.

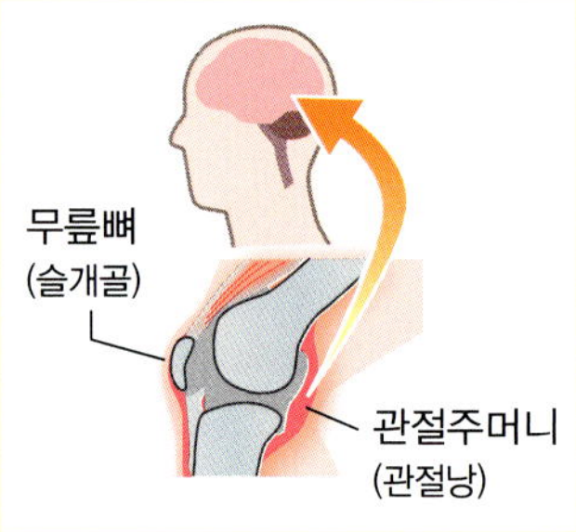

윤활관절의 구조(무릎관절의 경우)

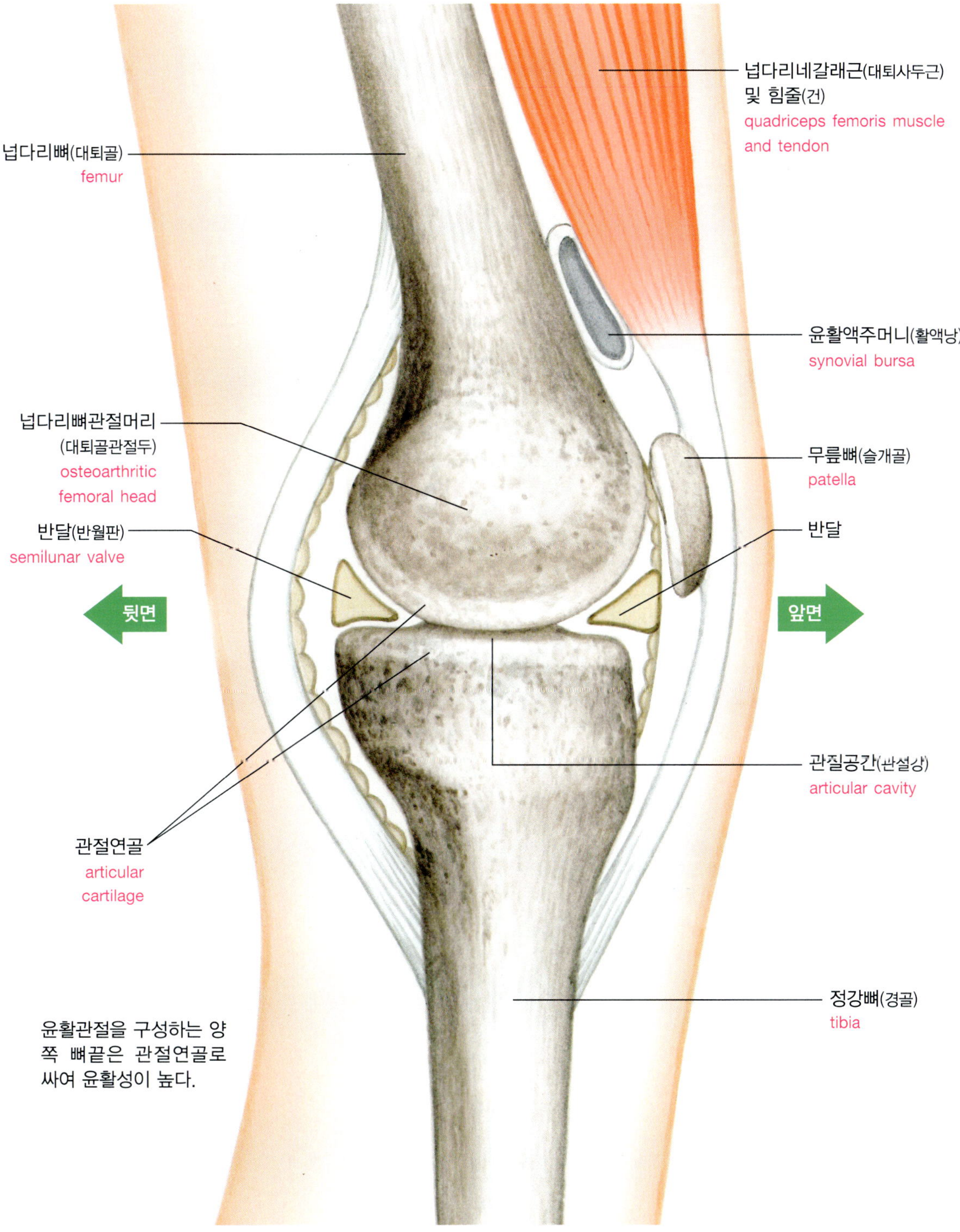

윤활관절을 구성하는 양 쪽 뼈끝은 관절연골로 싸여 윤활성이 높다.

관절의 분류와 기능

관절은 운동축의 수에 따라 3개로 나뉘며, 각각 특징이 있다.

관절의 분류

같은 윤활관절이라도 운동축의 수에 따라 운동의 자유도가 달라진다. 관절은 운동의 자유도에 따라 **일축성**, **이축성**, **다축성 관절**로 나뉘며, 또한 모양에 따라 **절구관절**, **경첩관절**, **중쇠관절**, **타원관절**, **두융기관절**, **안장관절**, **평면관절** 등으로 분류된다.

일축성 관절(uniaxial joint)은 운동축이 1개로, **한 면만의 운동이 가능하다.** 문의 경첩과 같은 경

모양에 따른 관절의 분류

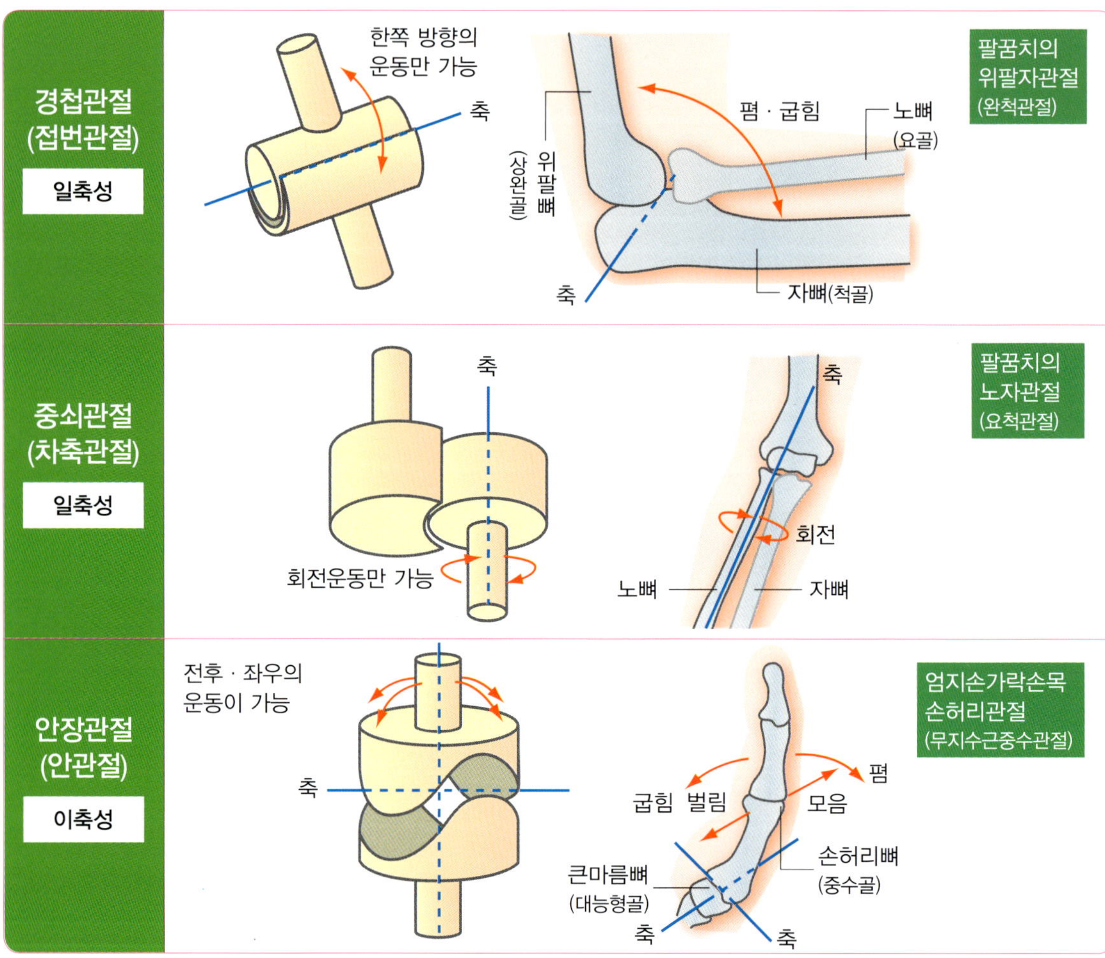

첩관절(손가락관절 등)이나 문의 손잡이 같은 중쇠관절(목뼈의 고리중쇠관절 등)이 있다.

이축성 관절(biaxial joint)은 2개의 운동축이 있으며, 2면의 운동이 가능하다. 관절머리가 타원의 절구 모양으로, 관절오목이 그에 맞는 패임을 형성하고 있는 두융기관절(무릎의 정강넙다리관절 등)이나 말에 앉는 사람의 양다리와 안장과 관련된 안장관절(첫째손목손허리관절 등)이 있다.

다축성 관절은 3차원의 모든 방향으로의 운동이 가능하다. 관절머리가 반구 모양으로, 관절오목이 그에 맞는 패임을 형성하고 있는 절구관절(엉덩관절 등)이나 접하는 관절면이 평탄한 평면관절(손목관절 등)이 있다.

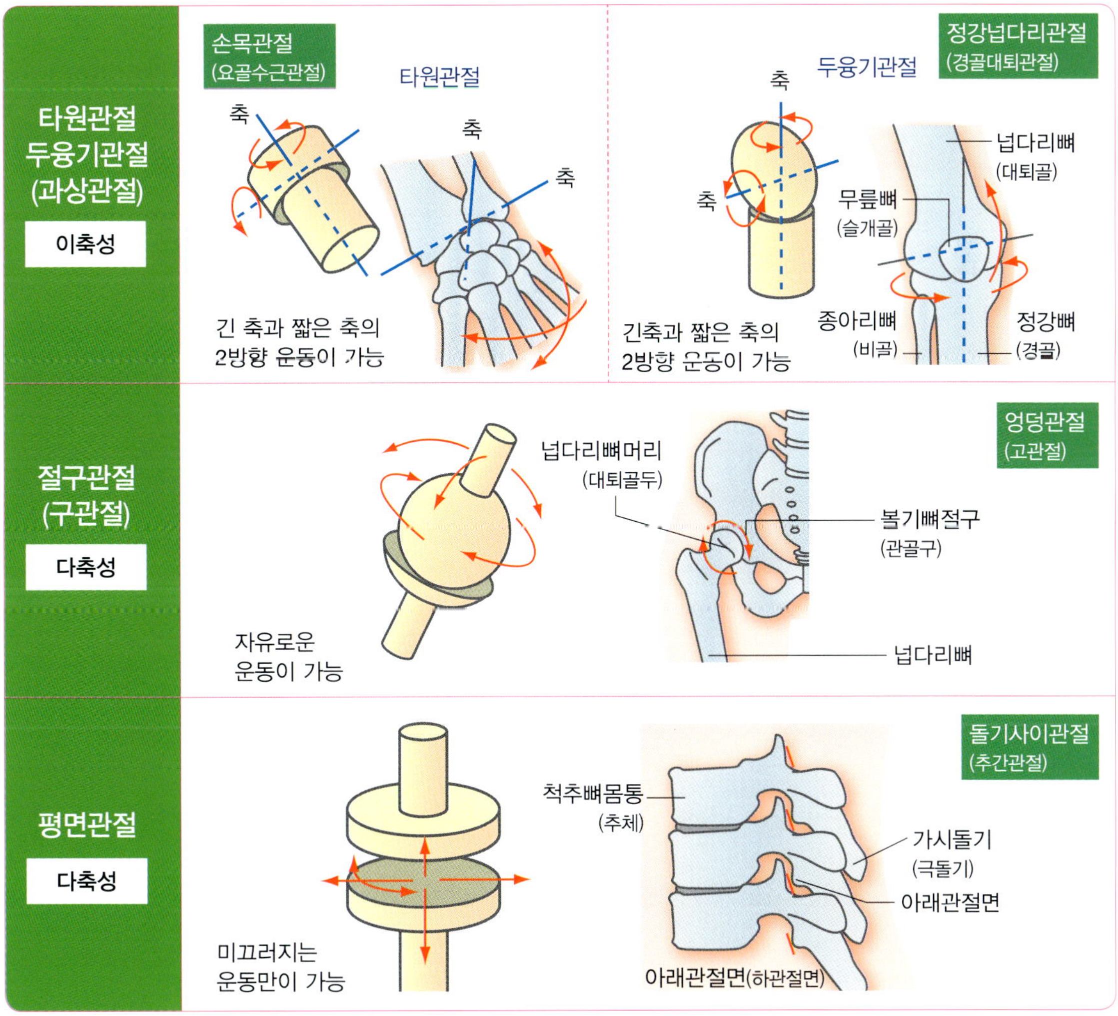

어깨관절의 운동 표현

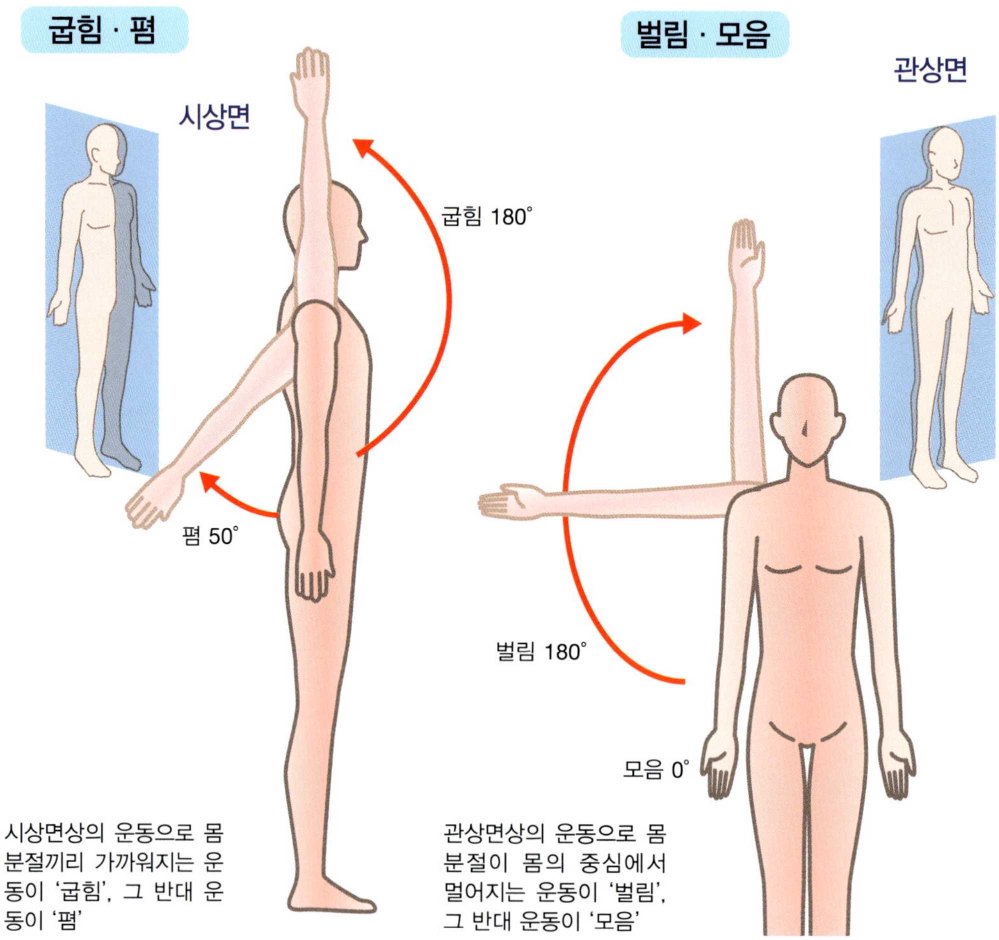

관절운동의 표현법

관절운동은 기능적 기본자세(→ P.96)를 0°로 하여 **시상면 · 관상면 · 수평면상에서 어떠한 방향으로 움직였는지로 표현한다**.

우선, 시상면의 운동에서 몸분절(다른 부위와 나눠지는 부분)끼리 가까워지는 운동이 '**굽힘**', 반대 방향 운동이 '**폄**'이다.

다음으로 관상면 상태의 운동에서 몸분절이 몸의 중심에서 멀어지는 운동이 '**벌림**', 그 반대 운동이 '**모음**'이다.

그리고 수평면 운동의 시작 자세에서 앞면이 가쪽을 향하는 운동이 '**가쪽돌림**'. 그 반대 운동이 '**안쪽돌림**'이다. 단, 아래팔은 가쪽돌림에 해당하는 운동을 '**뒤침**', 안쪽돌림에 해당하는 운동을 '**엎침**'이라고 표현한다.

가쪽돌림 · 안쪽돌림

수평면상의 운동으로, 기본자세에서 앞면이 가쪽을 향하는 운동이 '가쪽돌림', 그 반대 운동이 '안쪽돌림'

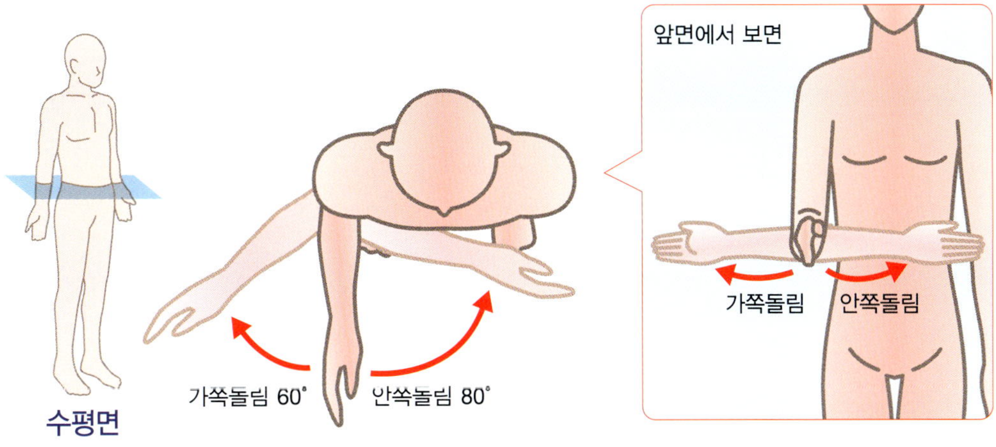

뒤침 · 엎침

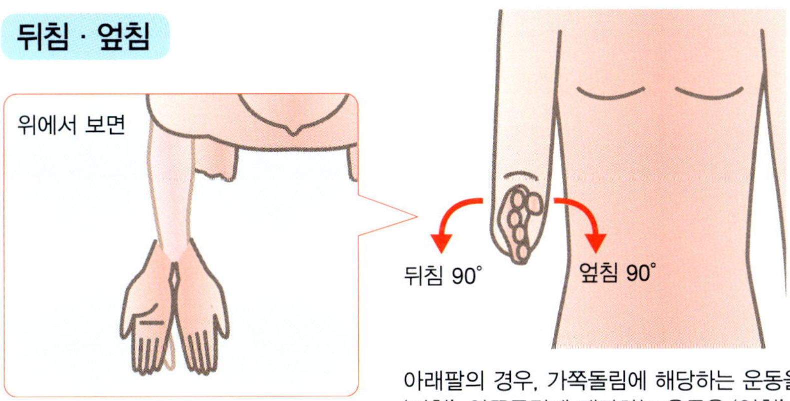

아래팔의 경우, 가쪽돌림에 해당하는 운동을 '뒤침', 안쪽돌림에 해당하는 운동을 '엎침'

던질 때의 어깨의 운동

공을 던질 때의 어깨관절의 운동을 표현하면 머리 위로 높이 쳐드는 운동은 어깨관절에서는 굽힘 · 벌림 · 가쪽돌림동작이 됩니다. 그 위치에서 볼 릴리스(ball release) · 폴로스루(follow-through)까지의 어깨관절은 폄 · 모음 · 안쪽돌림 동작입니다. 다른 관절도 마찬가지로 표현할 수 있습니다.

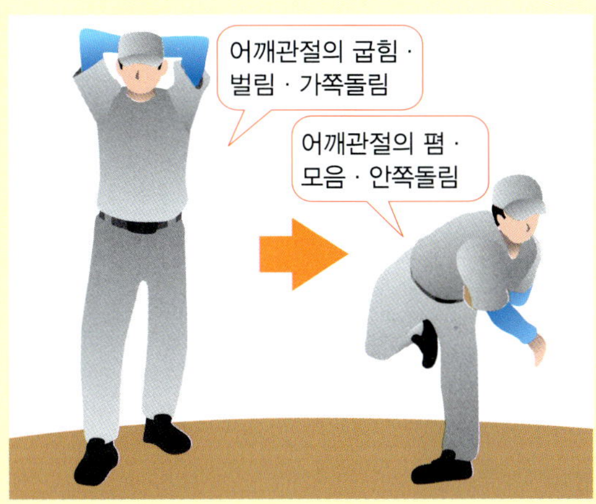

관절 안의 운동

관절주머니 안에서는 결합면이 잘 들어맞도록 하는 운동이 시행되고 있다.

관절주머니 안의 기본 운동

관절은 몸분절의 운동(굽힘 등)의 기점이 되어 있지만, 관절 안에서도 관절면과의 사이에 생기는 운동이 있으며, '**관절주머니 안 운동(joint play)**'이라고 불린다.

많은 관절은 한쪽이 볼록, 다른 한쪽이 오목하게 되어 있는데, '관절주머니 안 운동'은 관절 운동 시 오목 · 볼록 관절면이 잘 들어맞도록 하며, **탈구나 뼈끼리의 충돌 방지**에도 중요한 역할을 한다.

'관절주머니 안 운동'은 구르기 운동, 미끄러지기 운동, 축돌림의 3가지가 기본이 된다.

보통 오목면의 관절오목 위를 볼록면의 관절머리가 움직이는 경우는 운동 방향과 같은 방향으로 구르기 운동이 발생하며, 동시에 구르기 운동과 반대 방향에 미끄러지기 운동이 수반된다. 이에 따라 운동 시 관절이 탈구되거나 뼈끼리 충돌하는 것을 방지하고 있는 것이다.

또한, 일부 관절에서는 구르기 운동과 미끄러지기 운동, 축돌림의 '관절주머니 안 운동'이 조합되고 있다. 무릎관절에서는 고정된 볼록 모양의 넙다리뼈면을 오목 모양의 정강뼈면이 굽힘 위치에서 폄할 시 정강뼈는 앞쪽으로 구르기 운동과 미끄러지기 운동을 생성하면서 가쪽으로는 축돌림을 생성한다.

반대로 고정된 정강뼈에 대해 넙다리뼈가 폄하는 경우, 구르기 운동과 미끄러지기 운동은 반대방향이 된다.

● 3가지 '관절주머니 안 운동'

구르기 운동	도로를 달리는 차의 타이어와 같이 회전하는 관절면 위에 늘어선 다수의 점이 접하는 면 위의 다수의 점과 접촉하는 운동
미끄러지기 운동	언 도로 위에서 겉도는 타이어와 같이 관절면 위의 한 개의 점이 접하는 면 위의 다수의 점과 접촉하는 운동
축돌림	바닥면의 한 개의 점에서 회전하는 팽이와 같이 관절면 위의 한 개의 점이 접촉하는 면 위의 한 개의 점 위에서 회전하는 운동

볼록면 · 오목면의 '관절주머니 안 운동'

볼록면의 '관절주머니 안 운동'

구르기 운동　　　미끄러지기 운동　　　축돌림

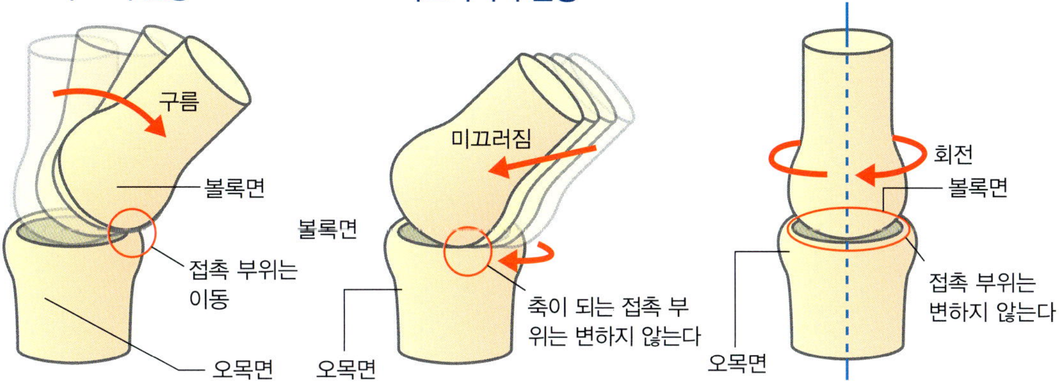

오목면의 '관절주머니 안 운동'

구르기 운동　　　미끄러지기 운동　　　축회전

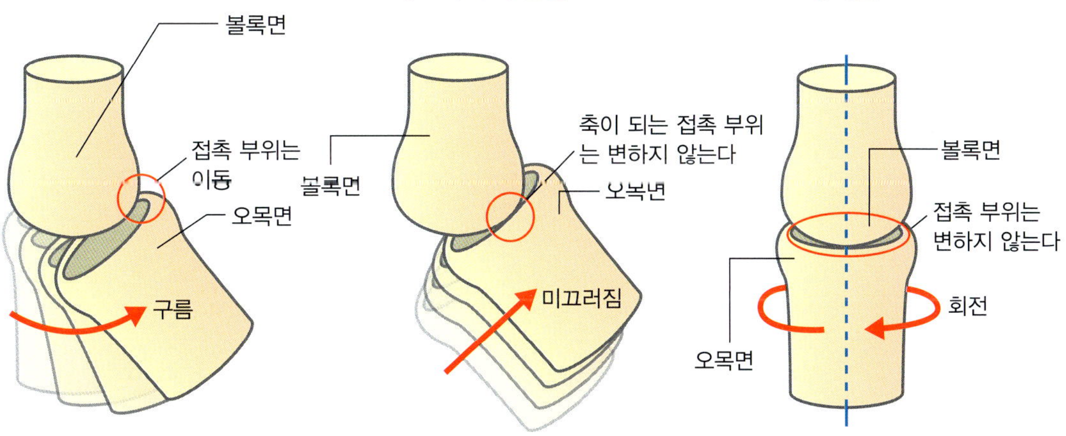

'정렬(alignment)'이란

뼈의 배열을 말하며, 자연스럽게 섰을 때의 배열을 '정적 정렬', 운동 시의 배열을 '동적 정렬'이라고 한다. 무릎관절의 O자 다리나 X자 다리, 발목관절의 편평다리가 대표적이지만, 점프 후 착지 시 발부위와 무릎의 위치 관계가 중요하다.

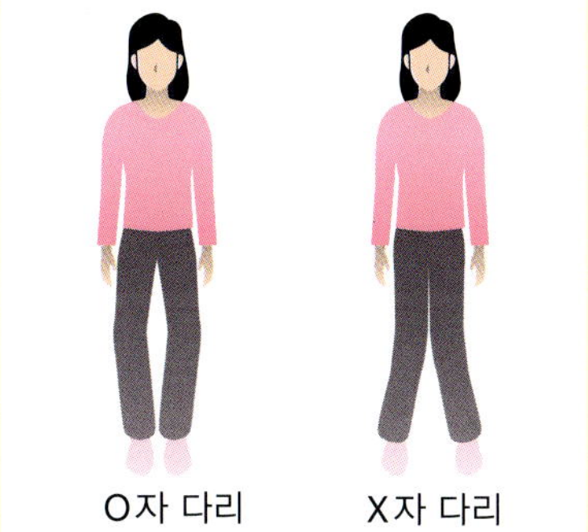

근육의 분류와 구조

근육이 수축함으로써 신체가 움직인다.

근육의 분류

근육은 **수축하기 때문에 고도로 특수화된 세포로 구성된 기관**이다.

가로무늬의 조직이 보이는 **가로무늬근(횡문근)**과 가로무늬가 보이지 않는 **민무늬근(평활근)**으로 크게 나눌 수 있는데, 뼈대에 부착하는 **뼈대근육**과 내장벽에 있는 **내장근육**으로 나눌 수도 있다. 뼈대근육은 가로무늬근, 내장근육은 민무늬근, 심장을 움직이는 심장근육은 자동흥분성이 있는 가로무늬근이다.

또한 뼈대근육은 의식해서 움직일 수 있지만(**수의근**), 내장근육과 심장근육은 의식해도 움직일 수 없다(**불수의근**).

뼈대근육은 신체운동을 만들어 내는 기관으로 보통은 **관절을 걸치고 그 양쪽 끝이 다른 뼈에 부착**한다. 단, 얼굴의 표정을 만드는 얼굴근육(안면근)처럼 한쪽 끝이 피부에 부착하여 주름을 만드는 근육(피부근육)도 있다.

또한 뼈대근육은 외관상의 모양으로 **방추근육(방추상근)**, **깃근육(우상근)**, **반깃근육(반우상근)** 등으로 분류되며, 근육머리의 수로 **두갈래근(이두근)**이나 **세갈래근(삼두근)** 등으로 분류되는 경우도 있다.

근육의 모양

방추근육 (방추상근)

근육섬유가 힘줄을 향하여 평행하게 늘어서는 일반적인 모양의 근육

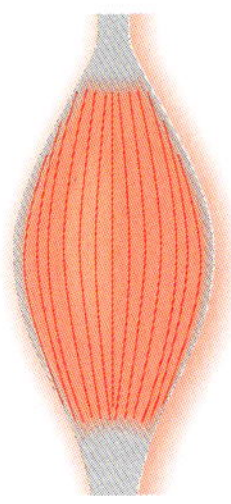

깃근육 (우상근)

근육섬유가 경사지게 주행하며, 중앙의 힘줄에 부착하는 근육

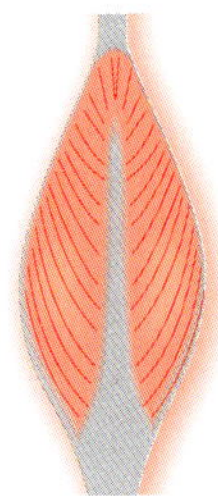

반깃근육 (반우상근)

근육섬유가 한쪽에만 경사지게 주행하는 근육

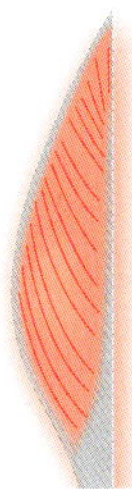

다복근

근육이 분단되어 있는 근육. 분단된 부분을 '널힘줄(건막)'이라고 한다.

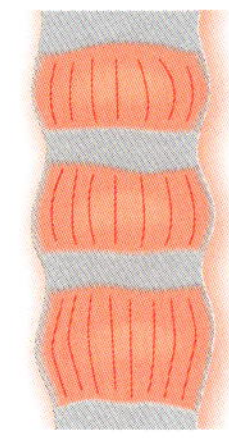

톱니근

모양이 톱날같이 퍼진 근육

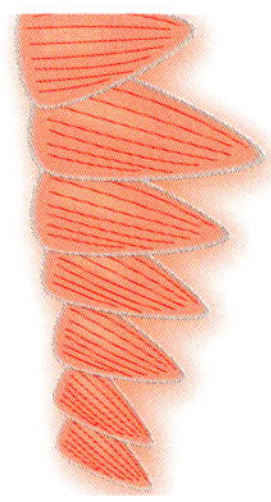

두갈래근 (이두근)

근육머리가 2개 있는 근육. 위팔두갈래근은 긴머리와 짧은머리의 2개이다.

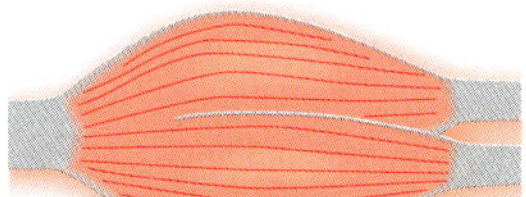

세갈래근 (삼두근)

근육머리가 3개 있는 근육. 위팔세갈래근은 긴머리와 안 · 가쪽머리의 3개이다.

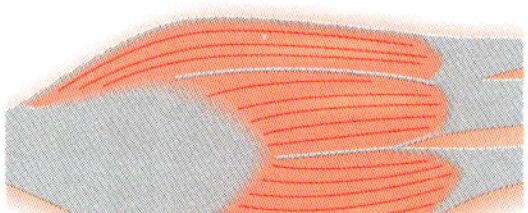

뼈대근육의 '이는곳(기시)'과 '닿는곳(종지)'

뼈대근육의 양끝은 결합조직인 **힘줄이 되어 뼈에 부착**한다. 근육의 양끝 중에 근육이 수축되었을 때 고정되어 있지만, 움직임이 작은 쪽을 **'이는곳(기시)'**, 움직임이 큰 쪽을 **'닿는곳(종지)'**이라고 부른다.

이는곳과 닿는곳 사이에 관절이 있으며, 근육의 수축이 닿는곳 부위에서 힘점, 관절이 받침점이 되어, 지레원리의 효과적인 관절운동으로 변환된다.

그러나 운동은 상대적이므로 이는곳 · 닿는곳을 명확하게 정하는 것은 어렵기 때문에 **몸통에 가까운 쪽 끝을 이는곳, 반대쪽 끝을 닿는곳**이라고 하는 것이 일반적이다.

이는곳과 닿는곳

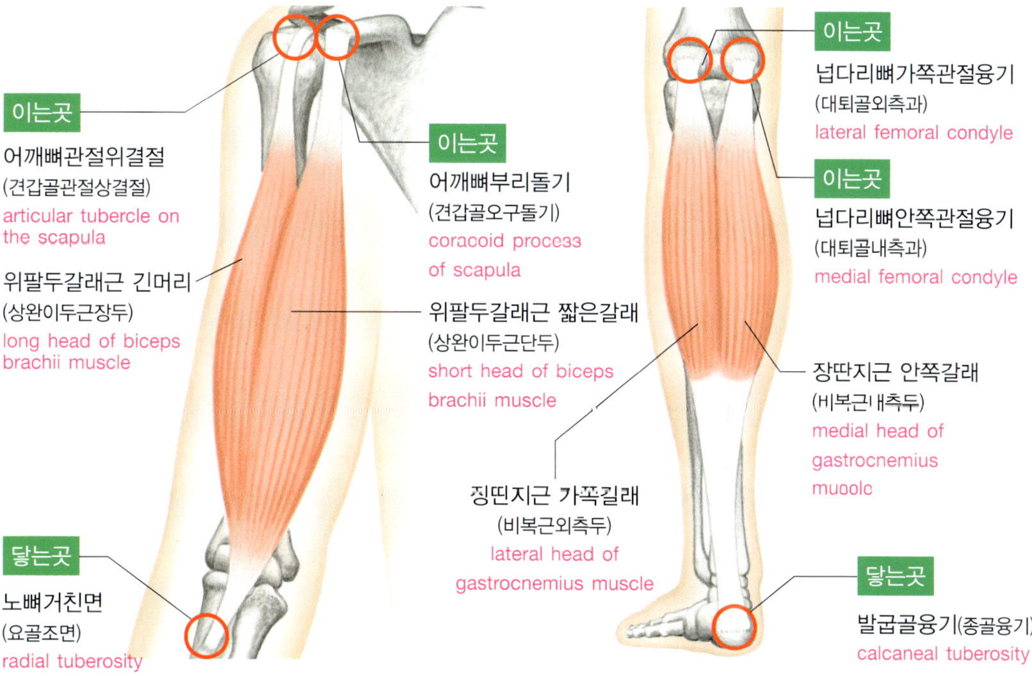

심근은 피곤하지 않다

심장을 수축시키는 심장근육은 뼈대근육과 같은 가로무늬근이지만, 내장근육과 마찬가지로 의식적으로 움직일 수는 없다. 단, 심장 박동에는 자동성이 있기 때문에 1분간 70회 박동하면, 70년간 약 260억회, 1회의 혈액 박출량을 60㎖라고 하면, 약 1억 5천만ℓ의 혈액을 내보낼 수가 있다.

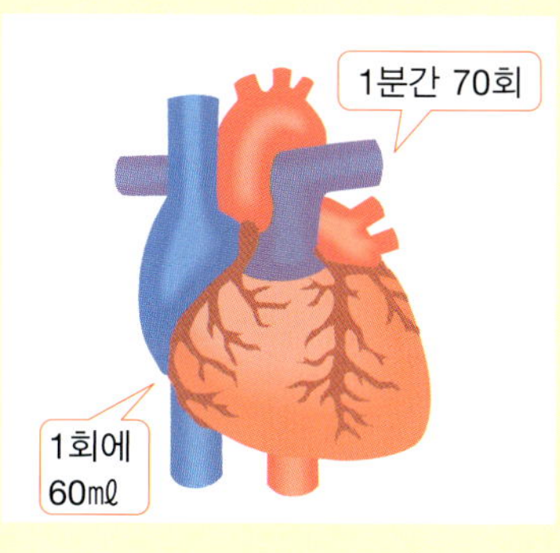

근육의 구조와 수축의 구조

근육섬유는 많은 근육원섬유로 구성되며, 근육의 수축과 관련되어 있다.

뼈대근육의 미세 구조

신체에는 이름이 있는 200개 정도의 뼈대근육이 있으며, 그 대부분은 좌우에 존재하기 때문에 실제 뼈대근육은 약 400개가 되며, 체중의 약 40%를 차지한다.

근육을 구성하는 구조상의 단위를 **근육섬유**라고 하며, 매우 얇지만 그 중에는 길이가 수십 센티미터나 되는 것도 있다.

또한, 근육섬유는 많은 **근육원섬유**로 구성되어 있다. 각각의 근육섬유는 **근육속막**으로 싸여있으며, 이것이 수십 개가 모여서 **근육섬유다발**을 형성하며, 또한 몇 개의 근육섬유다발이 모여 **근막**으로 싸여서 근육을 구성한다.

근육섬유의 단면도

근육을 구성하는 근육섬유는 근육속막으로 싸여 수십 개 단위의 근육섬유다발을 형성하고 있다.

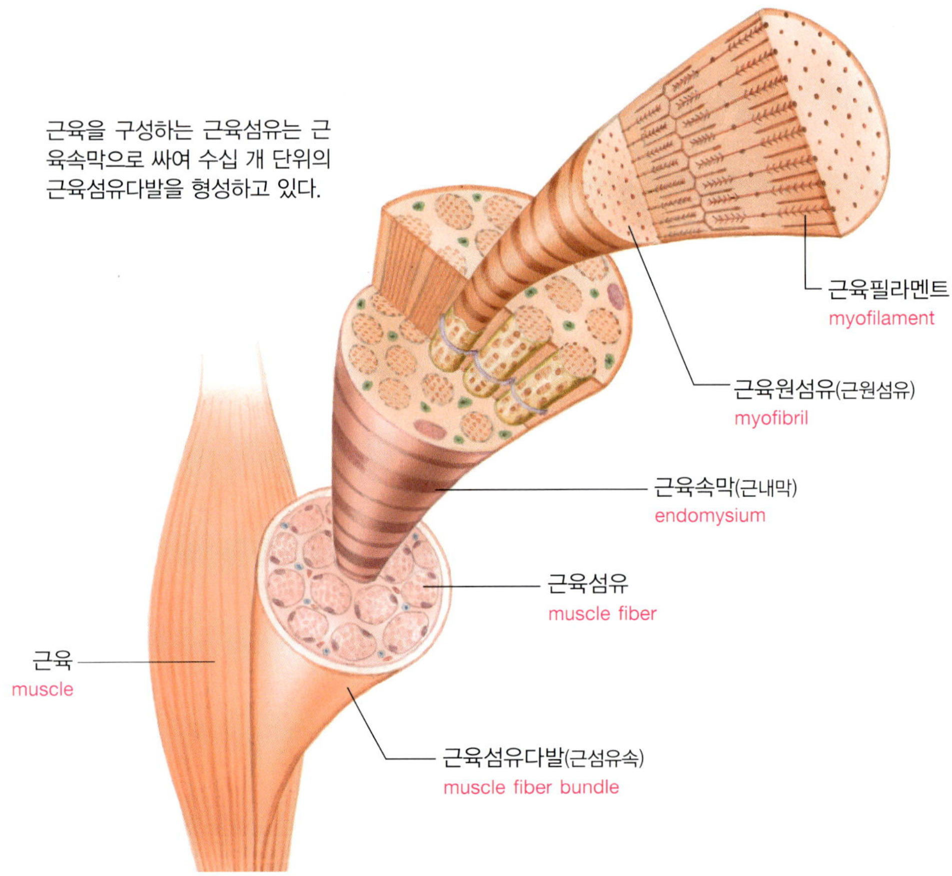

뼈대근육 수축의 구조

근육원섬유는 근육섬유의 수축요소이며, **미오신(myosin)**이라고 불리는 굵은 필라멘트와 **액틴(actin)**이라고 불리는 얇은 필라멘트로 구성되어 있다.

근육원섬유를 전자현미경으로 보면, 규칙적인 띠 모양의 필라멘트가 보인다. 밝은 띠와 어두운 띠의 특징적인 줄무늬가 있는데, 이것은 **미오신과 액틴이 겹쳐진 결과 생성된 모양**이다. 명암이 다르기 때문에 각각의 부위를 A대(띠) · I대(띠) · M선, Z막이라는 명칭으로 부르며, 근육분절은 1개의 Z막부터 다음 Z막까지를 말한다. 대(띠)의 패턴은 근육 길이에 따라 반복된다. 각각의 대(띠)의 단위는 근육분절이라고 불리며, 근육섬유의 자동적인 힘의 발생장치라고 생각할 수 있다.

근육의 수축은 **'필라멘트 활주설'**이라는 모델로 설명되고 있다. 근육의 수축은 2종류의 필라멘트의 길이는 변하지 않지만, 그 사이에 들어감으로서 2개의 필라멘트가 겹쳐지는 부분이 커진다. 이에 따라 필라멘트의 길이는 변하지 않아도 근육분절 전체의 길이는 단축되어 근육이 수축된다. 이것이 '필라멘트 활주설'이다. 수축 활동의 과정은 한 개의 근육분절부터 다음 근육분절까지 반복된다.

필라멘트 활주설

근육원섬유를 구성하는 2종류의 필라멘트. 근육의 수축은 이 2개의 필라멘트가 겹쳐지는 것으로 표현한다.

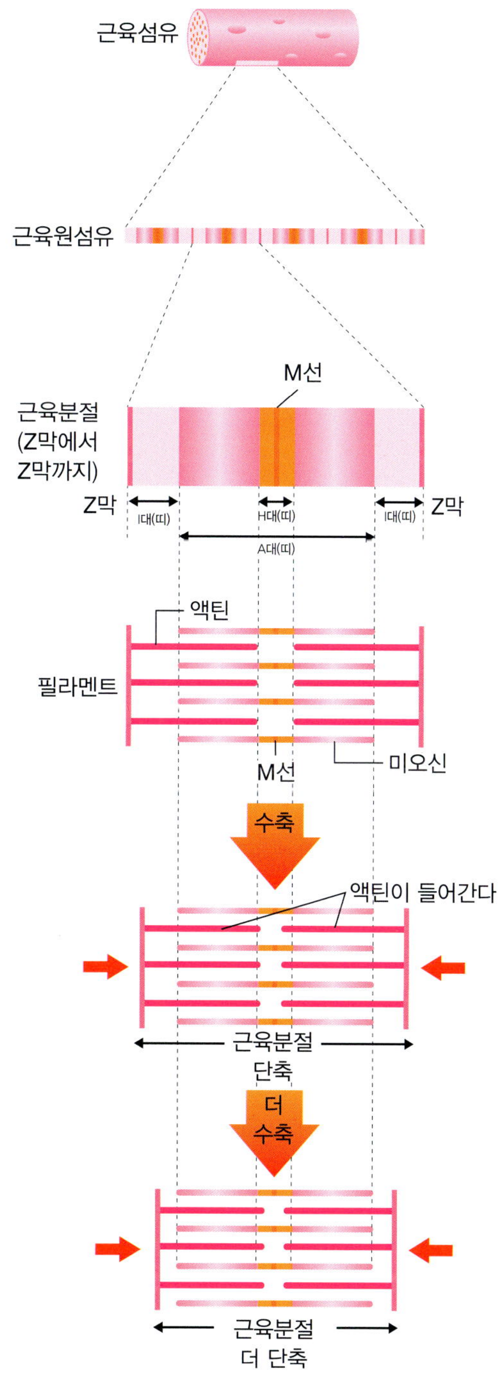

뼈대근육의 종류와 특성

뼈대근육섬유 중, 느린근섬유(slow muscle fiber)는 지구성에, 빠른근섬유(fast muscle fiber)는 수축속도에 뛰어나다.

근육섬유의 유형

뼈대근섬유는 기능적으로 크게 **느린근섬유(slow muscle fiber)**와 **빠른근섬유(fast muscle fiber)**로 구성된다.

느린근섬유는 '**유형 I**'이라고 불리며, 수축속도는 느리지만 지구성에 뛰어나며, 육안상 붉게 보이므로 '**적색근섬유**'라고도 한다.

빠른근섬유는 수축속도는 빠르지만 피로하기 쉬운 '**유형 IIb**'와 느린근섬유와 빠른근섬유의 양쪽 성질을 가진 '**유형 IIa**'가 있으며, 육안상 하얗게 보이므로 '**백색근섬유**'라고도 한다.

신체가 활동할 때는 그 강도에 따라서 이 근육들이 선택적으로 동원된다. 예를 들어 천천히 걷기 시작하여 서서히 스피드를 내서 돌진할 경우는 처음에 느린근섬유가 동원되며, 다음에 빠른근섬유가 동원된다.

각 근육에 따라 근육섬유의 비율은 달라서 단거리 선수는 일반인보다 빠른근섬유의 비율이 높으며, 반대로 장거리 선수는 느린근섬유의 비율이 높다.

빠른근섬유의 특징

근육의 수축속도가 빠르며, 순발력이 뛰어나다.

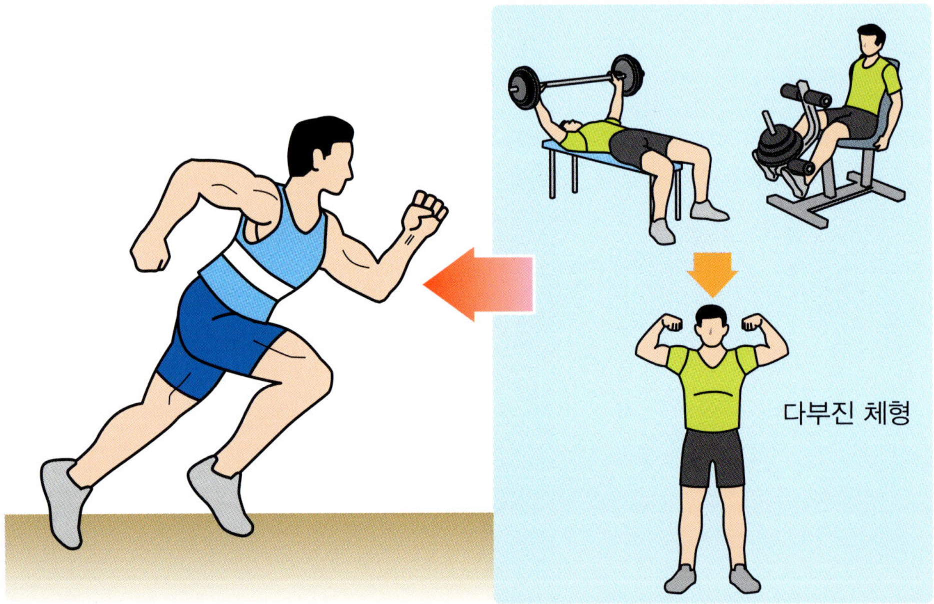

근육과 트레이닝

빠른근섬유는 주로 당질을 에너지원으로 수축하지만, 당질은 근육에 조금밖에 없기 때문에 단시간에 소모되어 버린다. 때문에 강한 장력을 장시간 계속 발휘하기 어렵다. **빠른근섬유를 단련하기 위해서는 높은 부하로 근력강화 운동**을 시행할 필요가 있다.

반면, 느린근섬유는 주로 지질을 에너지원으로 하고 있다. 이것은 유산소 운동과 같이 부하는 높지 않지만, 긴 시간 시행하는 운동을 할 때 등장하는 근육섬유이다.

즉, 다이어트 목적으로 지방을 감소시킬 때는 빠른근섬유가 등장하는 높은 부하의 운동을 시행하는 것이 아니라 **느린근섬유가 등장하는 중등도의 부하로 길게 시행하는 운동**이 필요해 진다.

붉은 살 생선과 흰 살 생선도 근육의 차이

'참치회는 붉고, 광어회는 희다', 이 색의 차이도 느린근섬유와 빠른근섬유의 구성비율에서 유래한다. 즉, 참치같이 원양의 긴 거리를 헤엄치는 생선의 근육은 느린근섬유인 적색근이 발달하며, 근해에서 순발적인 수영이 필요한 광어와 같은 생선은 빠른근섬유인 백색근이 발달한 것이다.

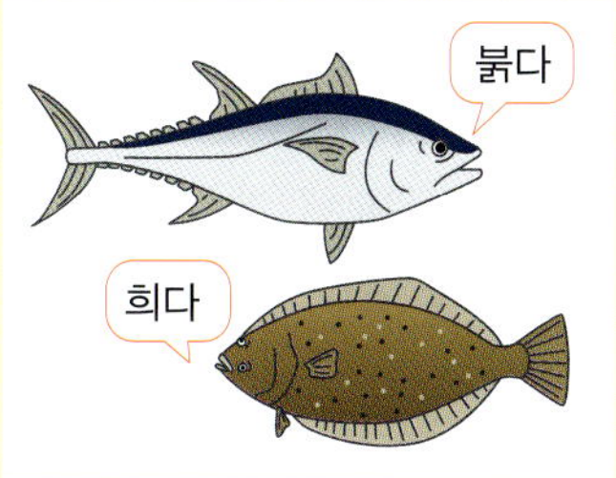

느린근섬유의 특징

근육의 수축속도가 느리며, 지구력이 뛰어나다.

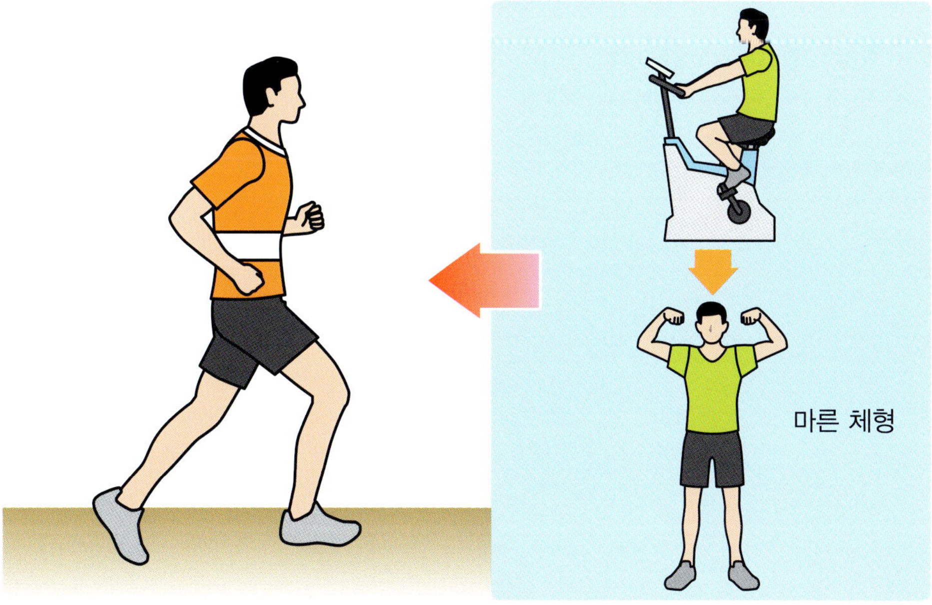

근육의 수축양식

근육의 강화 운동은 수축양식의 특성을 살려 시행한다.

근육의 수축양식의 분류

근육의 수축양식은 **등척성(isometric) 수축**, **등장성(isotonic) 수축**, **등속성(isokinetic) 수축**의 3가지로 나눌 수 있다.

등척성 수축은 **근육이 길이를 바꾸지 않고 힘을 발휘하는 수축양식**이다. 예를 들어, 악력계를 쥐거나, 배근력계를 당기는 것처럼 움직이지 않는 대상에 대해 힘을 발휘하는 상태를 말한다.

등장성 수축은 **근육이 어떤 부하와 균형을 유지하여 그 길이를 바꾸면서 일정의 장력을 발휘하는 수축양식**이다. 예를 들어, 덤벨을 천천히 일정 속도로 들어 올리는 동작에서 힘을 발휘하는 상태를 말한다.

등속성 수축은 **수축속도가 일정해지는 수축양식**으로 관절의 각속도를 일정하게 억제하는 기능을 사용하여 시행하고 있다.

또한 등장성 수축과 등속성 수축은 근육이 단축되면서 수축하는 **'구심성 수축'**과 근육이 늘어나면서 수축되는 **'원심성 수축'**으로 나눌 수 있다.

등척성 수축과 등장성 수축

[등척성(isometric) 수축]

근육이 길이를 바꾸지 않고 힘을 발휘하는 양식으로, 움직이지 않는 물체에 대해 힘을 발휘하는 양식을 말한다.

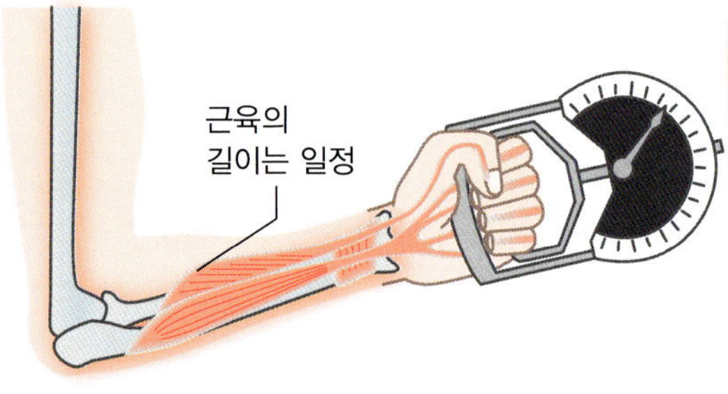

[등장성(isotonic) 수축]

근육이 길이를 바꾸면서 일정 장력을 발휘하는 양식으로, 일정 속도로 물체를 들어 올리듯이 힘을 발휘하고 있는 상태를 말한다.

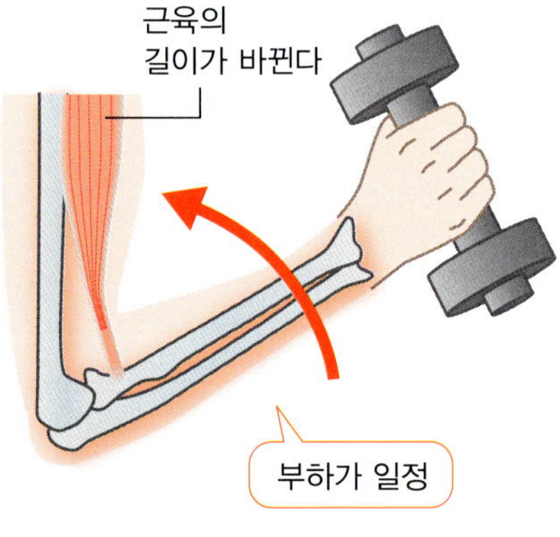

근력강화 운동

앞서 말한 3가지의 수축양식 분류는 그대로 근력강화 운동의 종류가 된다.

● 3가지의 수축양식을 사용한 근력강화 운동

등척성 트레이닝 (isometric training) 등척성 수축을 사용한 근력강화 운동	관절이 움직이지 않는 상태에서 근육을 수축시키는 방법으로, 재활 치료에서는 깁스로 고정되어 있는 때 등에 사용된다.	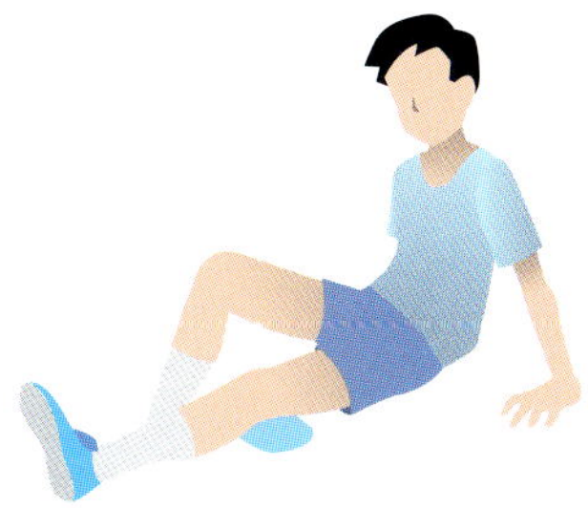
등장성 트레이닝 (isotonic training) 등장성 수축을 사용한 근력강화 운동	덤벨 등을 사용하여 시행하는 일반적인 웨이트 트레이닝 방법.	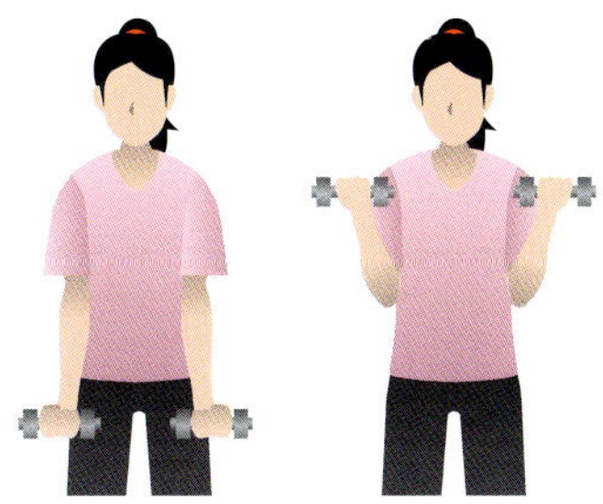
등속성 트레이닝 (isokinetic training) 등속성 수축을 사용한 근력강화 운동	특수한 기기를 사용하지 않으면 정확하게 시행하기가 어려우며, 보통은 트레이닝보다 근력 평가로 사용된다.	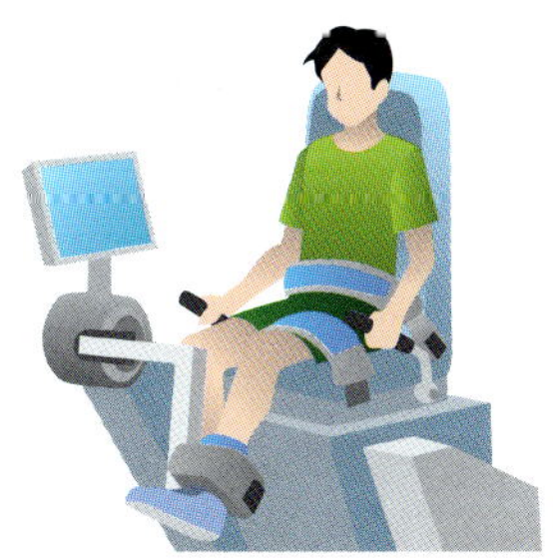

편리한 등장성 트레이닝(isotonic training)

등장성 트레이닝으로 사용한 근력강화 운동은 비교적 간단하게 할 수 있다. 예를 들어 한쪽 팔꿉관절의 굽힘운동(위팔두갈래근)에 대해 다른 쪽 팔꿉관절의 폄운동(위팔세갈래근)으로 저항을 견디어 멈추는 방법은 위팔두갈래근과 위팔세갈래근의 양쪽 근육의 트레이닝이 된다. 5초 이상 유지하여 10회, 최소 3세트는 시행한다.

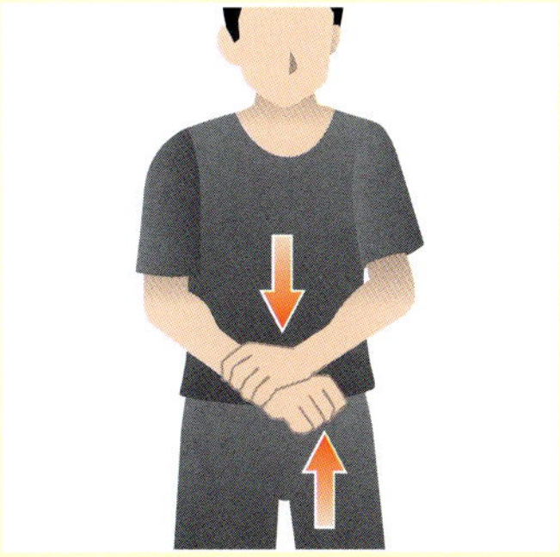

트레이닝의 7원칙

원칙을 이해하고 시행하면 트레이닝 효과가 높아진다.

● 트레이닝 시행 시 7원칙

1	과부하(overload)의 원칙	트레이닝 효과를 얻기 위해서는 어떠한 일정 이상의 부하가 필요하다. 트레이닝에 의해 근력이 향상되면, 트레이닝의 부하도 높여야 효과를 기대할 수 있다.
2	점진성의 원칙	트레이닝의 질과 양은 서서히 높여가야 한다. 급속한 부하의 증가는 효과가 오르지 않을 뿐 더러 장애를 일으킬 위험도 있다.
3	전면성의 원칙	근력 뿐 아니라, 지구력 · 유연성 · 민첩성 등 여러 가지 요소를 균형 있게 도입하여 트레이닝 할 필요가 있다.
4	반복성의 원칙	트레이닝의 효과는 1회만으로는 얻을 수 없다. 적절한 간격으로 반복할 필요가 있다.
5	개별성의 원칙	트레이닝은 성별 · 체력 · 목적 등의 요소를 고려하여 사람 각각의 개별적인 내용을 생각해서 실천할 필요가 있다.
6	의식성의 원칙	트레이닝을 실시할 때는 어떤 근육을 단련시키고 있는지, 어떠한 목적으로 트레이닝 하고 있는지 등에 대해서 의식하여 시행하면 더 효과적이다.
7	특이성의 원칙	장거리 선수가 질주 연습을 해도 성과 향상과 직결되지 않는 것처럼 목적에 의해 트레이닝의 내용이나 방법을 고려하지 않으면 효과적인 결과를 얻을 수 없다.

효과적인 트레이닝 방법

트레이닝의 특이성에서 생각하면, 높이 뛰고 싶으면 점프 연습이 가장 효과적일 것이라고 생각한다. 그러나 실제로는 보다 효과적인 결과를 얻기 위해서 유연성 향상이나 저하되어 있는 근력강화 등을 조합하면서 트레이닝을 실시해야 한다.

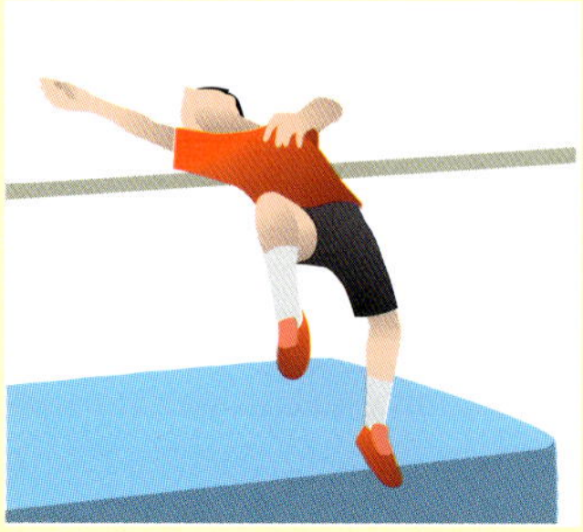

제3장

동작별 근육 · 관절의 움직임

'보행(걷기)'에 의한 이동 양식

두발로 바로 서서 이동하는 보행에서는 의외로 복잡한 동작을 시행하고 있다.

인간은 두발로 바로 서서 이동

동물이 위치를 바꾸기 위해 하는 운동을 **이동(locomotion)**이라고 하며 이동에는 물고기가 수영하거나 새가 하늘을 나는 것도 포함된다. 팔과 다리를 사용하는 경우, 네발 이동이나 두발 이동이 되지만, 두발로 서서 이동하는 것은 인간 특유의 이동양식이며 '**보행(걷기)**'이라고 부른다.

보행은 동력에 저항하여 선 자세를 유지하면서 전신을 이동시키는 복잡한 동작인 반면, 고도로 자동화된 운동이기도 하며, 수의적 요소 뿐 아니라 다양한 반사 요소도 포함하고 있다.

보행을 분석하면서 몇 개의 용어가 정의되었기 때문에 설명해 두고자 한다.

● 용어의 정의

용어	정의
보행(걷기)주기 (gait cycle)	보행을 시간적 요소에 따라 관찰하는 기본적 단위로 한쪽 발꿈치가 지면에 닿고서 다시 같은 쪽 발꿈치가 다음 지면에 닿기까지의 시기
걸음 (step)	한쪽 발꿈치가 지면에 닿고, 반대쪽 발꿈치가 지면에 닿기까지의 동작으로 그 거리를 걸음 길이(step length)라 한다.
온걸음 (stride)	한쪽 발꿈치가 지면에 닿고, 다시 같은 쪽 발꿈치가 지면에 닿기까지의 동작으로, 이때의 양쪽 발꿈치의 폭이 걸음폭(step width)이다.
디딤기(입각기) (stance phase)	발부위가 지면에 붙어있는 시기. 발꿈치가 지면에 닿는 순간을 발뒤꿈치닿기(heel contact), 발바닥 전체가 지면에 닿는 순간을 발바닥닿기(foot flat), 체중이 지지하는 다리의 바로 위를 통과하는 지점을 중간디딤기(mid stance), 발꿈치가 지면에서 떨어지는 순간을 발꿈치떼기(heel off), 발가락이 지면에서 떨어지는 순간을 발가락떼기(toe off)라고 한다. 보행주기의 약 60%를 차지한다.
흔듦기(유각기) (swing phase)	발부위가 지면에서 떨어져 있는 시기를 말하며, 초기흔듦기(early swing) · 중간흔듦기(mid swing) · 끝흔듦기(late swing)로 나눌 수 있다. 보행주기의 약 40%를 차지한다.
동시 디딤기 (double stance phase)	양쪽 발이 함께 지면에 붙어 있는 시기

보행의 시간적 정의와 공간적 정의

[시간적 정의]

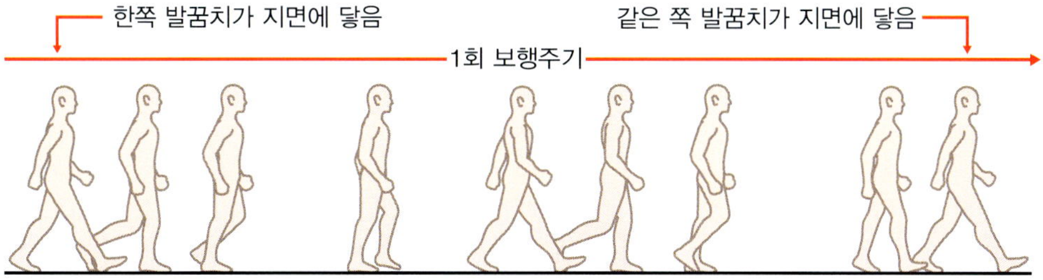

왼쪽 발		왼쪽 흔듦기(left swing phase)		왼쪽 디딤기(left stance phase)
오른쪽 발		오른쪽 디딤기(right stance phase)		오른쪽 흔듦기(right swing phase)

동시 입각기

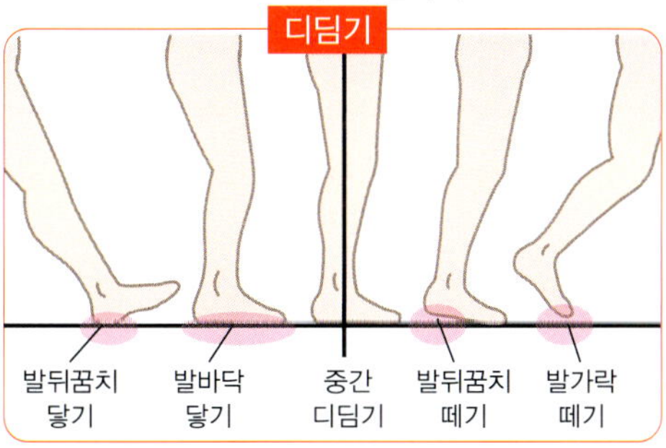

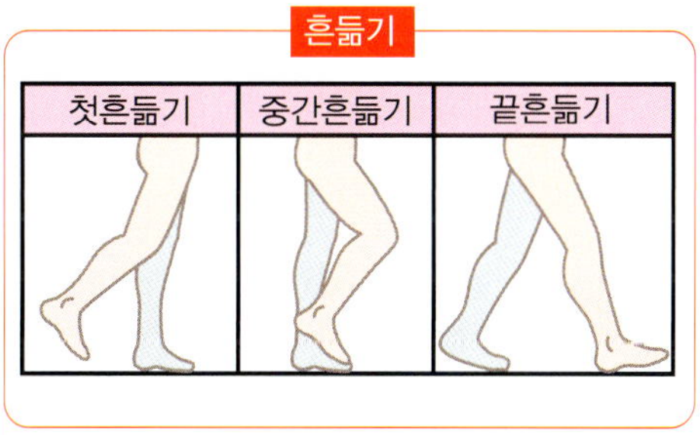

[공간적 정의]

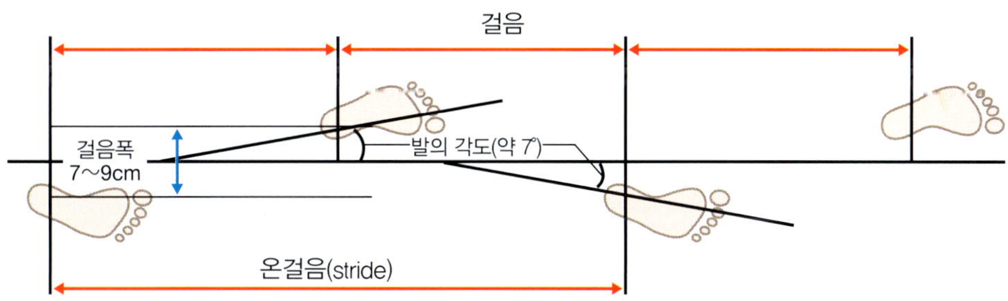

보행은 쉬운가? 어려운가?

사람들은 이야기를 하면서 또는 경치를 감상하면서 보행하는 것처럼 자연스럽게 의식하지 않고도 보행할 수 있다. 그러나 태어날 때부터 두발 보행까지는 1년 정도의 기간이 필요하고, 나이가 들면 근력이나 균형 능력 저하에 의해 지팡이나 보행기의 도움이 필요해지는 경우도 있다. '보행은 쉬운가? 어려운가?' 매우 미묘한 문제이다.

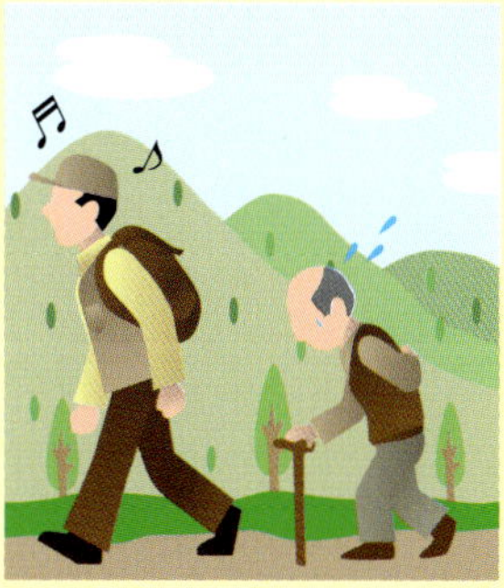

보행과 중심이동의 관계

보폭을 최소한으로 하면 에너지 효율이 적은 보행이 가능하다.

시간적 · 공간적 지표

보행의 시간적 지표의 기본은 **분당 걸음수(cadence)** 이며, 단위시간 당 걸음수로 나타낸다. 또한 **1회 보행 주기**의 시간을 **온걸음 시간(stride time)**, 오른쪽 또는 왼쪽 한걸음의 시간을 **걸음 시간(step time)**으로 나타낸다.

일반 성인의 보행 정상치는 걸음 길이(step length)가 약 72cm(걸음 거리는 2배), 걸음수가 1분에 110걸음, 걸음 속도가 1초에 약 1.35m로 알려져 있다.

남녀차로 보면 여성은 남성보다 걸음수가 높으며 보폭이 좁다. 또한 일상생활에서의 보행을 보면 거주지구, 상업지구, 사업지구 등의 차이에 따라 걸음 속도나 걸음 길이가 변화된다.

보행의 지표

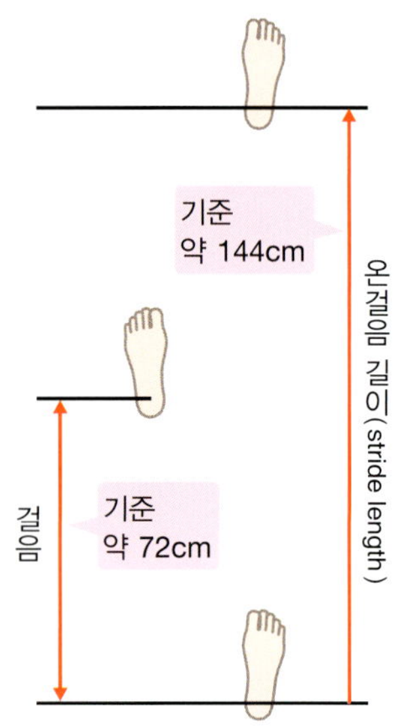

중심의 이동

보행은 무너진 균형을 회복하는 작업의 반복이라고도 할 수 있다. 즉, **앞쪽으로 기울어진 신체를 넘어지지 않도록 균형을 회복시키는 것이 보행**이다.

성인의 중심은 아래에서 신장 55~56%의 높이로 엉치뼈 앞면에 위치하고 있다. 1회 걸음 주기 당 중심의 이동은 앞쪽 이동이 가장 큰 것은 당연하지만, 앞쪽 이동에 더하여 중심은 위아래 이동과 옆쪽 이동에 해당하는 2개의 정현곡선(sine curve) 패턴을 나타내어 이동한다.

중심의 위아래 이동 자국은 **중간디딤기(중기입각기, mid stance)에 최고**가 되며, **발뒤꿈치닿기(heel contact)에 최저**가 된다. 또한, 중심의 옆쪽 이동은 중간디딤기에 가장 좌우로 이동하는 시기이다. 위아래 이동의 진폭은 약 5cm로, 좌우 방향의 진폭은 약 4cm이지만, 머리부위의 좌우 방향의 이동은 중심의 이동보다 크게 약 6cm라고 하며, 어느 쪽도 걸음 속도를 높이면 커진다.

에너지 효율 면에서 보면 이 두 개의 진폭을 최소한으로 하는 것이 경제적인 보행이라고 할 수 있다.

중심의 위아래 이동과 옆쪽 이동

[중심의 위아래 이동]

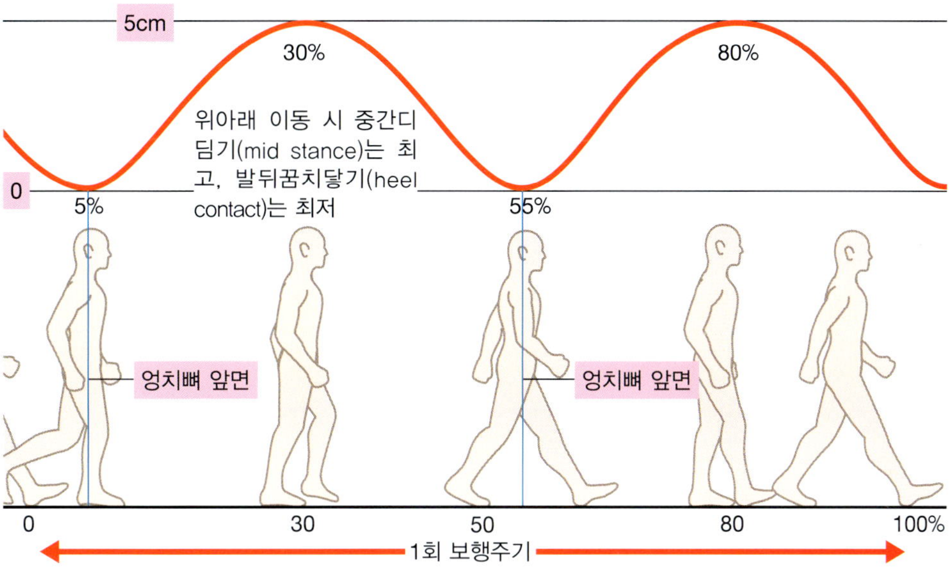

[중심의 옆쪽 이동]

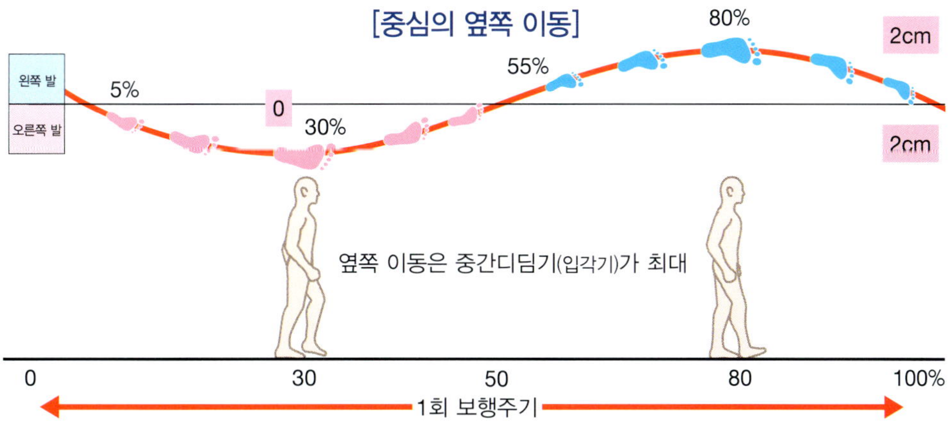

보행과 에너지 소비

일정한 거리를 보행할 시 속도를 높이면 시간은 단축되지만, 작업 강도는 높아지고, 소비에너지도 커진다. 반대로 속도를 낮추면 시간이 연장되고 소비에너지가 줄어든다. 그 사이에 가장 에너지가 효율적인 '경제속도'라고 불리는 보행 속도가 있다.

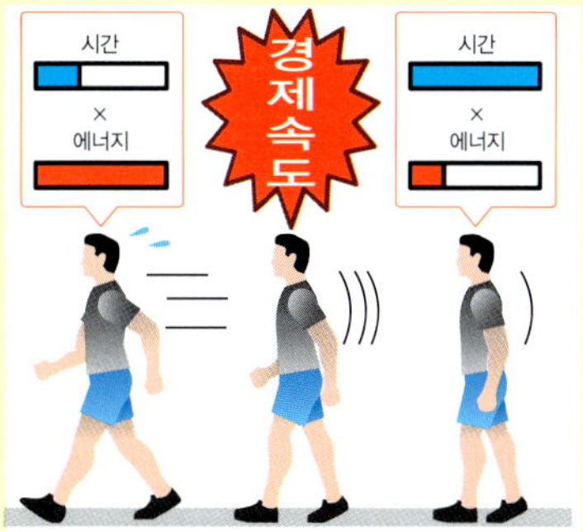

보행 시 관절의 움직임

보행에는 엉덩 · 무릎 · 발목관절 뿐 아니라 어깨 · 팔꿉관절도 관련되어 있다.

시상면상에서의 각 관절의 운동

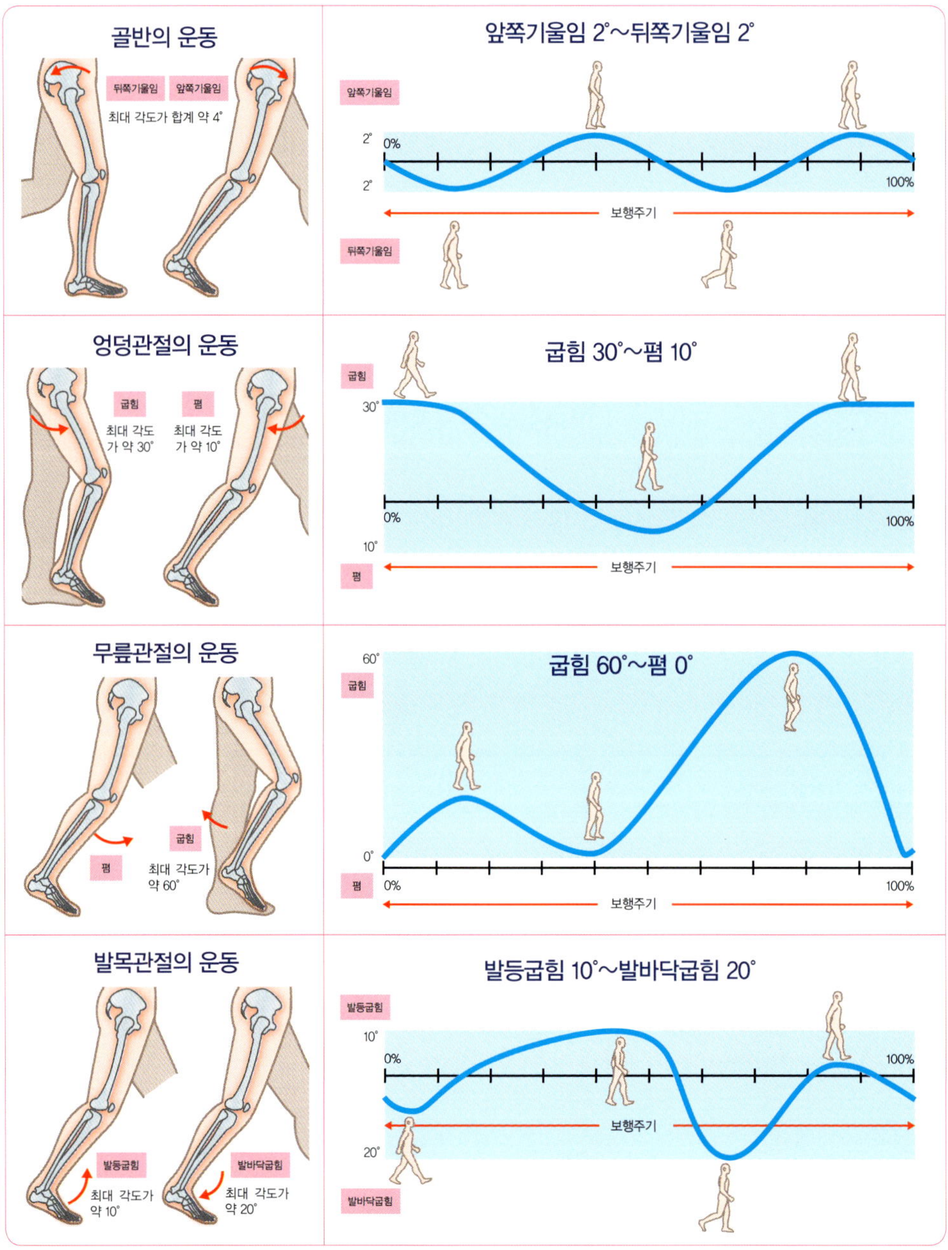

시상면상의 운동

자연스러운 보행 속도에서 골반의 앞쪽기울임과 뒤쪽기울임은 합계 약 2~4°로 작다.

엉덩관절은 발뒤꿈치가 닿을 때(heel contact) 약 20~30° 굽힘 위치를 취하고 있는데 몸통이 앞쪽으로 전진함에 따라 폄되며, 중간디딤기(mid stance)에 중간 위치가 되어 발뒤꿈치를 뗄 때(heel off) 약 10°의 최대 폄 위치가 된다. 그 후에 흔듦기(swing phase)에서는 다리를 앞쪽으로 뻗기 위해 굽힘되며, 발꿈치가 닿기 직전에 30°를 조금 넘은 최대 굽힘 위치가 된다.

무릎관절은 한 보행주기에 굽힘운동과 폄운동을 2회 시행하며, 이것을 **이중무릎작용(double knee action)**이라고 부른다. 발뒤꿈치가 닿을 때에는 약 5°의 굽힘 위치가 되는데, 여기에서 더욱 굽혀지는 중간디딤기(mid stance)에는 약 15°의 굽힘 위치가 된다. 그 후 폄하여 발꿈치를 뗄 때는 거의 완전 폄된다. 그 후에 다시 굽혀져 중간흔듦기에는 약 60°의 최대 굽힘 위치가 되는데, 끝흔듦기에는 급격하게 폄되어 발뒤꿈치가 닿는다.

발관절도 1회 보행주기에 발등굽힘운동과 발바닥굽힘운동을 2회 시행한다. 발꿈치가 닿을 때에는 경도의 발바닥굽힘 위치가 되는데, 그 후 더욱 발바닥굽힘하여 발바닥이 닿을 때에는 약 8°의 발바닥굽힘 위치가 된다. 몸통이 앞쪽으로 전진함에 따라 다시 발등굽힘하여, 발뒤꿈치가 닿을 때에는 약 10°의 최대 발바닥굽힘 위치가 되지만, 그 후, 급격한 발바닥굽힘운동을 하며, 발가락을 뗄 때에는 약 20°의 최대 발바닥굽힘 위치가 된다. 흔듦기에서는 다시 발등굽힘하며, 중간흔듦기 이후는 약 5°의 발등굽힘 위치를 유지하게 된다.

수평면상의 운동(돌림운동)

골반의 돌림운동은 한쪽 4°, 합계 8°, 넙다리뼈와 골반과의 상대적 돌림은 8°, 정강뼈와 넙다리뼈의 상대적 돌림은 약 9°이다. 이 세 부위의 돌림운동은 거의 연동하며 돌림 각도의 합계는 약 25°가 된다. 최대 안쪽돌림 위치는 발뒤꿈치가 닿는 후반에 생성되어 그 후, 가쪽돌림 방향으로 변화되어 흔듦기의 처음까지 연결된다.

토우 클리어런스(toe clearance)

지면에 닿은 발은 중간디딤기(mid stance) 이후, 엉덩관절과 무릎관절이 펴져 반대쪽의 지면에서 떨어진 다리가 지면에 걸리지 않을 높이에 체중 지지를 시행한다. 지면에서 떨어진 다리도 지면에 걸리지 않도록 엉덩관절과 무릎관절은 굽혀, 다리 전체를 단축시키고 있다. 이 발가락과 지면의 거리를 '토우 클리어런스(toe clearance)'라고 부르며, 정상인은 이 '토우 클리어런스'가 최소한의 필요한 거리를 유지한다.

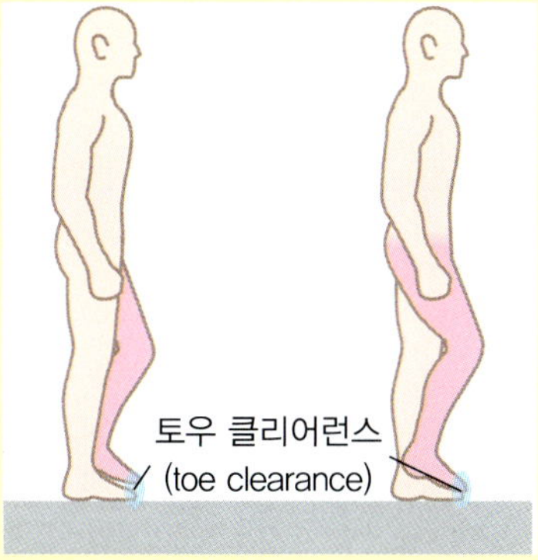

관상면상의 각 관절의 운동

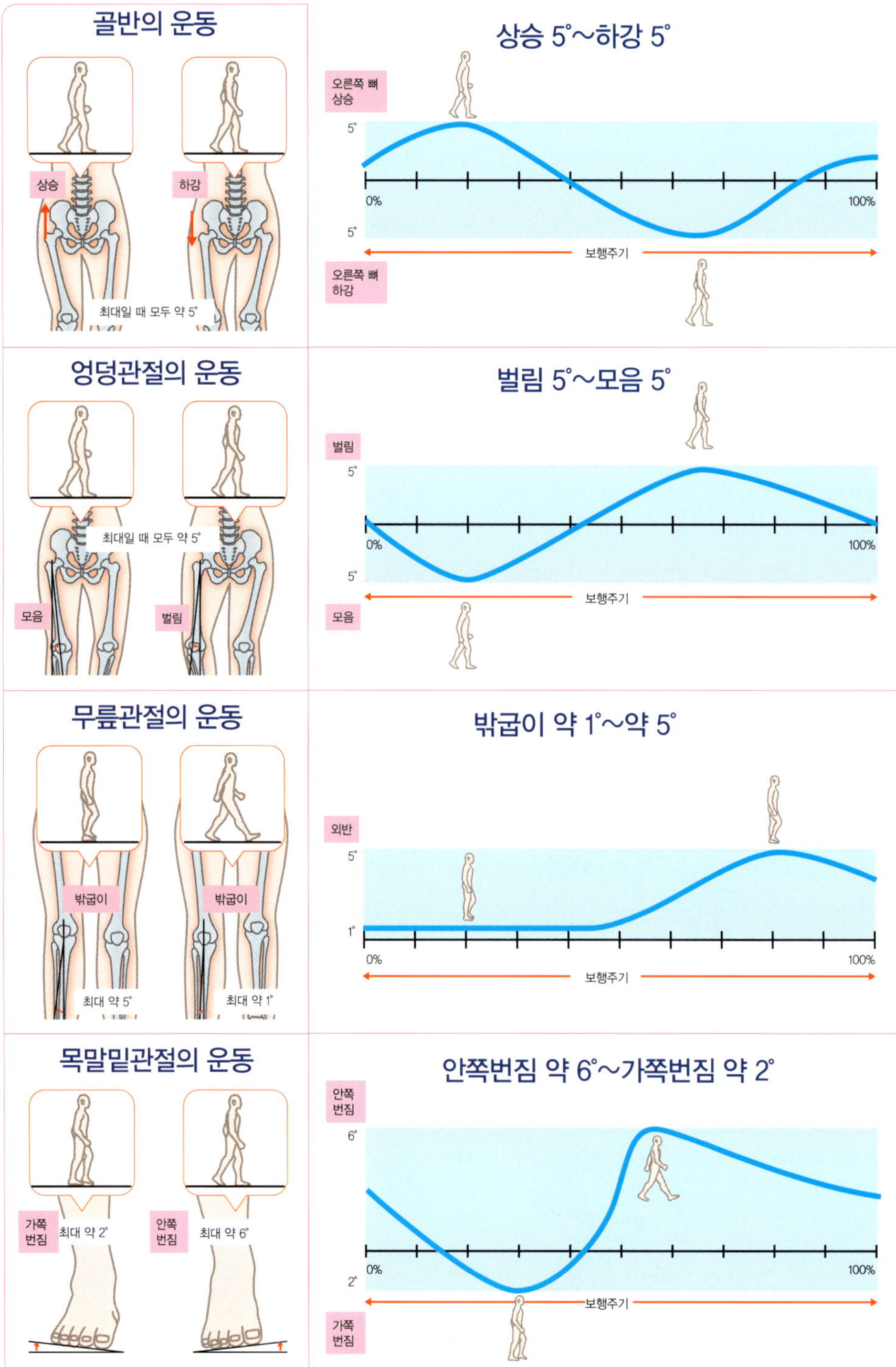

관상면상의 운동

엉덩관절의 모음 · 벌림운동은 넙다리뼈 위에서의 골반운동에 따라 일어난다. 발뒤꿈치가 땅에 닿는 시기는 거의 중간 위치로, 발바닥이 닿기까지 약 5° 모음한 후, 벌림 되어 발뒤꿈치를 뗄 때, 약 5°의 최대 벌림 위치가 된다. 거기에서 다시 모음하여 후기 흔듦기에서는 중간 위치로 돌아간다.

무릎관절은 해부학적 구조상, 관상면에서의 움직임은 적고, 발뒤꿈치가 땅에 닿을 때 약 1.2° 바깥굽이되어, 디딤기를 통하여 변화하지 않는다고 한다. 초기 흔듦기에는 약 5° 바깥굽이하며, 무릎관절의 최대 굽힘 시에는 바깥굽이도 최대가 된다.

목말밑관절은 발뒤꿈치가 땅에 닿을 때에 약 3° 가쪽번짐 되고 있지만, 그 직후 급격하게 안쪽번짐 되며, 중기 디딤기에는 약 2°의 최대 안쪽번짐 위치가 된다. 그 후, 가쪽번짐 되어 발뒤꿈치를 뗄 때 중간 위치가 되며, 발가락을 뗄 때에는 약 6°의 가쪽번짐 위치가 된다. 흔듦기에서는 발뒤꿈치가 땅에 닿을 때의 경도 뒤침 위치까지 돌아올 수 있도록 안쪽번짐 된다.

팔의 관절

어깨관절은 시상면상에서 같은 쪽 엉덩관절과 상반되는 운동을 나타낸다. 발꿈치가 땅에 닿을 때에는 약 30°의 최대 폄 위치를 취하며, 그 후, 굽힘 되어 반대쪽 발꿈치가 땅에 닿을 때에는 약 10°의 최대 굽힘이 된다. 흔듦기에는 같은 쪽 엉덩관절이 굽힘 됨에 따라 점차 폄된다.

팔꿉관절은 발꿈치가 땅에 닿을 때에는 약 20° 굽힘 되고 있다. 그 후, 굽힘 되어 어깨관절이 최대 굽힘 위치에 도달하고 나서 팔꿉관절도 약 45° 최대 굽힘 위치에 도달한다. 흔듦기 전체에 걸쳐 어깨관절과 동시에 팔꿉관절도 폄한다.

어깨 · 팔꿉관절의 굽힘 · 폄운동은 소위 말하는 팔을 휘두르는 것이며, 걸음 속도에 따라 변화한다. 걸음 속도가 빨라질수록 그 운동범위는 커진다.

발 압력 중심의 흔적과 상반력

지면에 발이 닿았을 때, 발바닥에 실리는 압력 중심의 흔적을 따라가 보면, 발뒤꿈치가 땅에 닿을 때에는 발꿈치 중앙의 조금 가쪽에 있으며, 거기에서 앞쪽으로 이동하여 중간디딤기에는 가쪽발허리 안쪽으로 이동한다. 또한 지면에서 발부위에 부가되는 힘을 상반력이라고 하며, 수직 방향의 상반력은 최고일 때 체중의 약 1.2배이다.

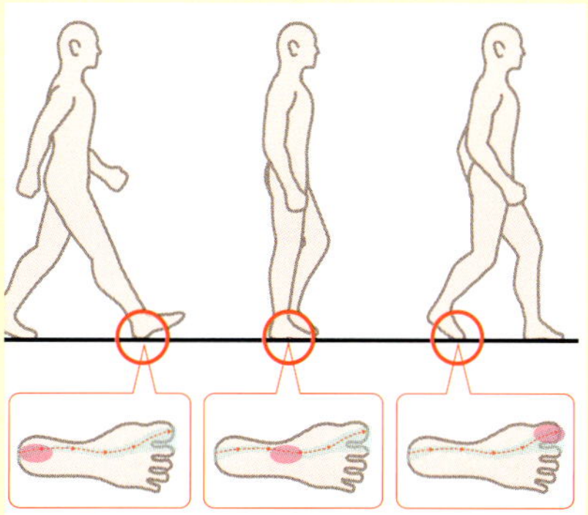

보행 시의 근육 활동

보행 시 근육은 그 작용에 따라 수축 형태를 바꾸어 활동한다.

보행 시의 근육 활동

자연스럽게 보행할 시 활동하는 다리 근육에는 주로 **디딤기에 활동하는 근육**과 **흔듦기에 활동하는 근육**이 있다.

또한 보행 시의 근육은 목적에 따라 그 수축 형태를 바꾸어 활동한다.

보행 시 활동하는 근육

큰볼기근(대둔근)	끝흔듦기의 엉덩관절 굽힘 감속을 위해서 원심성으로 수축하고, 초기흔듦기에는 강하게 구심성으로 수축하며, 엉덩관절의 폄을 유지한다. 또한, 디딤기에서 큰볼기근의 수축은 2차적으로 엉덩관절의 폄에도 작용한다.
중간볼기근(중둔근)	끝흔듦기에 활동을 시작하여, 디딤기 전, 동시 디딤기에 가장 활동적이다. 큰볼기근의 활동은 보행 시 관상면상의 골반 안정에 있어서 중요하다.
넙다리네갈래근(대퇴사두근) [넙다리곧은근(대퇴직근) · 중간넓은근(중간광근) · 안쪽넓은근(내측광근) · 가쪽넓은근(외측광근)]	끝흔듦기에 활동을 시작하여, 초기흔듦기에 강하게 원심성으로 수축하고, 무릎관절 굽힘을 제어한다. 그 후, 중간흔듦기까지 구심성으로 수축하며 체중을 지지한다.
햄스트링 [넙다리두갈래근(대퇴이두근) · 반힘줄모양근(반건양근) · 반막모양근(반막양근)]	끝흔듦기 말기의 무릎관절 폄 감속 때문에 원심성으로 수축되고, 초기흔듦기까지 활동하여 엉덩관절의 폄을 보조하며 넙다리네갈래근과 동시에 수축되어 무릎관절을 안정시킨다.
넙다리세갈래근(하퇴삼두근) [가자미근 · 장딴지근(비복근)]	디딤기 전체에 걸쳐서 활동하지만, 끝디딤기에서 발가락을 뗄 때까지 강하게 수축한다. 이 활동은 신체의 전진 운동에 중요하며, 'push off'라고 한다.
앞정강근(전경골근)	한번 발뒤꿈치가 지면에 닿을 때 강하게 원심성으로 수축되어 발목관절의 발바닥굽힘을 억제한 후, 흔듦기에는 원심성으로 수축됨으로써 '토우 클리어런스(toe clearance)'(→ P.139)를 확보한다.

즉, 감속 작용에는 **원심성 수축**(→ P.130), 가속작용에는 **구심성 수축**(→ P.130), 안정 작용에는 등척성 수축이라는 수축 형태를 취한다.

보행 중 몸통 근육의 활동 시기

몸통의 폄근인 척주세움근과 굽힘근인 배곧은근은 모두 2개의 활동 시기가 있다. 약간의 차이는 있지만, 거의 같은 시기로, 동시 수축에 의해 몸통의 시상면상의 안정성이 높아진다고 할 수 있다.

또한, 배곧은근은 엉덩관절 굽힘근의 수축 시기와 일치하며, 골반이나 허리뼈를 안정시킨다고 할 수 있다.

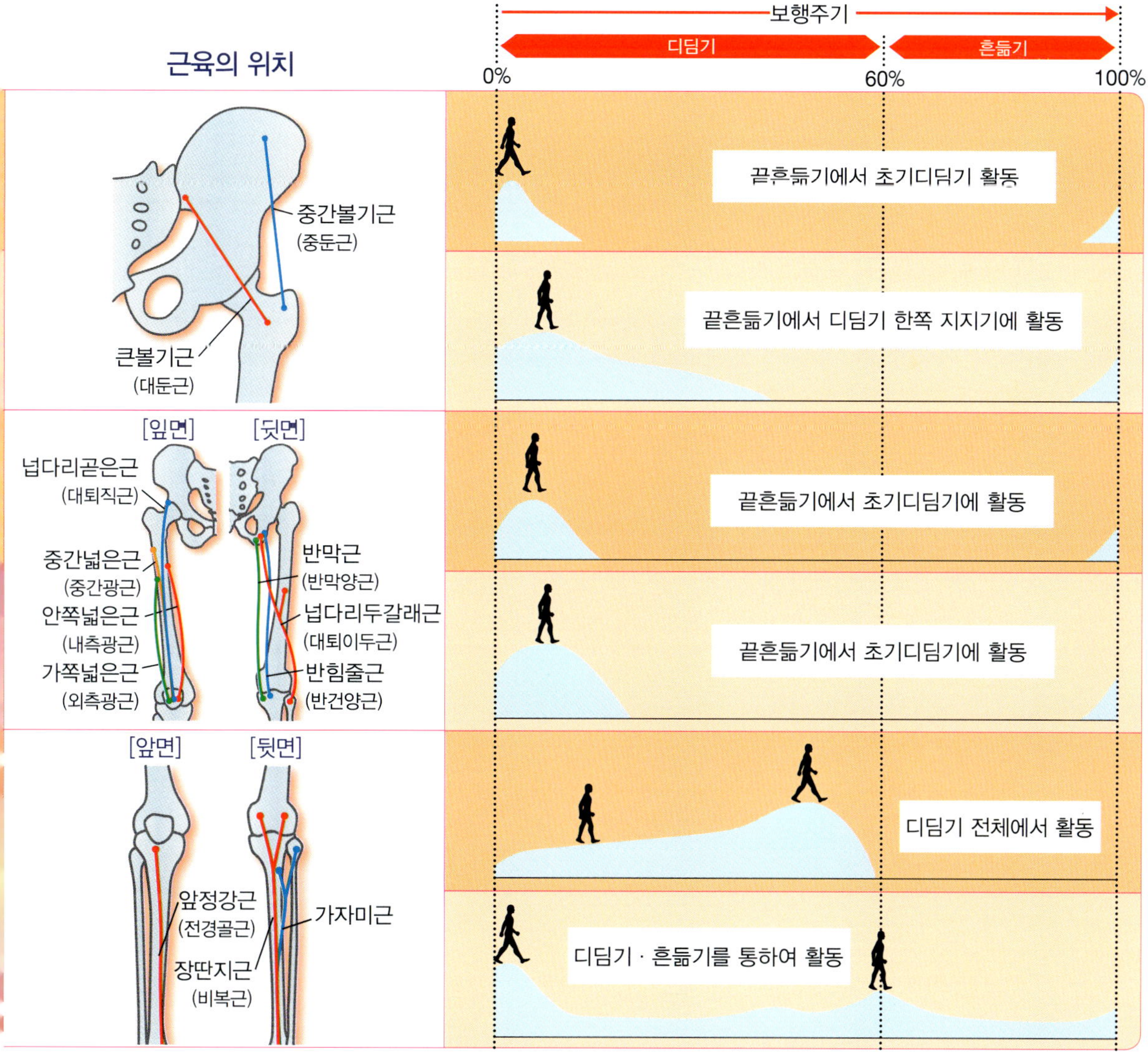

고령자 · 병적인 보행양식

고령자의 보행이나 병적인 보행은 비효율적인 보행을 한다.

고령자의 보행

고령자는 일반적으로 걷기 속도, 걸음 길이, 걸음수가 저하된다. 62세 이상에서는 특히 보행 속도가 현저하게 저하되며, 10세마다 남성에서는 16.1%, 여성에서는 12.4% 저하하는데, 이것은 **보폭의 저하가 원인**이라고 할 수 있다.

고령자의 보행 시 신체 상태는 상반신의 앞뒤 동요가 있으며, 앞으로 많이 기울었다, 각 관절의 운동범위가 좁다, 팔 동작이 작다 등이 특징이다.

근육활동에서는 활동량이 많다, 지속 시간이 길다, 많은 근육 활동이 보인다 등이 특징으로, **비효율적인 보행양식**이 된다.

고령자의 보행 특징

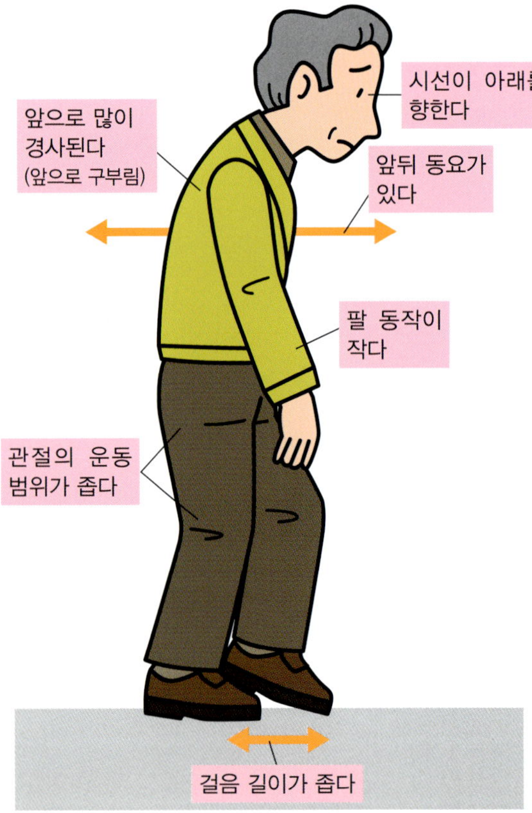

하이힐을 신고 보행

하이힐을 신고 보행하는 여성이 많은데, 하이힐을 신고 보행할 시의 특징으로 무릎관절 굽힘의 증대, 상체가 앞으로 기움, 다리를 스치며 걷는 양식, 걸음 길이의 감소 등을 들 수 있다. 발끝치 높이가 7.5cm의 하이힐은 에너지 소비량이 10~15% 증가한다고 한다.

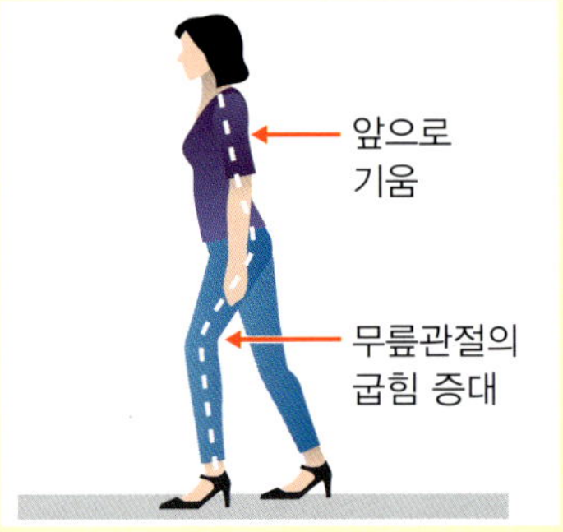

병적 보행의 예

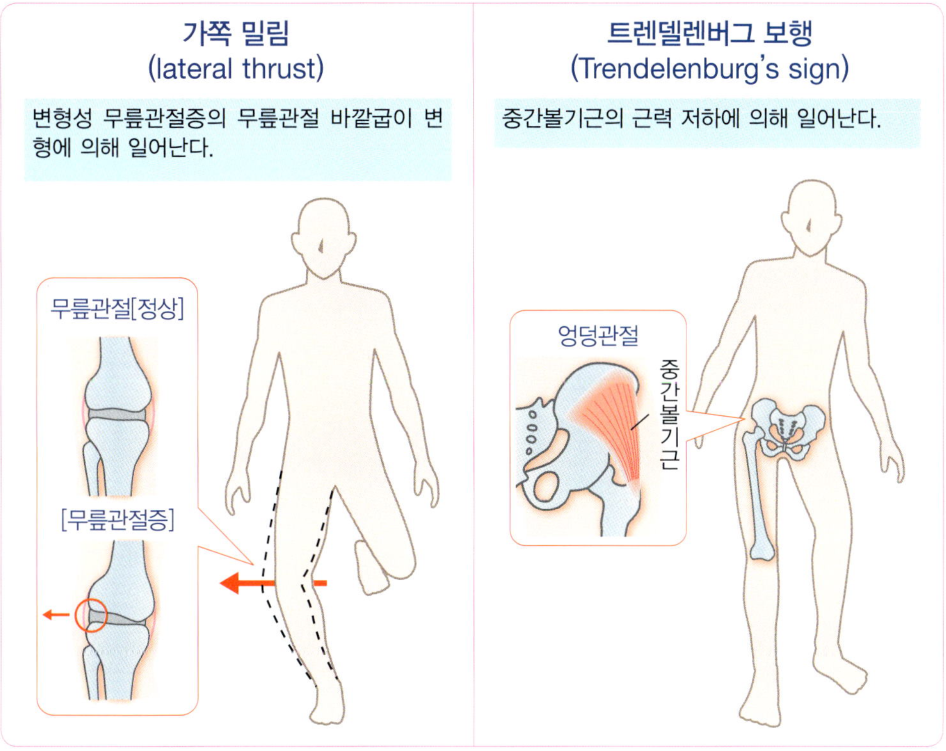

병적 보행과 그 원인

자연스럽게 시행하고 있는 보행은 앞서 말한 바와 같이 각 관절의 충분한 가동성이나 근력, 그리고 중추신경계에 의한 조절로 성립되며, 그 파탄에 의해 병적인 보행 양상을 띠게 된다. 병적인 보행의 원인은 **통증**, **중추신경장애**, **근골격계장애**를 들 수 있다.

근골격계장애에 의한 병적 보행의 예를 들면, 발관절 등쪽굽힘근의 근력 저하는 발꿈치가 지면에 닿은 후 급격한 발관절 발바닥굽힘운동을 일으키는 '**발때림(foot slap)**'이나 흔듦기에서는 발가락 끝을 질질 끌게 되는 '**발처짐(foot drop)**'을 일으킨다. 병적 보행이라고 까지는 말 할 수 없지만, **편평발**의 경우는 발뒤꿈치가 지면에 닿을 때부터 중간디딤기의 안쪽벌림운동이 과잉되어지며, 종아리를 안쪽돌림하여 무릎관절의 배열에도 영향을 미친다.

변형성 무릎관절증에 의한 무릎관절의 바깥굽이 변형은 입각기에 무릎이 가쪽으로 변위되는 '**가쪽 밀림(lateral thrust)**'을 일으키며, 무릎관절의 바깥굽이 변형을 조장하게 된다.

중간볼기근의 근력 저하는 관상면상에서 골반의 안정성을 저하시켜 '**트렌델렌버그 보행(Trendelenburg's sign)**'을 일으키는 경우가 있다.

주행(뛰기)과 보행(걷기)의 차이

주행은 발부위가 지면에 붙지 않은 '동시 흔듦기(double swing phase)'가 출현한다.

보행과 주행의 차이

주행은 보행과 함께 인간의 이동 수단의 하나이지만, 보행과의 차이는 **동시 디딤기(double stance phase)**가 소실되며, **동시 흔듦기(double swing phase)**가 출현한다는 것이다.

또한, 지면 접지 패턴은 주행 속도에 따라서 변화되지만, 고속 시에는 앞발의 부위가 지면에 닿고, 뒤꿈치는 닿지 않고 그대로 차는 경우도 있다. 그러나 장거리 경주와 같이 저속 시에는 뒤꿈치가 지면에 닿고, 발바닥 전체가 지면에 닿는다.

엉덩관절이나 무릎관절의 시상면상 운동의 계속적인 변화 패턴은 보행과 비슷하지만, 발관절에서 보행 시는 지면에 닿은 후에 발바닥굽힘 되는 반면, **주행 시는 발등굽힘 되어 충격을 흡수**한다.

동시 유각기

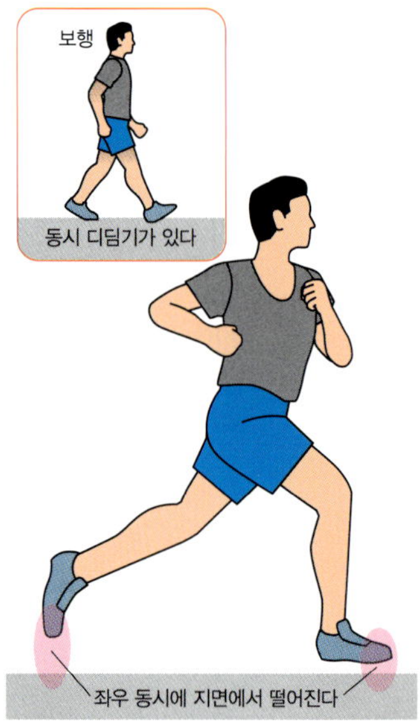

속도에 따른 주행 자세의 차이

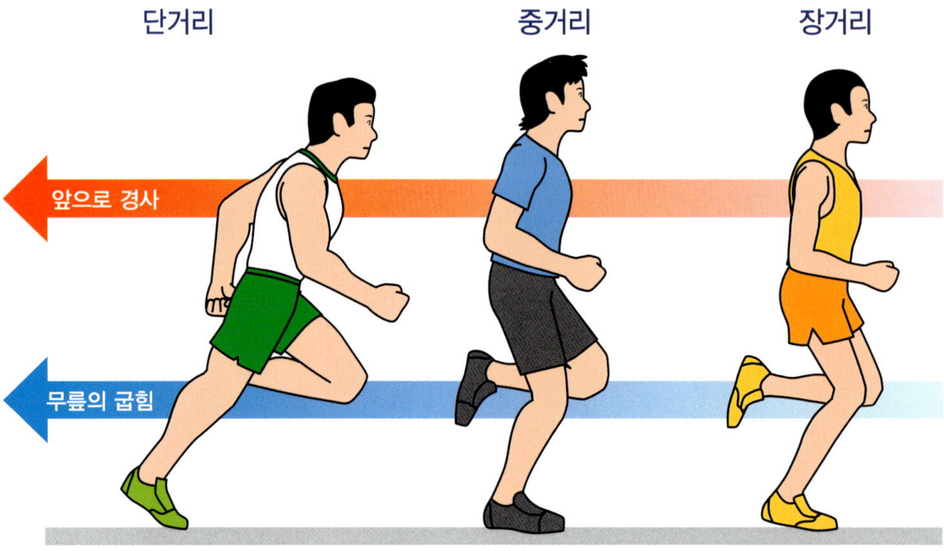

단거리 주행일수록 속도가 증가하기 때문에 앞으로 기울어지는 자세가 되고, 팔을 크게 휘두르며, 무릎관절의 위치도 높아진다.

주행 주기

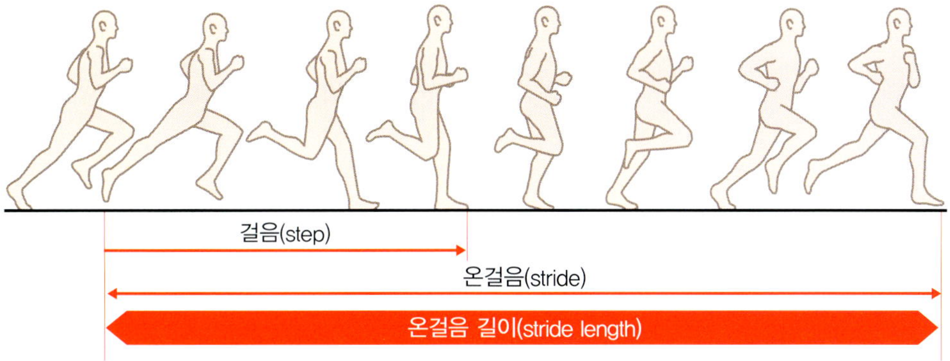

주행 정의의 차이

한쪽 발이 지면에서 떨어져 반대쪽 발이 지면에 닿기까지를 **걸음(step)**이라고 하고, 한쪽 발이 지면에서 떨어져 그 후에 지면에 닿고, 다시 지면에서 떨어지기까지를 **온걸음(stride)**이라고 하며, 이 거리를 **온걸음 길이(stride length)**라고 한다.

또한 온걸음의 시간 당 빈도를 **피치(일정 시간동안 되풀이 하는 횟수, pitch)**라고 하며 온걸음 길이와 피치의 곱이 **주행속도**가 된다. 이렇게 주행도 운동학적으로는 보행에서의 용어 정의와 같다. 그러나 스포츠계에서 **온걸음은 한 걸음의 거리**를 말하며, **피치는 시간당 걸음수**를 말하는 것이 일반적인 것처럼, 주행 용어의 정의는 보행처럼 확립되어 있지 않다.

예를 들어, 발부위가 지면에 닿고 있는 시기를 **지지기(support phase)**, 지면에서 떨어졌을 때의 시기를 **forward recovery phase**라고 부르며, 각각의 기를 3기로 더 세분화하기도 한다. 또한 양쪽 발이 지면에서 떨어져 있는 시기를 **non-support phase**, 또는 **비행주기(flight period)**라고 부른다.

빨리 달리기 위해서는①

신장에 따른 차이

주행속도를 높이기 위해서는 온걸음 길이를 길게 하고, 피치를 올리면 OK. 신장이 높을수록 온걸음 길이는 길어지지만, 다리의 관성모멘트(moment of inertia)가 클수록 피치가 나빠지며, 신장이 낮은 경우는 반대가 된다. 즉, 빨리 달리기 위해서 키가 큰 사람은 피치를 높이는 것을 목표로 하고, 키가 작은 사람은 온걸음 길이를 길게 할 것을 목표로 하는 것이다.

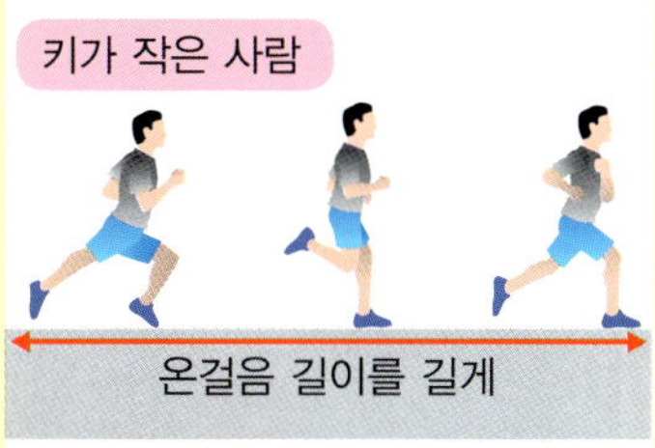

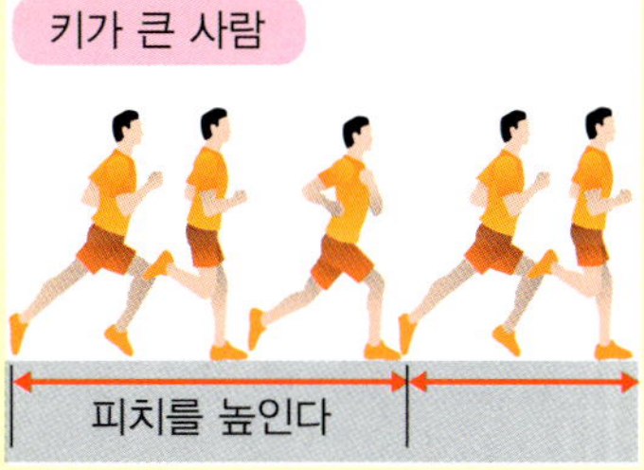

주행 시 관절의 움직임과 근육 활동

주행 시 관절의 움직임과 근육 활동은 보행 시와 약간 다르다.

주행 시 관절의 운동

단거리 주행에서 관절의 움직임을 분석하면 **지지기(support phase, 발부위가 지면에 닿는 시기)**는 한쪽 앞발부위가 지면에 닿으면서 시작하고, 발꿈치가 내려가 발바닥 전체가 지면에 닿고(발꿈치가 지면에 닿지 않은 경우도 있다), 그 다음엔 차례로 양쪽 발이 지면에서 떨어짐으로써, **non-support phase(양쪽 발이 지면에 닿은 시기)**가 된다. **forward recovery phase(발부위가 지면에서 떨어져 있는 시기)**에서는 엉덩 · 무릎관절이 굽힘 되어, 등 뒤의 발부위는 높아지며, 또한 엉덩관절은 굽힘을 계속하여 무릎관절도 최대로 굽힘하고, 몸통보다 앞쪽에 위치하여 발꿈치가 엉덩이 부분까지 가까워진다. 거기에서 무릎관절이 펴져 다시 같은 쪽 발부위가 지면에 닿는다.

이 사이에 팔의 움직임은 다리와 반대가 되며, 골반의 돌림운동도 보행보다 크다.

주행 시 관절의 움직임

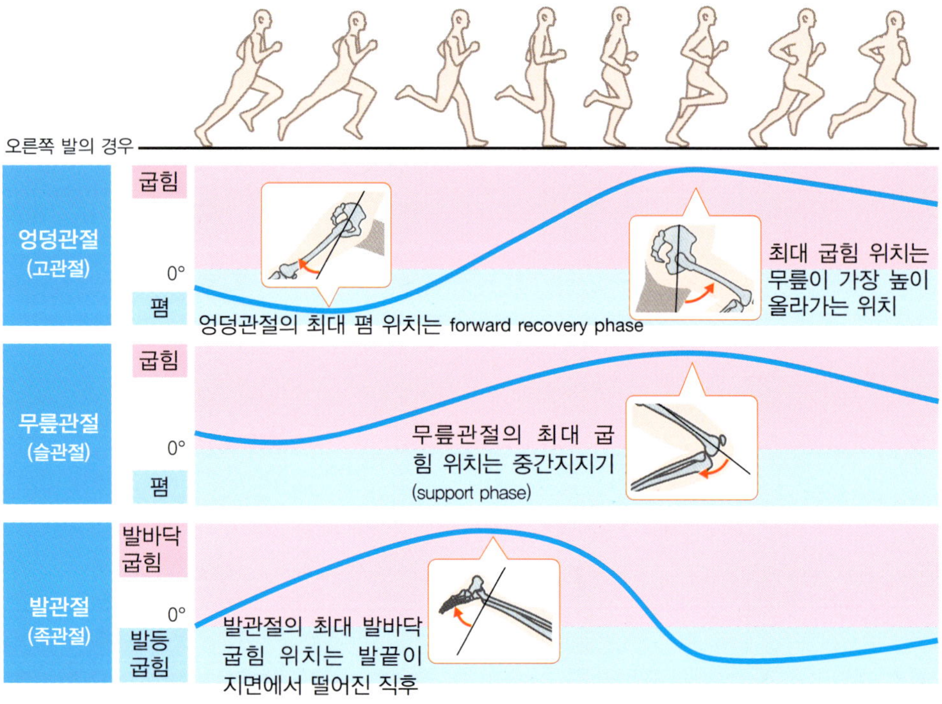

주행 시 근육의 움직임

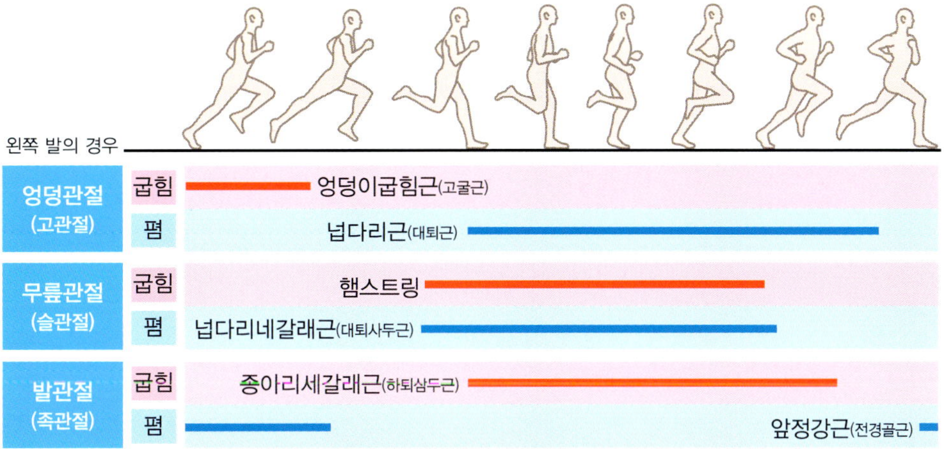

지면에 닿은 직후의 발부위는 밖굽이운동이 일어나며, 그에 따라 종아리는 안쪽돌림 되어 무릎관절은 안굽이 되고, 중간지지기(support phase)에서 발관절은 최대 발등굽힘 위치가 된다.

그 후에 발끝이 지면에서 떨어지면서 발부위에는 안굽이운동이 일어나며, 그에 따라 종아리는 가쪽돌림 되어 무릎관절은 밖굽이 되고, 발끝이 지면에서 떨어진 직후에 발관절은 최대 발바닥굽힘 위치가 된다.

주행 시 근육 활동

큰볼기근과 햄스트링은 forward recovery phase의 마지막에서 초기 지지기(support phase)에 걸쳐 지면에 닿기 전에 감속 기능으로 활동한다.

넙다리네갈래근은 보행에서는 끝흔듦기에서 활동하지만, 주행에서는 보다 조기의 forward recovery phase 중간부터 작용하며, 무릎관절을 폄 시킨다.

종아리세갈래근은 보행에서는 충격 흡수 작용으로서 활동하지 않지만, 주행 시, 지지기(support phase)에서는 원심성 수축에 의해 관절의 발등굽힘을 제한하며, 지지기(support phase) 후반에는 구심성 수축으로 발관절이 발바닥굽힘 되며 발이 떨어진다.

빨리 달리기 위해서는②

허벅지 들기 트레이닝

지금까지 빨리 달리기 위해서는 허벅지를 높이 올려, 발부위를 엉덩이부위로 끌어당기는 훈련이 시행되어 왔다. 그러나 어떤 연구에 의하면 허벅지 올리기 각도와 끌어당기는 각도는 질주 속도와 상관관계가 없다고 한다. 즉, 허벅지 높이 올리기 동작을 목적으로 한 트레이닝은 빨리 달리기 위해 중요하지 않다는 말이 된다.

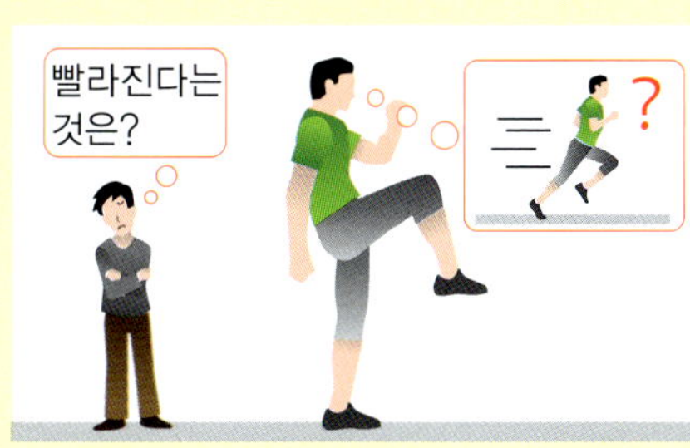

달리기 장애의 발병 요인

달리기 장애는 주법에 따라 장애를 일으키기 쉬운 부위가 달라진다.

달리기 장애는 크게 2가지 유형

건강을 지향하는 분위기가 고조되면서 많은 사람이 조깅을 하거나, 시민 마라톤 대회가 많이 개최됨에 따라서 달리기 인구가 증가하였다. 그에 따라 달리기가 신체에 주는 유용성뿐 아니라 안 좋은 면도 나타나게 되었다. 그것은 **달리기 장애**로, 피로골절이나 염증과 같은 **정형외과질환**과 빈혈이나 월경이상과 같은 **내과질환**으로 나눌 수 있다.

정형외과질환의 달리기 장애의 경우, 조깅에서 갑자기 속도를 높여 주행 거리를 늘려온 경험이 별로 없는 마라톤 애호가에게 많이 발병하고 있다. 또한 정형외과질환은 종류가 많은데, 주로 발 부위에서 무릎관절에 발병하는 통증성 질환이다.

정형외과질환의 달리기 장애

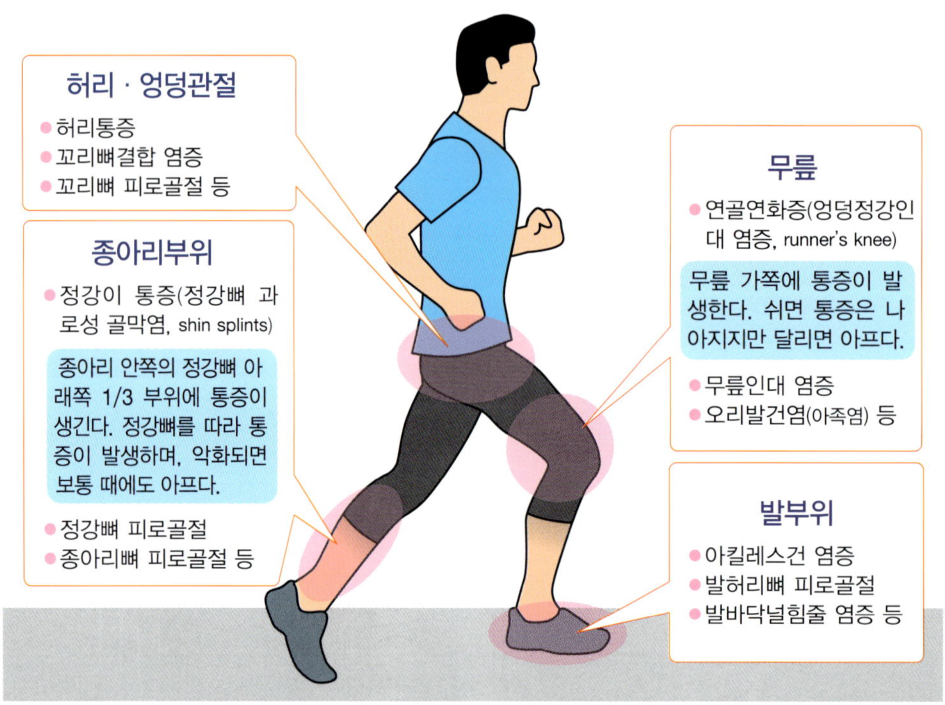

달리기 장애의 원인

주행 시 지지기(support phase)에서는 상반력(→ P.141)의 수직분력이 체중의 3배에 가깝다. 밖굽이에서 안굽이 되어 운동에 수반되는 목말밑 관절의 각도 변화는 12~16°로, 그 움직임이 겨우 0.03초 사이에 일어난다고 한다. 이렇게 주행은 보행보다도 관절이나 근육에 미치는 부하가 크며, 달리기 장애를 일으키는 빈도도 높아진다.

또한 그 발생 요인을 분석하면, 러너 자신이 가지고 있는 문제(**내적 요인**)와 달리기를 시행하고 있는 환경의 문제(**외적 요인**)로 나눌 수 있다.

내적 요인에는 배열 불량, 연령, 성차, 비만 등이 있으며, 외적 요인에는 주행 자세, 주행 거리, 주행로, 신발 등의 문제가 있다.

또한 자신의 신체 상태를 인식하지 않고 자기만의 방식대로 연습을 하거나, 연습 환경의 불충분한 배려 등, 무의식 중에 달리기 장애를 일으키는 경우도 있다.

2가지 유형의 발병 요인

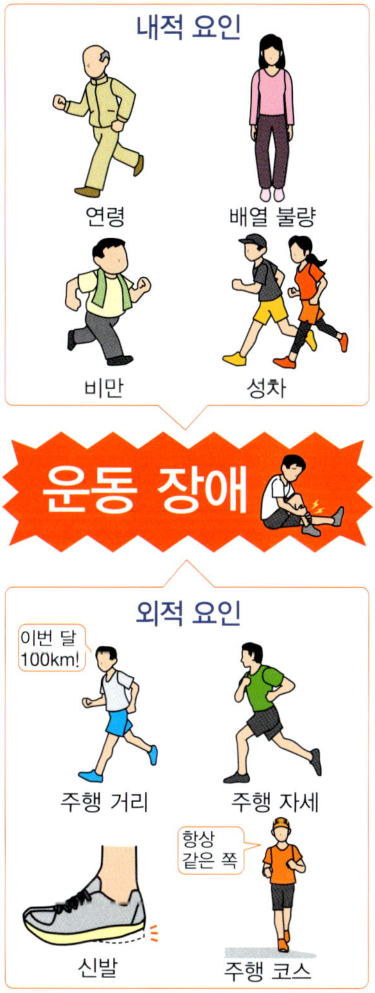

크라우칭 스타트(crouching start)의 이점

정지 상태에서 주행으로 이행하는 스타트 동작은 관성을 이겨내기 위해 큰 힘이 필요하다. 크라우칭 자세(쭈그리고 손끝을 앞쪽 지면에 댄 자세)에서 스타트는 차는 힘이 수평방향으로 작용하여 다리를 수평 가까이에 놓을 수 있으며, 땅을 찬 직후에 크게 폄할 수 있기 때문에 구동에 필요한 수평분력을 얻기 쉽다는 이점이 있다.

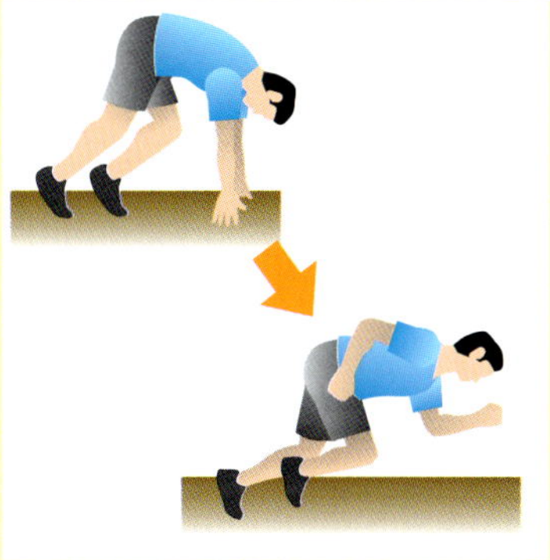

달리기 장애의 내적 요인

연령

30대 후반에 많이 발병하지만, 근육이나 힘줄의 통증성 질환은 40~50대에 많으며, 뼈나 관절의 통증성 질환은 60대부터 증가한다. 조직의 퇴행성 변화(노화 현상)가 계기가 되는 것으로 생각할 수 있다.

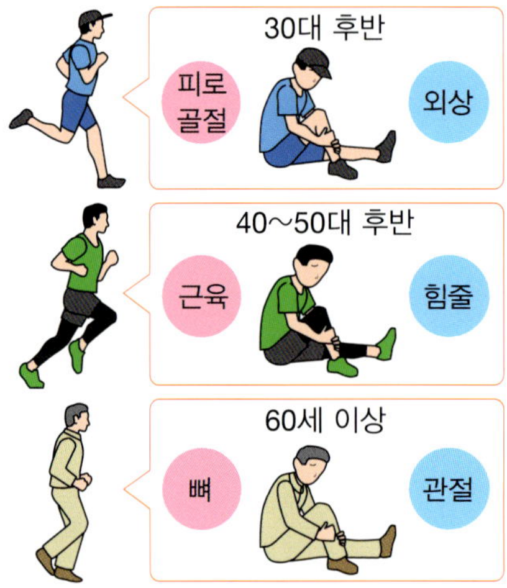

부정렬(malalignment)

O자 다리의 경우, 무릎관절 안쪽에 압박이 집중되기 때문에 그 부위의 연골이나 반달판막에 타격을 주기 쉬우며, 가쪽은 장력이 증가하기 때문에 엉덩정강근막띠(→ P.221)의 염증을 일으키기 쉽다.

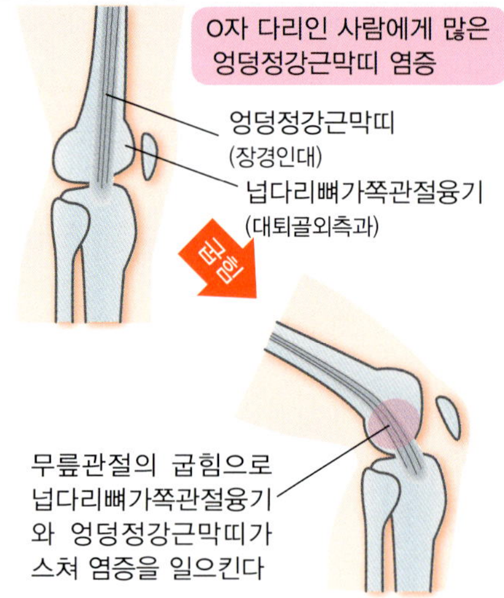

비만

체중의 증가는 다리의 부담을 증가시킬 뿐 아니라 허리 통증의 발생 요인도 된다.

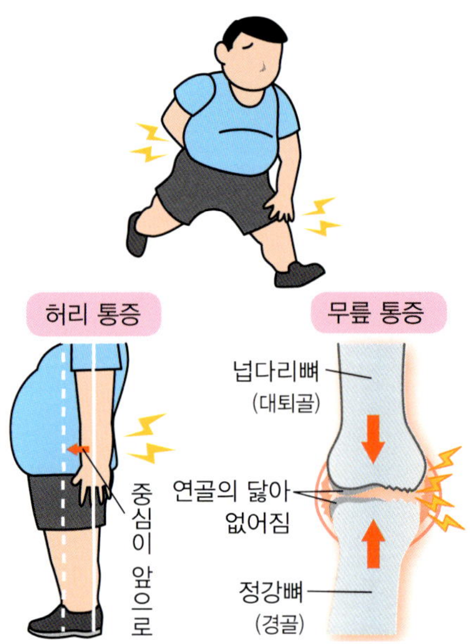

성별 차이

골반이 넓은 여성은 발부위가 가쪽에서 안쪽으로 들어가며 지면에 닿기 때문에 발부위에 부담이 가해지기 쉽다. 또한, 일반적으로 여성은 관절의 과잉된 유연성이, 남성은 단단한 근육이 문제가 되는 경우가 많다.

골반의 남녀 차이

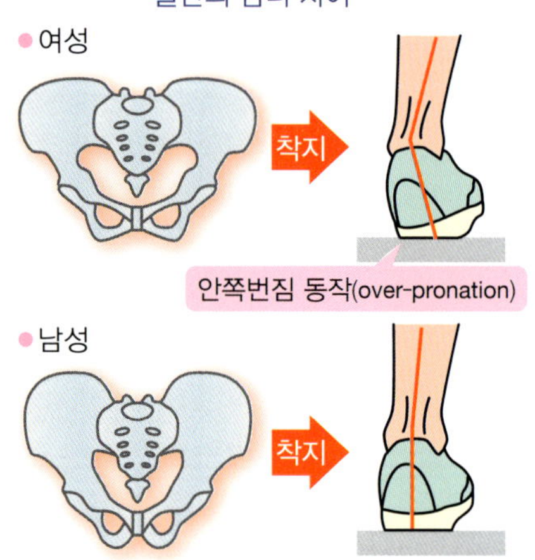

● 달리기 장애의 외적 요인

주행 거리

통계적으로 단위 시간(1개월이나 1주간) 당 주행 거리가 길어지면, 달리기 장애의 발병률이 높아진다.

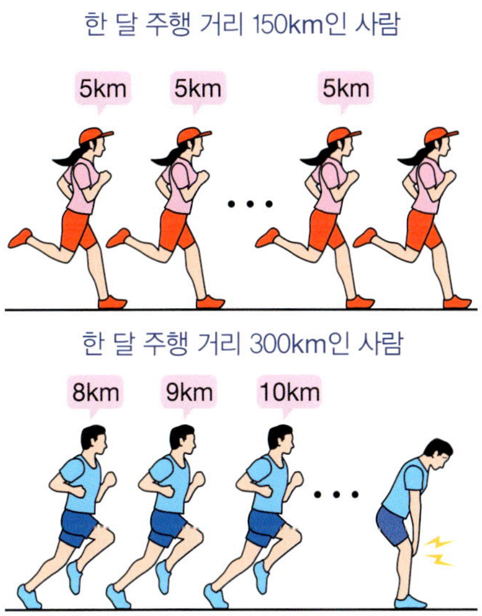

주행 자세

스트라이드(stride) 주법의 러너는 엉덩관절이나 넙다리부위 근육이 파열되는 경우가 많으며, 피치(pitch) 주법의 러너는 종아리뼈의 피로골절이나 발바닥널힘줄염증 등을 발병시키기 쉽다.

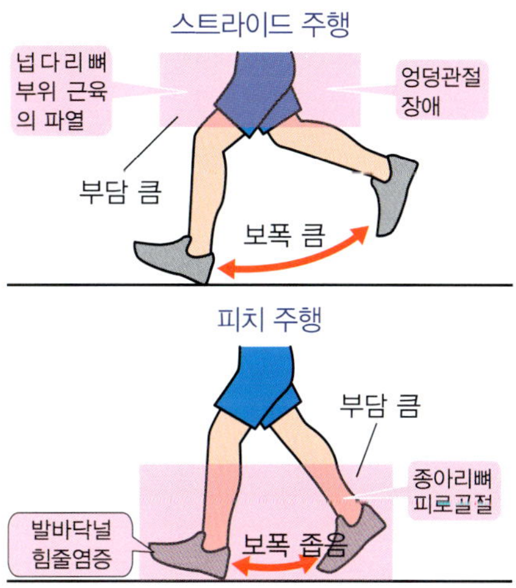

신발

발바닥이 닳은 신발은 상반력 흡수 작용이 감소하며, 신체에 부담을 준다.

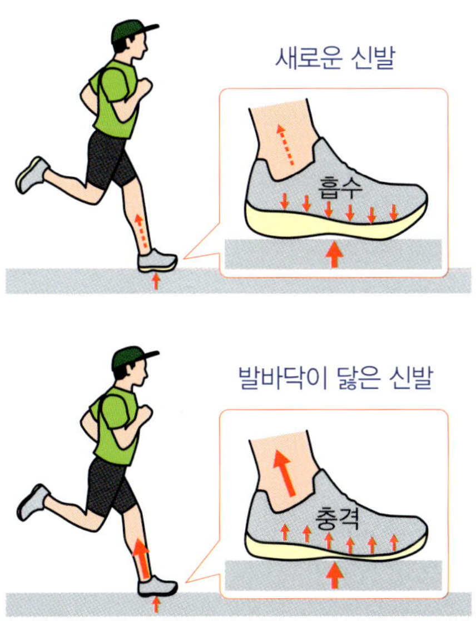

달리기 코스

도로는 갓길을 향하여 아래쪽으로 경사져 있기 때문에 항상 같은 쪽 갓길을 주행하면, 가쪽 다리와 안쪽 다리가 받는 부담의 균형이 깨진다.

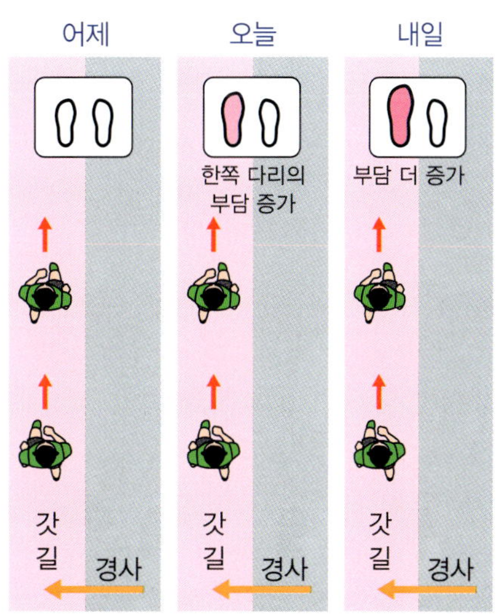

주행 거리 제한

신체가 과사용 상태가 되지 않기 위해서는 주행 거리를 제한하는 것이 중요하다.

일본임상스포츠의학회는 달리기 장애와 주행 거리를 조사한 결과, 달리기 장애 예방을 위한 하루 주행 거리의 표준을 중학생은 5~10km(한 달 200km), 고등학생은 15km(한 달 400km), 대학생 · 직장인 운동팀(works team)은 30km(한 달 700km)가 되도록 설정하였고, 중년은 한 달 200km 이내가 바람직하다고 말하고 있다.

● 달리기 장애 예방의 일반적인 주의 사항

주행 전 충분한 워밍업과 스트레칭을 한다.

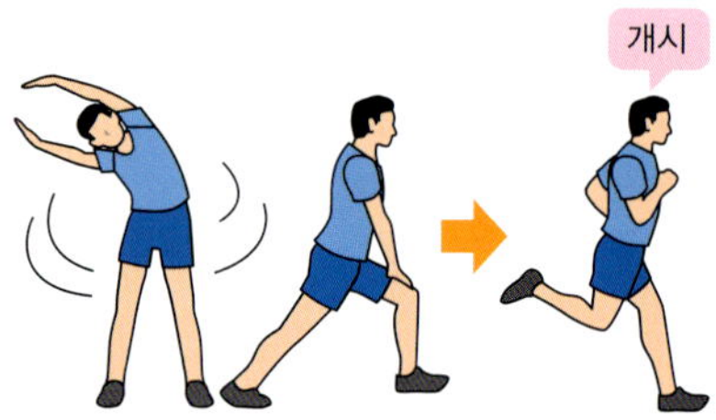

주행 후 쿨다운(cool down)과 스트레칭, 그리고 과거에 장애가 있었던 경우는 그 부위를 냉찜질한다.

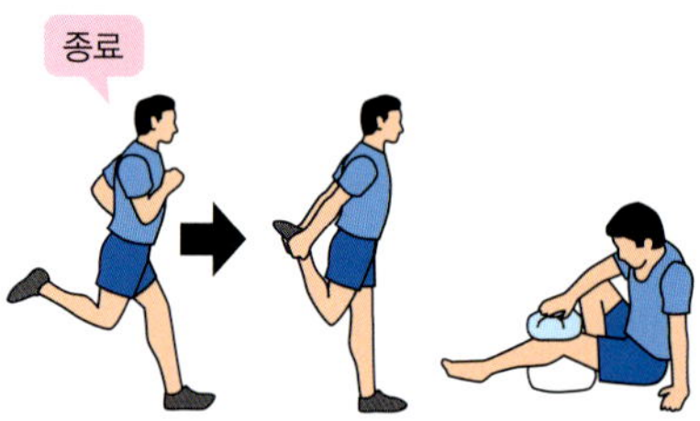

장거리를 주행한 후에는 충분한 휴식을 취하도록 주의한다.

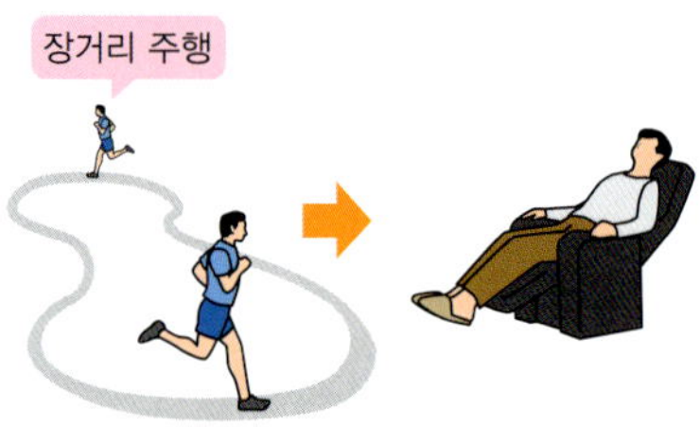

러닝화는 발 모양에 맞고, 발바닥이 두껍고 발꿈치 부위가 튼튼하게 잘 만들어진 것을 선택한다. 또한 신발의 바닥 수리는 수시로 하며, 주행 거리 500km를 기준으로 교환한다.

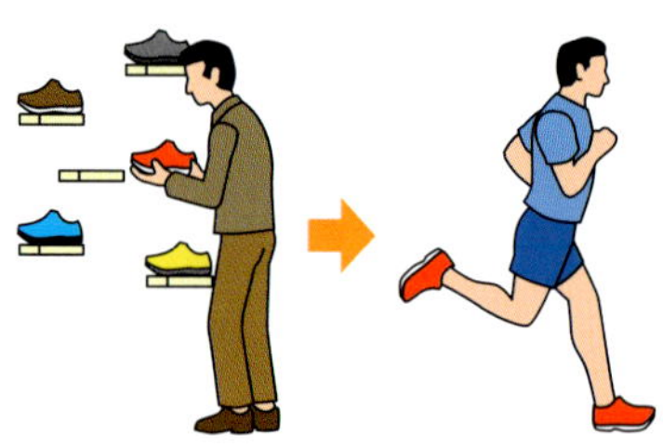

달리기 장애의 대처법

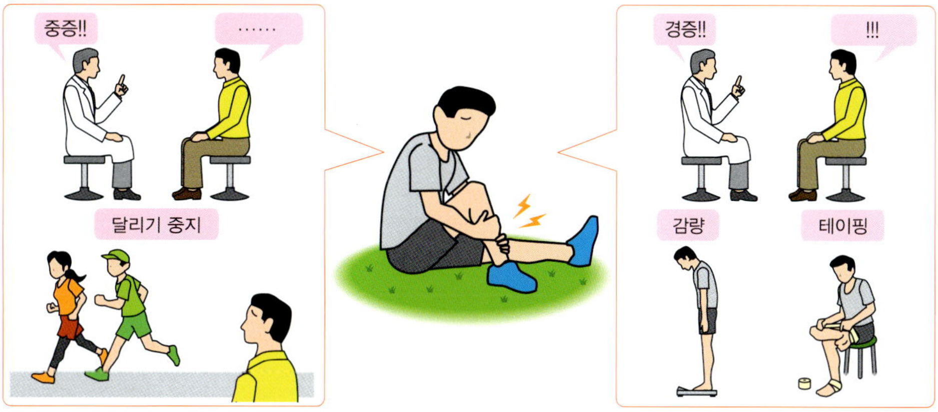

달리기 장애의 개선

달리기 장애는 질환에 따라 치료법이 달라진다. 상세한 사항은 제4장에서 기술하겠지만, 기본적으로 통증이 계속되면, 또는 통증이 심한 경우는 스포츠의학 정형외과의의 진단을 받아야 한다. **통증의 원인 질환을 확실하게** 해야 할 필요가 있으며, 질환이나 중증도에 따라서는 달리기를 완전히 중지하지 않으면 안 되는 경우도 있다.

경증의 경우는 그 질환을 일으킨 내적 요인에 착안하여 치료를 시행한다. 즉, 비만이라면 체중을 감소시키고, 자세 불량인 경우는 구두의 안창에 대해서 고안하거나 테이핑 등에 의한 대응이 효과적인 경우가 많다.

또한, 근력 저하가 문제라고 생각되는 경우는 환부의 통증을 유발시키지 않는 방법으로 근력 강화 운동을 할 필요가 있으며, 근육이나 관절의 경화가 문제라고 생각되는 경우는 충분한 스트레칭이 필요하다.

러닝화의 영향

주행 착지 시 충격 흡수 작용은 신발의 바닥 두께에 영향을 받아, 9mm 얇아지면 80kg 증가한다고 알려져 있다. 발꿈치 주위는 '힐 카운터(heel counter)'라고 하며, 착지 시 발의 회전을 조절하고, 이 부분이 너무 부드러우면 발부위의 움직임이 과잉해지며, 달리기 장애를 일으킬 수 있는 요인이 된다.

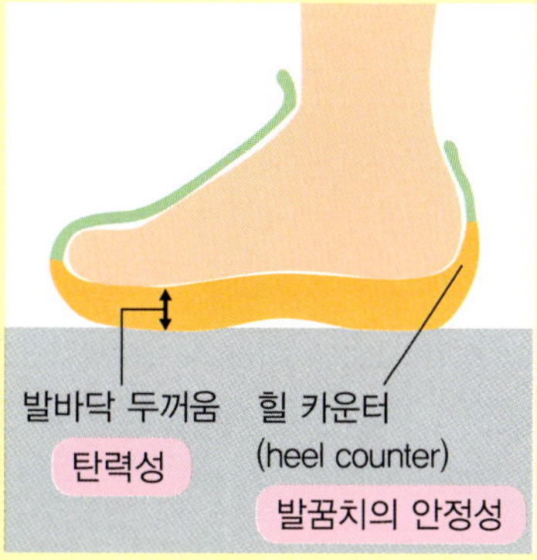

높이 뛰기 위한 동작

웅크리는 동작과 흔들어서 들어 올리는 동작은 높게 뛰기 위해 중요한 동작이다.

웅크리는 동작

높이 뛰기 직전에 다리 관절을 깊게 굽힘하여 **웅크리는 동작**을 행하는 것이 자연스럽다. 실제로 높이 뛰기 위해서는 도약 시 지면에서 반작용의 힘을 높일 필요가 있다. 도약 전에 웅크리는 동작을 시행하면 반작용의 힘은 감소하지만, 다리를 폄함으로써 처음부터 웅크리고 도약하는 것보다 더 큰 반작용을 얻을 수 있다.

또한 웅크리는 동작에 의해 다리 근육이 한 번 **원심성 수축**(→ P.130)을 일으키고, 빨리 **구심성 수축**으로 변하는 수축양식이 된다(**스트레치 · 쇼트닝 · 사이클**). 이 작용에 의해 원심성 수축 시 근력을 새롭게 일어날 수 있게 함과 동시에 늘어난 근육이나 힘줄이 돌아오려고 하는 **탄성 에너지**를 이용할 수도 있다.

웅크리는 동작

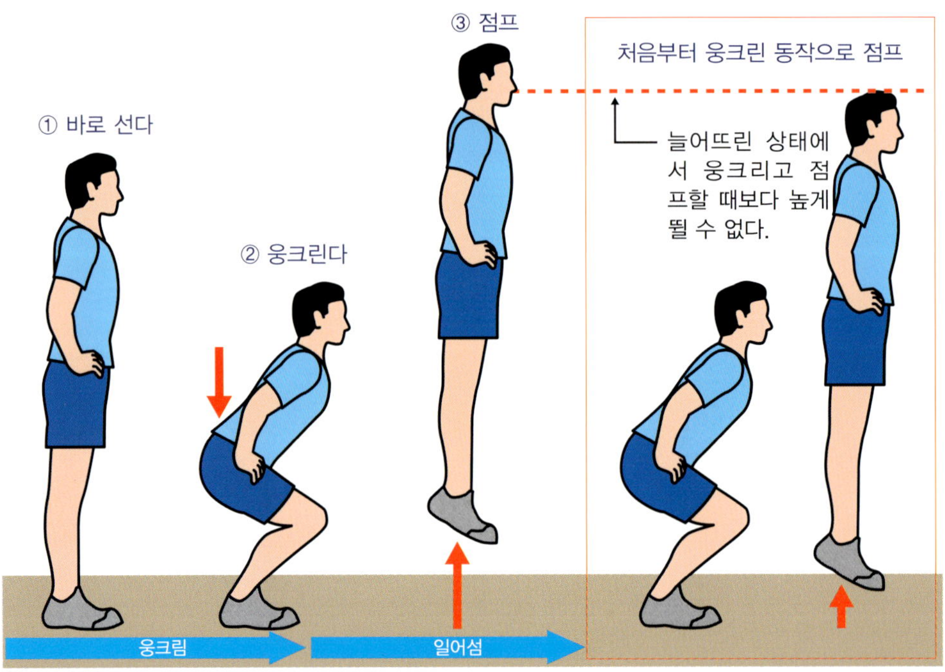

흔들어서 들어 올리는 동작

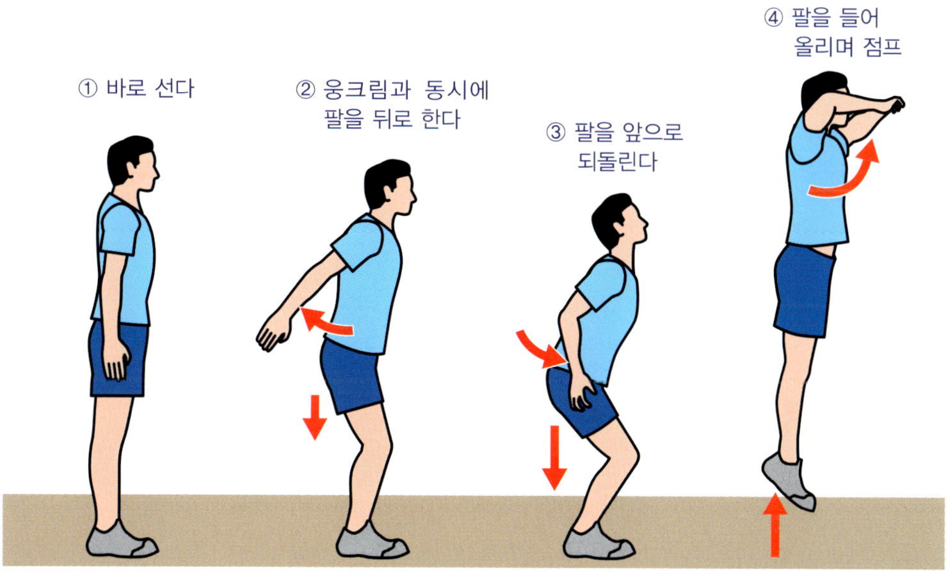

팔을 흔들어서 들어 올리는 동작

높게 뛰려고 할 때는 웅크리는 동작과 함께 팔을 흔들어서 들어 올리는 동작도 자연스럽게 시행된다. 이것은 **흔들어서 들어 올리는 동작**으로, 도약 전에 다리가 폄과 동시에 양팔을 몸 뒤에서 앞으로 힘있게 흔들어서 들어 올리는 동작이다.

흔들어서 들어 올리기 동작을 시행하면 웅크리기 동작과 마찬가지로 한 번 지면에서 반작용 힘이 감소되고, 그 후에 증가한다. 그러나 팔의 중량이 가볍기 때문에 큰 반작용은 기대할 수 없다. 때문에 흔들어서 들어 올리기 동작의 회전 속도를 높임으로 생기는 **원심력**을 이용하고 있다.

구체적으로는 팔이 뒤쪽에서 아래에 위치했을 때의 아래 방향 원심력을 도약 동작의 반작용 증가로 전환시키고 있다.

플라이오 매트릭스(plyometrics)

바로 도약하는 것보다 높은 받침대에서 뛰어내려 도약하는 것이 더 높게 뛸 수 있다. 지면으로부터의 반작용을 더 크게 할 뿐 아니라 근육의 스트레치 · 쇼트닝 · 사이클(stretch · shortening · cycle)의 효과를 더 높일 수 있기 때문이며, 트레이닝의 세계에서는 '플라이오 매트릭스(plyometrics)'라고 불리는 방법이기도 하다.

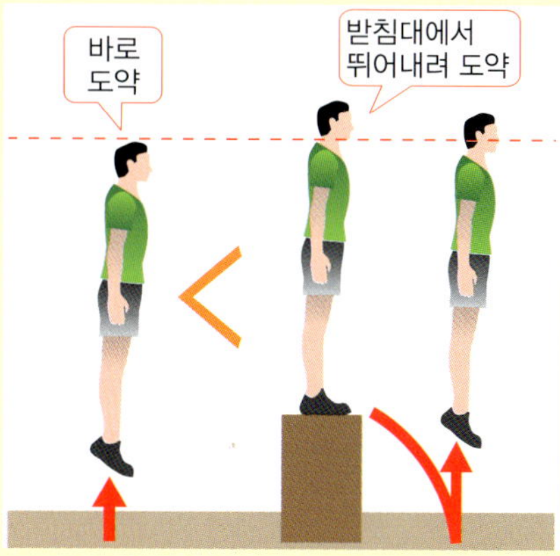

안전한 착지 동작

도약 후 착지 동작은 만성 스포츠 장애의 원인이 된다.

착지의 중요성

높은 곳에서 뛰어 내리면, 착지 시 큰 충격을 받는다. 자신의 힘뿐 아니라 도약했을 때의 착지에서 1회의 충격은 그다지 크지 않지만, 반복되면 신체에 부여하는 스트레스가 크며, **만성 스포츠 장애의 원인**이 된다.

또한, 무릎관절의 **앞십자인대 손상**(→ P.206)은 농구의 착지 동작에서 다발하며, 안전한 착지 동작의 습득은 스포츠 장애 예방의 포인트이기도 하다.

물체에 가중된 힘과 그 힘이 작용하는 시간의 곱을 **'충격량(impulse)'**이라고 하며, 어떤 높이까지 도약하는 데 필요한 충격량은 그 높이에서의 착지 동작에 필요한 충격량과 같다. 착지 시 충격(힘)을 저하시키기 위해서는 힘이 작용하는 시간을 연장할 필요가 있다.

구체적으로는 착지 시 다리관절을 깊게 굽힘하며, 발부위가 접지하고서 신체가 멈출 때까지의 시간을 가능한 길게 늘이는 것이 좋다.

충격량과 착지 시의 충격

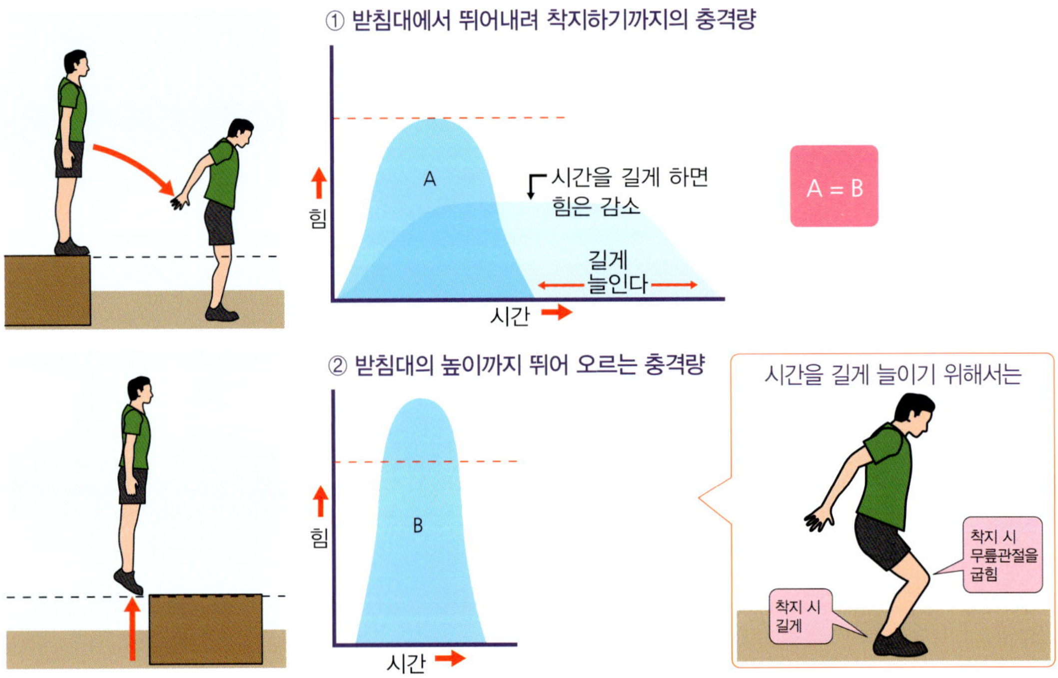

착지 시 불량한 동적 정렬

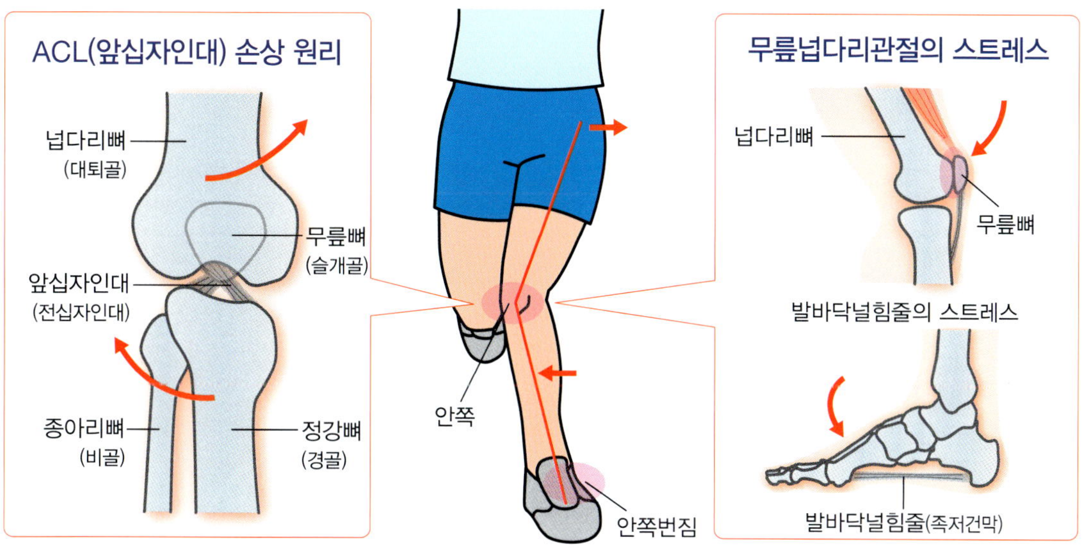

동적 자세의 수정

착지 시 자주 볼 수 있는 불량한 동적 자세로서 발끝이 가쪽을 향하고, 발부위가 안쪽번짐 되어 종아리가 안쪽으로 쓰러지며, 무릎관절이 안쪽으로 들어와 안굽이 되면서 굽힘 되는 형태가 있다.

이러한 자세로 착지 동작을 반복하면 **발바닥널힘줄이나 무릎넙다리관절에 스트레스**를 부여하여 만성 스포츠 장애의 원인이 될 위험성이 있다.

또한, 한쪽 다리로 착지할 때 이러한 자세를 취하면 충격을 흡수하지 못하고, 강제로 무릎관절을 안굽이 시키며, 앞십자인대 손상의 원인이 되는 경우가 많다.

착지 시 불량 자세 교정에는 밸런스 보드 등의 균형 훈련이나 엉덩관절 벌림근(중간볼기근)의 강화, 거울을 이용한 착지자세의 자세 교정 등이 시행된다.

동물의 높이뛰기

동물이 그 위치에서 바로 도약할 때, 캥거루는 240cm, 개구리가 23cm, 메뚜기가 20cm, 벼룩이 15cm라고 한다. 그러나 몸길이 비율로 비교하면, 캥거루가 0.5배인데 비해 벼룩은 100배로 벼룩이 이긴다고 한다. 높이뛰기를 잘하는 동물은 상대적으로 다리가 길고 날씬한 체형인 것이 특징이다.

앞으로 구부리는 동작과 웅크리기 동작

들어 올리기 동작에서는 허리부위 폄근육무리의 부담 경감으로 요통을 예방합니다.

허리부위에 실리는 부하

무거운 물건을 들어 올리는 **동작(lifting)**은 일상생활이나 노동 중에 시행되며, 전신의 많은 근육이 참여하고, 특히 허리부위에는 큰 압박이나 장력(tension), 전단력(shearing force)이 발생한다. 때문에 미국에서는 **가장 위험한 요통 발생 인자**로 생각하고 있다.

정적 평행의 가설에서는 체중의 25%의 중량을 들어 올릴 때, 2번 허리뼈에 실리는 압력을 추정하면 체중의 약 4배라고 말하고 있다. 요통 예방을 위해서는 그 부하에 의한 허리부위 폄근육무리의 부담을 조금이라도 감소시킬 필요가 있다.

들어 올리기 동작 시 근육 활동

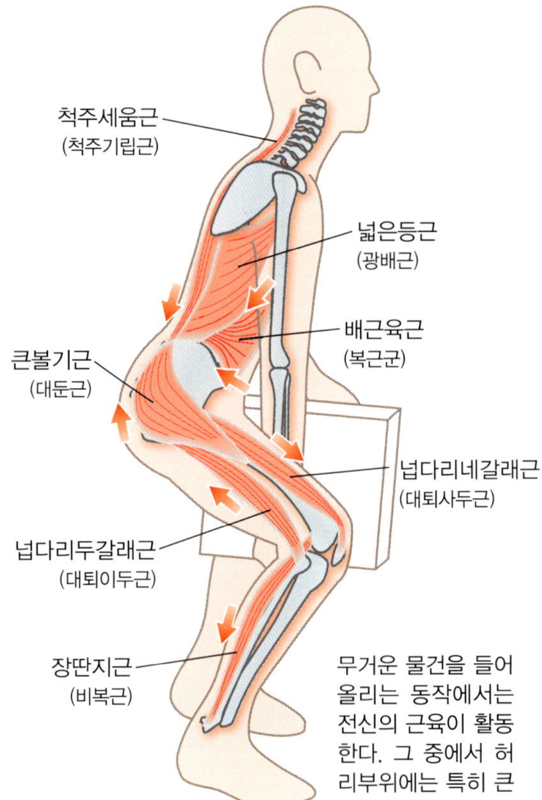

무거운 물건을 들어 올리는 동작에서는 전신의 근육이 활동한다. 그 중에서 허리부위에는 특히 큰 힘이 실린다.

들어 올리기 동작과 배 안의 압력

숨을 참고 배근육을 수축시킴으로써 배 안의 압력을 높이면 허리뼈의 부담이 경감된다는 설이 있다. 긍정론 · 부정론 둘 다 있지만, 들어 올리기 동작 시 배근육을 강하게 수축시키는 것은 코르셋과 같은 효과를 내어 허리뼈를 안정화시키기 때문에 들어 올리기 동작 시 배근육을 강하게 수축시키는 의의는 높다고 할 수 있다.

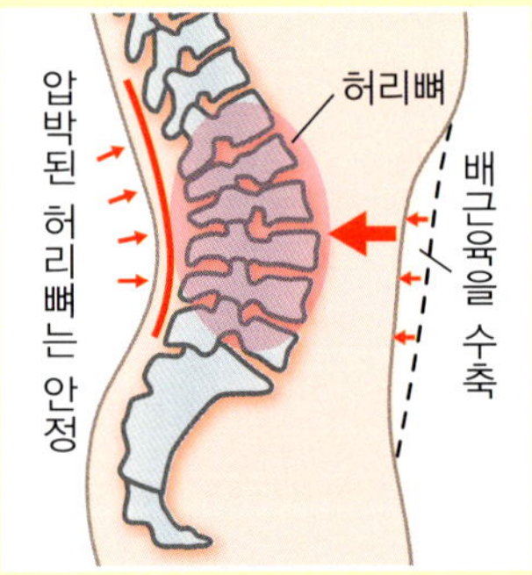

2종류의 들어 올리기 동작

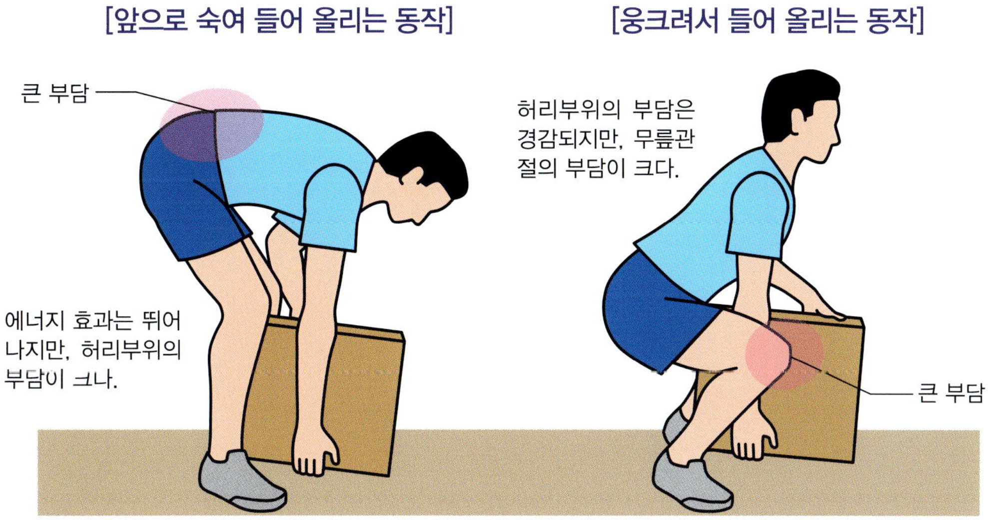

안전한 들어 올리기 동작

들어 올리기 동작은 사람에 따라 다르지만, 대조적인 들어 올리기 동작으로서 **'앞으로 숙여 들어 올리는 동작'**과 **'웅크리고 들어 올리는 동작'**이 있다. 허리부위의 부담 경감이라는 시점에서는 '웅크리고 들어 올리는 동작'이 뛰어나지만, 무릎관절의 부담이 크다. 또한 에너지 효율 면에서는 '앞으로 숙여 들어 올리는 동작'이 뛰어나다.

이렇게 '이상적인 들어 올리기 동작'이라는 확립된 방법은 없지만, 오른쪽 표와 같이 고려해야 하는 몇 개의 포인트가 있다.

또한, 요통을 앓았거나 앓고 있는 사람은 자신의 한계를 알고, 가능하다면 물건을 분산하거나, 기구를 사용하거나, 여러 번에 걸쳐 시행해야 한다.

● '들어 올리기 동작'의 포인트

- 물건은 가능한 신체에 밀착시킨다.
- 허리뼈의 생리적 앞굽이(→ P.77)을 유지하여, 극단적인 굽힘 · 폄은 피한다.
- 가능한 천천히 같은 속도로 진행한다.
- 양다리를 벌려, 지지 바닥면을 적당히 넓게 유지한다.
- 가능한 돌림이나 가쪽굽힘 요소가 부가되지 않도록 한다.
- 엉덩 · 무릎관절의 폄근육무리를 충분히 참가시킨다.

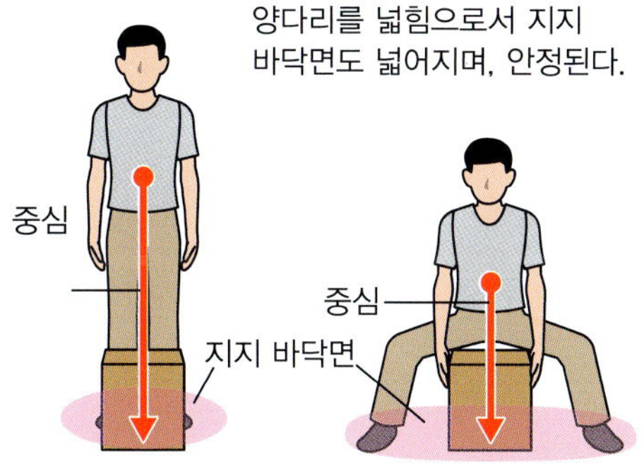

야구의 투구 동작

물건을 던지는 동작은 어깨와 팔꿈치의 부담이 크며, 장애를 일으키기 쉽다.

투구 과다에 의한 어깨 · 팔꿈치의 장애

'던지기'는 격투기에서 상대를 던지는 동작을 뜻하는 표현이기도 하지만, 일반적으로는 **손으로 물건을 멀리 던지는 동작**을 말한다.

스포츠에서 던져진 공, 포환, 창, 원반, 해머 등은 포물선을 그리고 날아간다. 던지기 동작은 종목에 따라서 큰 차이가 있으며, 같은 공을 던지는 동작이라도 야구, 소프트볼, 농구 등, 경기에 따라서도 달라진다.

던지기 동작은 전신운동이지만, 신체의 사용법이 나쁘면 어깨에 장애를 발생시킬 수도 있다. 특히 야구의 투수는 **투구 과다**에 의한 어깨나 팔꿈치 장애가 발병하기 쉽다. 때문에 야구의 투구 동작은 의학적인 해석도 시행되고 있다.

투구 동작의 시간적인 분류

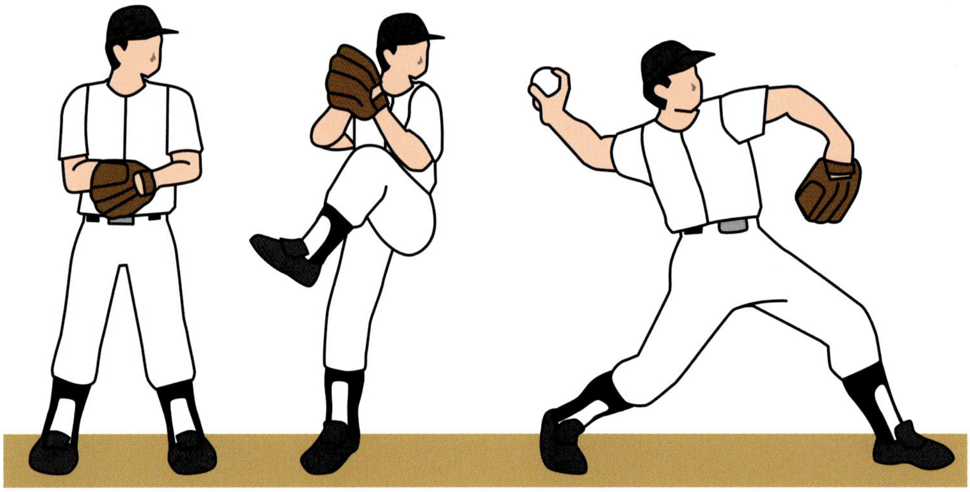

와인드업(wind up)

투구 동작 시 지지하지 않은 다리(오른쪽으로 던지면, 왼쪽 다리)의 무릎이 가장 높게 올라가는 점까지를 말하며, 공이 아직 글러브 안에 있는 시기이다.

코킹(cocking)

와인드업에 이어서 투구하지 않는 쪽 손에서 공이 떨어지고 투구하는 쪽 어깨가 최대 top position이 될 때까지를 말한다. 도약하는 발이 지면에 닿을 때까지를 '얼리 코킹(early cocking)', 그 후를 '레이트 코킹(late cocking)'으로 나누는 경우도 있다.

포환 던지기, 창 던지기

[포환 던지기]

던지는 방향으로 등을 돌려 웅크리는 자세를 취하는 '글라이드(glide) 투법'이 특징. 허리부위의 부담이 크다.

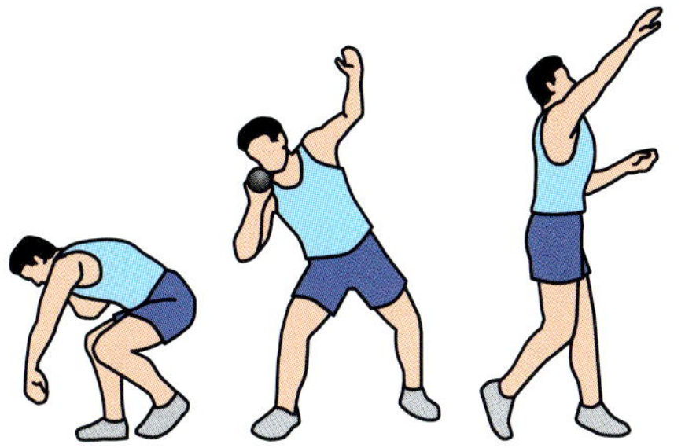

[창 던지기]

팔꿈치에서 손목 관절로의 부담이 크다.

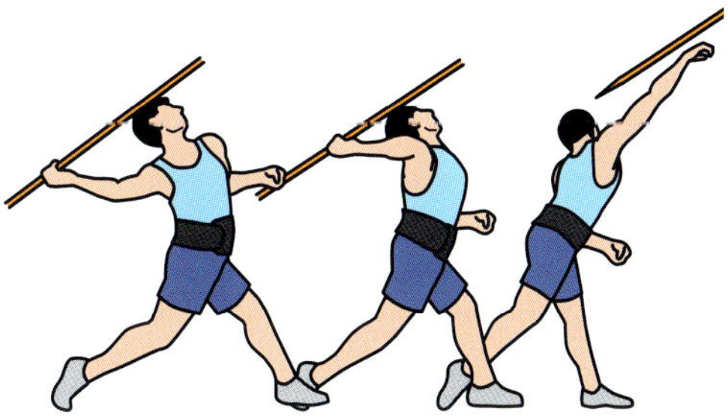

투구 동작의 발달

투구 동작은 전신운동이지만, 성장과 함께 숙련된 투구 방법으로 발달되어 왔다. 2세경에는 팔만 사용하여 던지는 방법으로, 4세경이 되면 양쪽 다리를 벌리고 상체를 사용하여 조금 쓰러질 것 같은 투구 방법이 되며, 7세경부터는 뒤쪽으로 팔을 올려 투구하지 않는 쪽의 다리를 내밀며, 몸통의 돌림과 전신운동을 사용한 투구 방법으로 변화 하였다.

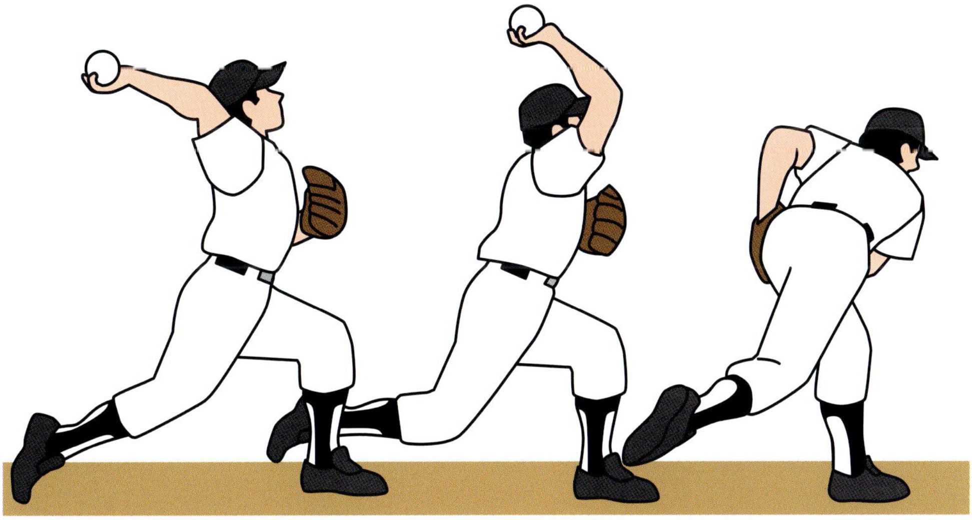

가속단계(acceleration)

코킹에 이어 어깨관절이 급속하게 모음 · 안쪽 돌림되어 공이 손에서 떨어지기까지를 말한다. 시간으로 보면 메이저리그(MLB)의 투수가 평균 50msec(밀리세컨드. 1000분의 1초)라고 한다.

폴로 스루(follow through)

공이 손에서 떠나며, 투구 동작이 종료되기까지를 말한다.

투구 동작의 근육 활동

투구 동작에서 관절이나 근육의 움직임은 각각의 단계에서 달라진다.

투구단계(throwing phase)에서의 움직임과 근육 활동

투구 동작의 초기 동작인 **와인드업(windup)**은 어깨관절 주위의 근육 활동이 낮다.

다음 동작인 **코킹(cocking)**에서는 **top position**으로 이행하기 위해서 어깨뼈가 모음 되고, 어깨관절은 벌림 · 가쪽돌림 · 수평폄(수평면상에서 어깨가 뒤쪽으로 당겨진다) 되며, 팔꿉관절은 굽혀진다. top position에서는 어깨관절의 가쪽돌림이 외관상 150~160°가 되지만, 이것은 등뼈의 폄과 어깨뼈의 뒤경사도 포함되어 있다. 그리고 top position의 유지를 위해서 가시위근 · 삼각근 · 가시아래근 · 작은원근이 수축된다.

Top position의 근육 활동

[Top position]

가시위근 · 세모근 · 가시아래근 · 작은원근이 수축됨으로써 top position을 유지한다.

[Top position에서 가속단계까지]

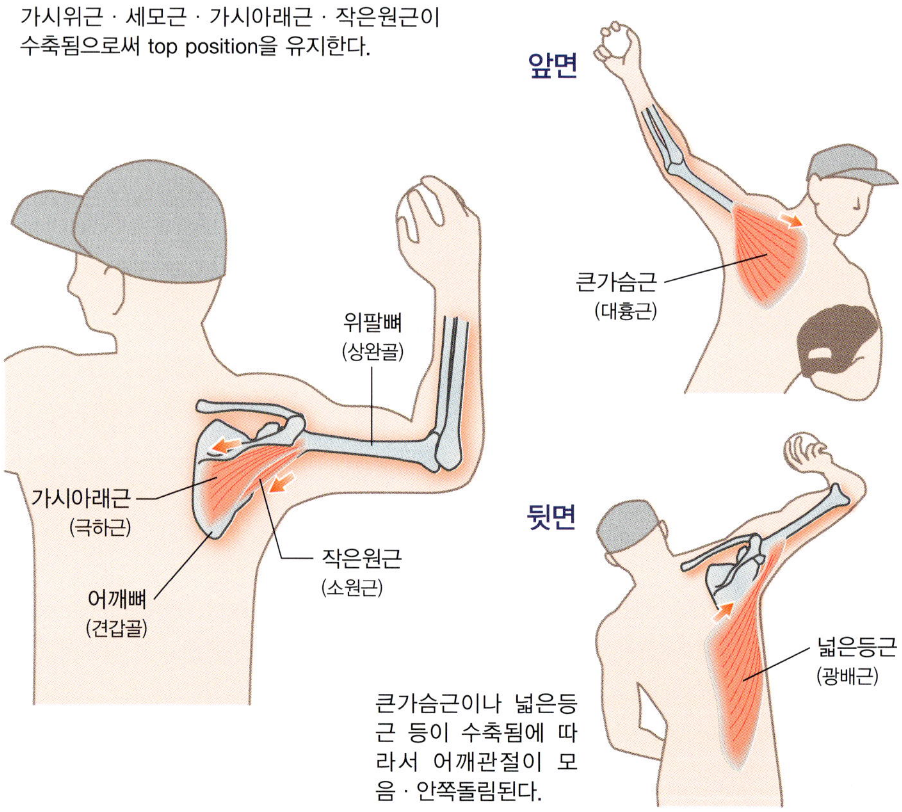

가속단계(acceleration)에서는 어깨뼈가 위쪽돌림 · 벌림 되며, 어깨관절은 폄 · 모음 · 안쪽돌림 되고, 팔꿉관절은 펴진다. 앞톱니근 등의 어깨뼈 주위 근육은 강하게 수축되며, 어깨관절을 모음 · 안쪽돌림시키는 아래밑근 · 넓은등근 · 큰가슴근도 수축된다.

마지막 **폴로 스루(follow through)**에서는 가속도의 움직임이 계속되지만, 볼 릴리스(ball release) 후에는 운동이 급속하게 감속된다. 공은 떨어져 있지만, 세모근 · 어깨아래근 · 가시위근 · 가시아래근 등의 수축은 강하다.

투구 동작 시 에너지 전달

투구는 효율성 있게 공에 운동에너지를 전달하는 동작이라고 할 수 있다.

투구 동작은 팔만으로 시행하는 것이 아니라 다리 · 몸통에서 발생한 에너지를 효율성 있게 팔에 전달할 필요가 있다. 때문에 다리 먼쪽 부위로부터의 운동이 다음 부위로 전달되어 공에 전달되기까지 앞 부위의 속도가 가장 높아졌을 때 다음 운동을 시작하도록 하는 **연쇄운동**이 이상적이다.

그러나 실제 투구 동작을 분석하면 앞 부위가 최대 속도가 되기 전에 다음 운동이 시작되고 있다. 이것은 근육의 반동을 사용하는 **'스트레치 · 쇼트닝 · 사이클(stretch · shortening · cycle, SSC)'**을 이용하고 있기 때문인 것으로 생각할 수 있다.

연쇄운동

[이상적인 연쇄운동]

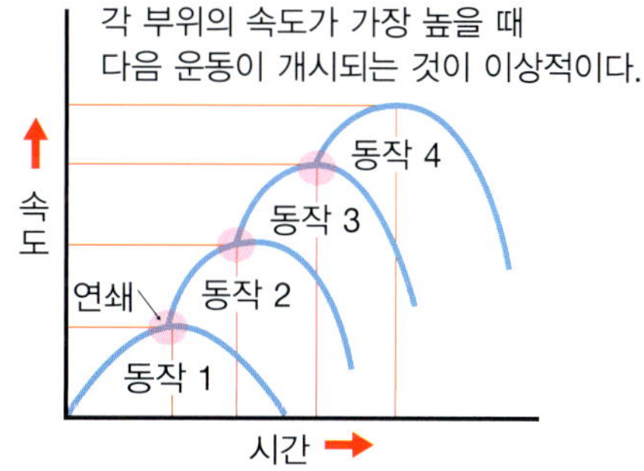

[실제 투구 동작]

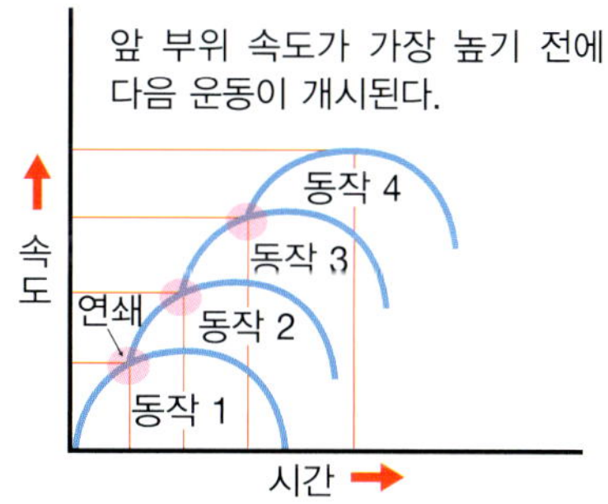

투구 동작과 안정화 기구

투구 동작은 전신운동이지만, 특히 어깨위팔관절의 큰 가동영역을 필요로 한다. 때문에 어깨 장애를 발생시키지 않기 위해서는 안정화 기구(→ P.15)가 중요한 역할을 담당한다. 실제로는 정적 안정화 기구인 관절주머니에 있는 신경 말기의 정보로 동적 안정화 기구인 근육의 수축을 조절하고 있다고 생각할 수 있다.

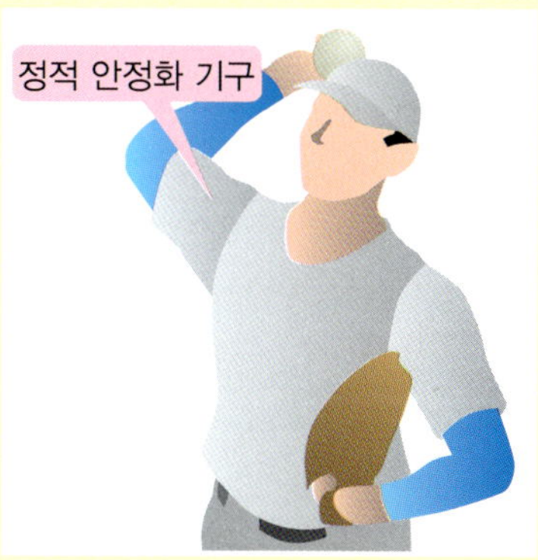

투구 동작별 문제점

부담을 주는 부위는 투구 동작별로 달라진다.

코킹(cocking) 시 문제

투구는 어깨관절에 부담이 실리는 동작이며, **과하거나 잘못된 사용**에 의해 **투구장애어깨**(→P.182)를 발병시키는 경우가 있다.

레이트 코킹(late cocking)에서 위팔뼈머리에는 관절오목에 대해 앞쪽으로 변위되는 힘이 가해지며, 앞쪽으로 불완전 탈구 되려고 하기 때문에 어깨아래근의 부착부에서의 손상이나 염증, 앞쪽관절테두리(관절순), 관절위팔인대의 염증 · 이완 · 단열이 생기는 경우가 있다. 이것이 투구 시 위팔뼈머리 앞쪽으로의 안정화를 초래하게 되며, 결과적으로 앞쪽 불완전 탈구 경향이 **부리어깨봉우리활**(건

과각 형성과 충돌(impingement)

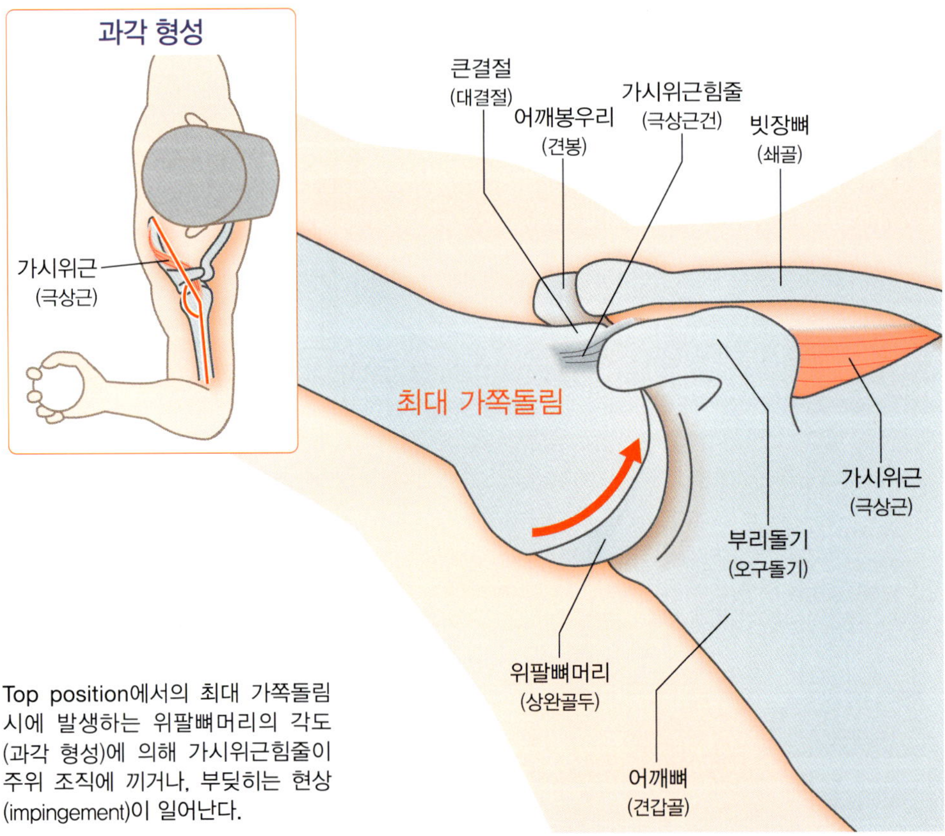

Top position에서의 최대 가쪽돌림 시에 발생하는 위팔뼈머리의 각도(과각 형성)에 의해 가시위근힘줄이 주위 조직에 끼거나, 부딪히는 현상(impingement)이 일어난다.

판 위층에 있는 뼈와 인대)에 의한 건판의 압박을 일으킨다.

Top position에서는 팔꿈치가 어깨평면(→ P.122)보다 뒤쪽으로 많이 당겨지며, 최대 가쪽돌림이 발생하면 위팔뼈머리는 뒤쪽 위로 관절테두리에 접촉하는 것과 같은 각도를 형성한다. 이러한 위치는 '**과각 형성**'이라고 불리며, 가시위근힘줄의 심층면이 **관절오목 뒤위쪽모서리**와 **위팔뼈큰결절**(위팔뼈 가까운 쪽의 가쪽에 있는 융기부)과의 사이에 끼는 현상을 볼 수 있다.

제 3 장

가속단계(acceleration) 시 문제

건판 기능이 저하되면, 가속단계로 수평벌림 위치로부터의 빠른 모음과 과도한 가쪽돌림 위치로부터의 안쪽돌림에 대해 뼈머리를 관절오목에 유지할 수 없게 되어, 뼈머리의 불안정이 발생한다. 때문에, 건판은 부리어깨봉우리활로 압박, 마찰을 받으며, 충혈이나 유종이 생긴다. 이러한 건판이나 활액주머니(관절의 미끄러짐을 매끄럽게 하는 조직)의 염증이 만성화되면, 비가역적인 비후(irreversible hyperplasia)나 유착과 같은 변화가 생기며, 활액주머니가 충분하게 미끄러지지 않게 된다.

또한 가속단계에서는 신체의 중심이 앞쪽으로 이동하며, 몸통이 돌림될 때 위팔두갈래근 긴머리힘줄에 부담이 실려, 염증이 생긴다.

폴로 스루(follow through) 시 문제

공이 손에서 떨어진 직후는 팔의 움직임이 급격히 감속되었기 때문에 관절 뒤쪽 구성체에 큰 부하가 실리며, 가시아래근을 중심으로 **건판염**이나 **건판부전단열**이 생긴다. 또한 위팔두갈래근긴머리힘줄에도 장력이 실리기 때문에 그 부착 부위인 **위쪽관절테두리에도 손상**이 생기기 쉽다.

후반에는 어깨관절이 안쪽돌림됨과 동시에 위팔뼈머리가 뒤쪽으로 뒤틀려 있기 때문에 위팔뼈머리에는 뒤쪽으로 **불완전 탈구** 되려는 힘이 작용한다. 그 결과, 뒤쪽 관절주머니나 관절테두리에 장력이 부가되며, 같은 부위의 염증 · 이완 · 단열을 일으켜, **위팔뼈머리의 불안정성**을 일으키거나, **관절오목아래모서리의 뼈 증식**을 초래한다.

잘못된 관절 사용

투구장애어깨와 같은 운동장애는 너무 많이 사용한(과사용 : overuse) 것이 원인이라고 할 수 있는데, 자세의 흐트러짐이나 기술 부족에 의해 어깨관절에 부담을 주는 '오사용'도 큰 원인이라고 생각할 수 있다. 전신을 잘 사용하여 어깨위팔관절에 과부하가 걸리지 않도록 해야 한다.

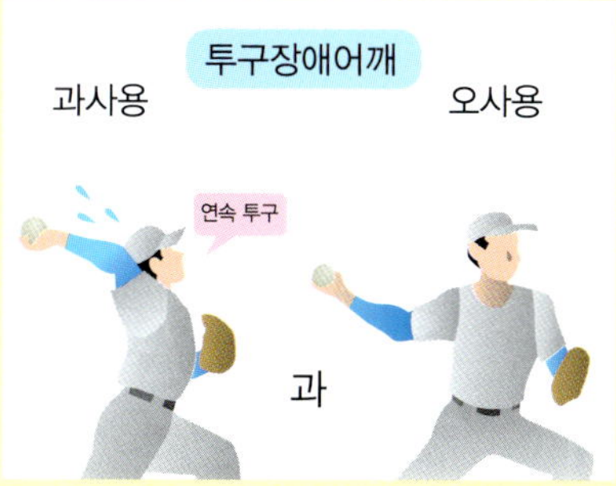

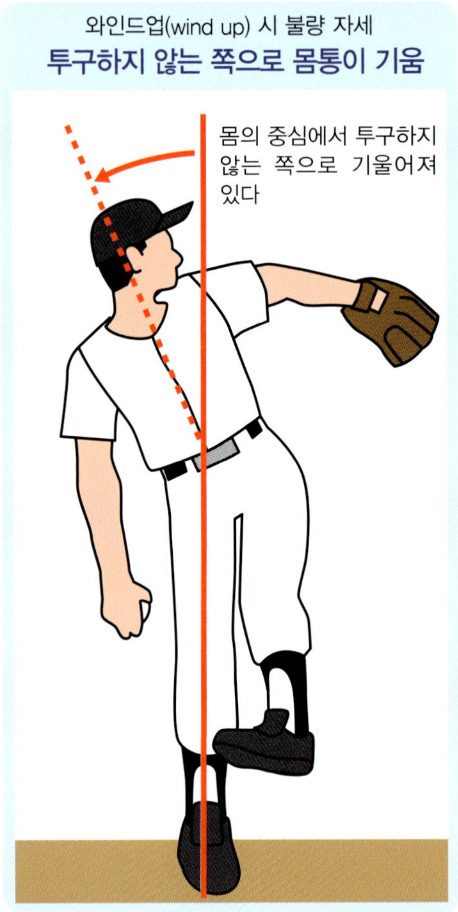

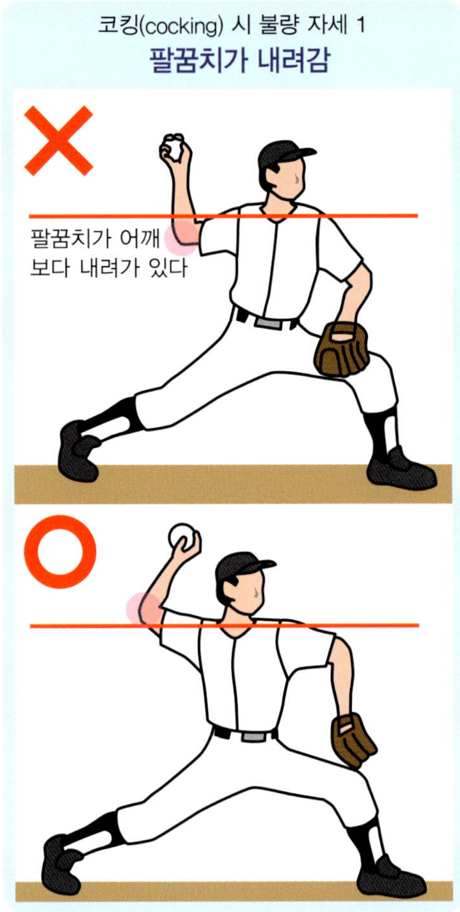

투구 자세의 체크

야구에서 투구 자세는 오버스로(overthrow)와 언더스로(underthrow) 등 다양하지만, 기본적으로 지켜야 할 포인트가 있다.

와인드업(wind up)에서는 몸통이 직립 자세가 되어야 하지만, 숙련되지 않은 사람은 투구하지 않는 쪽이나 뒤쪽으로 기울어져 있는 경우를 볼 수 있다.

코킹(cocking), 특히 top position에서 숙련되지 않은 사람은 투구하는 쪽 어깨에 대해 **팔꿈치가 내려가는 상태**가 되는 경우가 있다. 이 상태에서는 **가속단계** 시 어깨뼈위팔관절이 강제적으로 급격하게 가쪽돌림 되기 때문에 **투구장애어깨의 원인**이 되기 쉽다.

또한, 몸통의 돌림(오른쪽으로 던진 경우는 오른쪽 돌림)이나 투구하는 쪽의 어깨뼈모음이 불충분하면 **과각 형성**을 일으키기 쉽기 때문에 투구장애어깨의 요인이 된다. 숙련되지 않은 사람은 내딛는 쪽 발의 위치가 조절되지 않고, 흐트러지는 경우도 있다.

가속단계부터 폴로 스루에서는 몸 아래쪽에서 위쪽으로 돌림운동이 진행되지 않고, 몸 전체가 돌림 되는 경우가 있다.

코킹(cocking) 시 불량 자세 2

뒤쪽으로 몸통이 기움

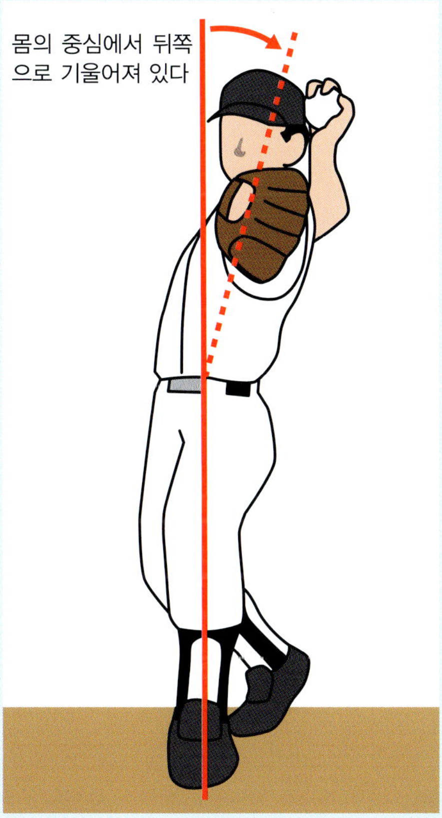

폴로 스루(follow through) 시 불량 자세

몸통의 돌림

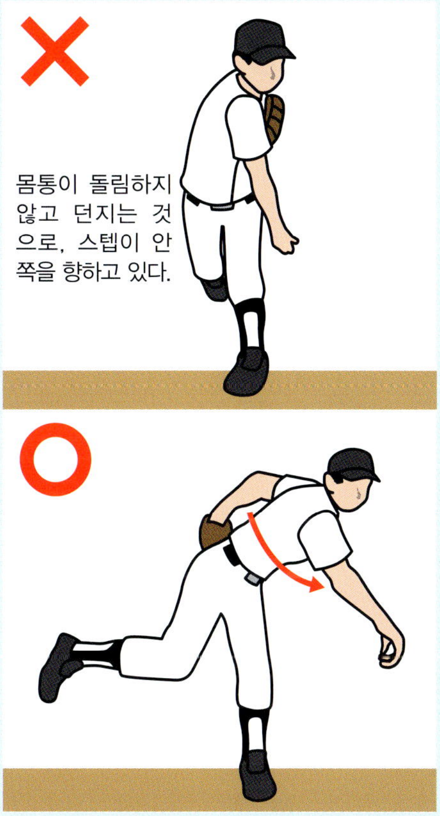

딱지치기에서 던지는 방법

딱지치기에서는 상대의 딱지를 뒤집기 위해서, 지면에 딱지를 세게 칠 필요가 있다. 손으로 던지면 안 되고, 몸통 아래에서 위쪽으로의 돌림, 어깨뼈의 모음 · 벌림운동 등이 필요하다. 이것은 야구의 투구 동작에도 연결되는 방법인데, 딱지치기를 통하여 자연스럽게 전신을 사용하는 것을 배웠다고 할 수 있다.

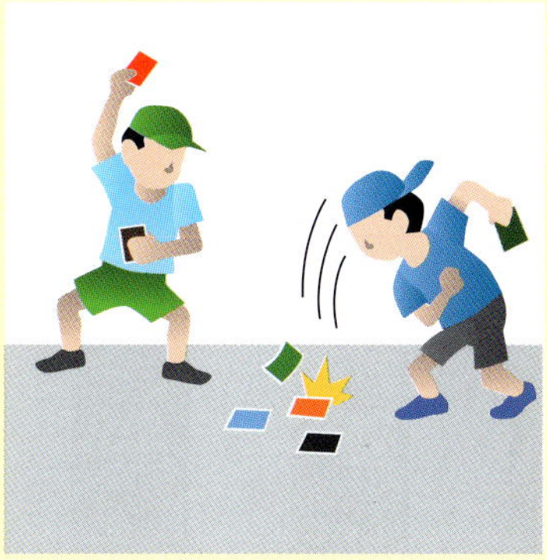

공을 찰(kick) 때의 움직임과 에너지

예리한 킥은 상반신의 효과적인 움직임에 의해 만들어진다.

공을 찰(kick) 때의 움직임과 에너지의 전달

상위 레벨의 축구선수가 전력으로 공을 차면 그 공의 스피드는 시속 100km 이상이 된다. 그 속도를 생성하는 운동에너지는 매우 크며, 다리의 근력만으로는 불충분하다. **상반신의 효과적인 움직임**이 공을 차는 중의 폭발적 근육 수축에 중요하다고 할 수 있다.

상위 레벨의 선수가 인스텝 킥(instep kick)을 했을 때 공을 찬 발의 각 관절의 시상면 방향의 속도를 분석해 보면 엉덩관절부위 속도의 절정 다음에 무릎관절부위의 속도의 절정, 그리고 발목관절부위의 속도가 절정이 되어, 공에 충격을 가하고 있다. 이것은 투구 동작에서의 에너지 전달과 마찬가지로, 많은 관절의 연쇄운동에 의해 끝 부분(야구에서는 손부위, 공을 찰 때는 발부위)의 속도를 비약적으로 향상시키고 있다.

인사이드 킥(inside kick)의 동작

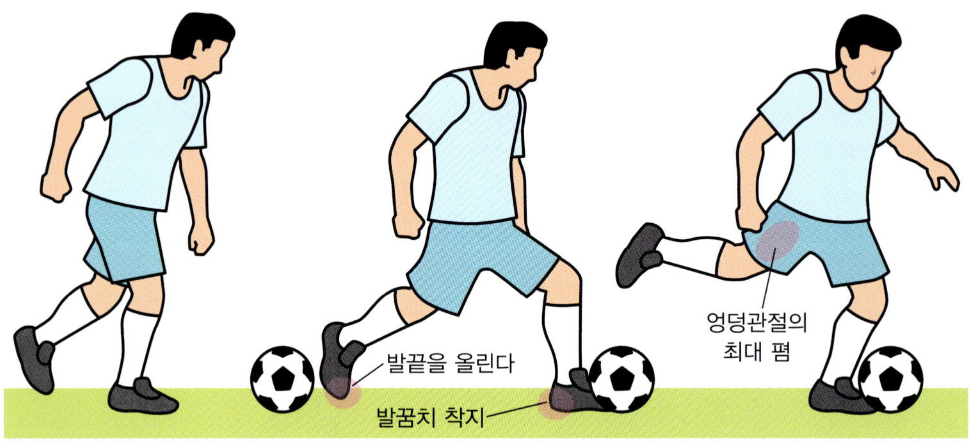

준비(preparation)

차는 쪽 발을 밟아 발꿈치부위가 정지되어 발가락 끝이 땅에서 떨어지기까지의 시기

백스윙(backswing)

엉덩관절이 최대로 폄되기까지의 시기

차는 발의 관절 속도

인스텝 킥(instep kick)의 경우

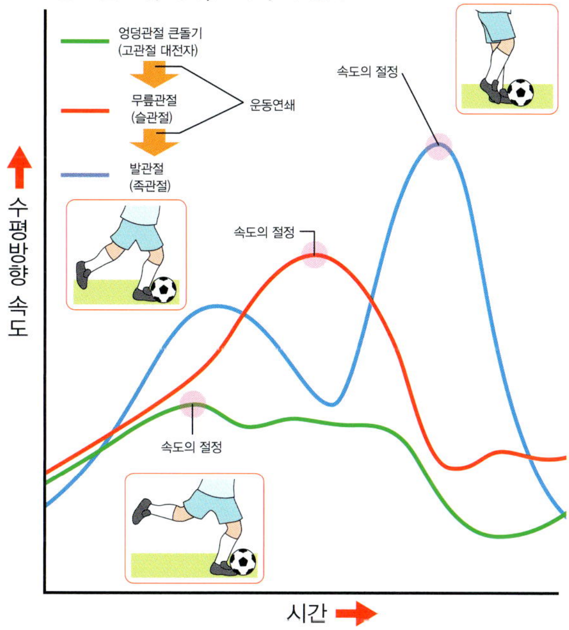

커브 킥(curve kick)

공에 회전력을 가하여 그 자취를 변화시키는 커브 킥은 축구의 기본 기술 중 하나이다. 공에 대한 발 부위의 접촉면에 수직의 face vector와 운동 방향의 swing vector가 같은 방향(0°)이면 회전이 생기지 않지만, 그 방향을 변화시키면 회전이 생긴다.

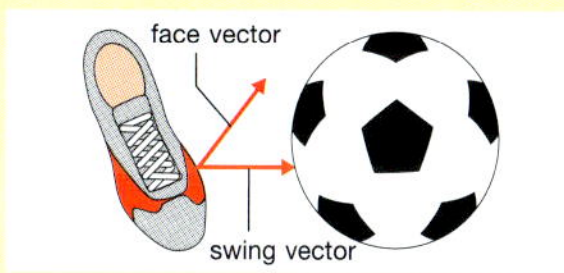

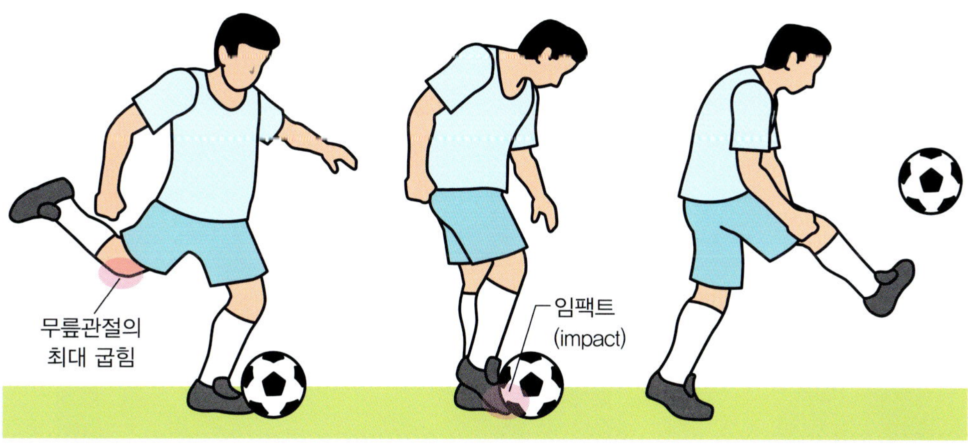

레그 코킹(leg cocking)

무릎관절이 최대로 굽힘되기까지의 시기

가속단계(acceleration)

무릎관절이 폄되어, 공을 임팩트(impact) 하기까지의 시기

폴로 스루(follow through)

공에 충격을 가한 후, 차는 동작이 종료될 때까지의 시기로, 시간적인 비율로 40% 이상을 차지한다.

골프 스윙 동작의 움직임과 근육 활동

근육 활동은 포지션에 의해 변화되며, 연쇄운동도 일어난다.

골프 스윙에서의 근육 활동

오른손잡이인 경우, 오른쪽 팔을 **트레일링 암(trailing arm)**, 왼손을 **리딩 암(leading arm)**이라고 한다. 건판의 근육은 스윙 중에 양쪽 모두 항상 활동하고 있지만, 세모근의 활동은 별로 강하지 않다고 한다. 또한, 등세모근은 트레일링 암은 테이크 어웨이(take away)에서, 리딩 암에서는 **가속단계(acceleration)**에서 활동한다.

몸통의 근육은 포워드 스윙(forward swing)부터 가속단계(acceleration)까지는 **양쪽 척주세움근, 배근육무리**의 활동이 커지며, 특히 **배빗근**은 초기 폴로 스루(early follow through)에서 최종 폴로 스루(late follow through)까지 활동이 크다.

스윙의 분류

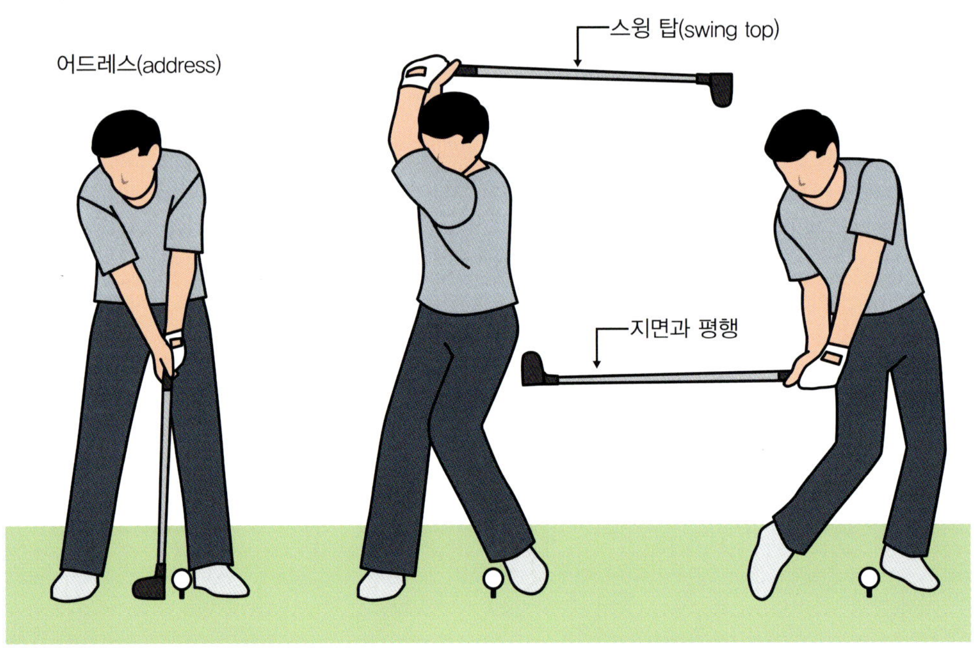

테이크 어웨이(take away)

어드레스에서 백스윙 종료까지의 시기

포워드 스윙(forward swing)

다운스윙(down swing) 시작부터 클럽 베드가 지면에 수평이 되기까지의 시기

포워드 스윙(forward swing)에서 다리의 근육은 트레일링 암(trailing arm) 쪽의 큰볼기근, 중간볼기근이, 리딩 암(leading arm) 쪽의 큰모음근이 활동한다.

근육의 최대 수축 시기를 보면, 무릎 · 엉덩관절의 근육은 몸통이나 어깨관절의 근육보다 빠르게 일어나고 있는 것으로부터 효과적인 연쇄운동이 발생하고 있다는 것을 추측할 수 있다.

골프 스윙과 체중 이동

프로선수의 스윙에서 체중 이동을 보면, 백스윙(back swing) 종료 시 발에 실고, 포워드 스윙(forward swing)부터 가속단계(acceleration)에서 리딩 암(leading arm) 쪽의 발로 급격하게 이동하고 있다. 이에 비해 아마추어인 경우는 이러한 체중 이동이 적다고 한다.

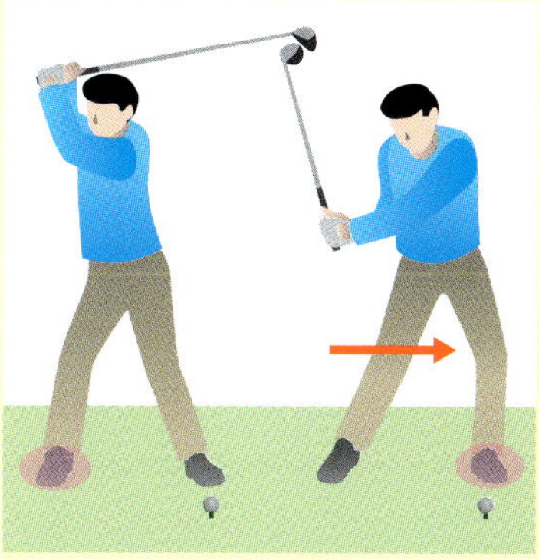

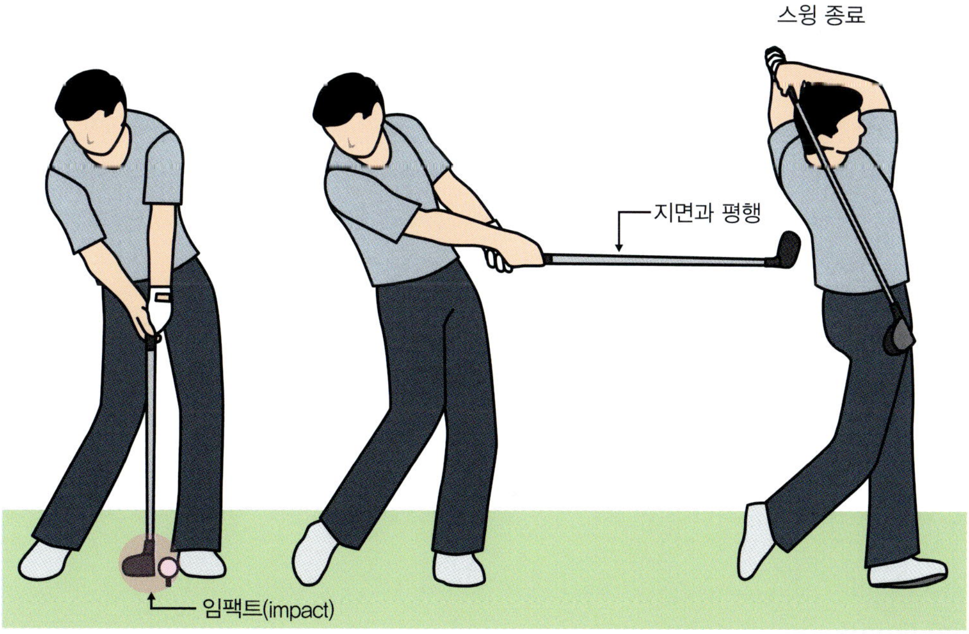

가속단계(acceleration)

클럽 헤드가 수평으로 되고나서 볼 임팩트까지의 시기

초기 폴로 스루(early follow through)

볼 임팩트부터 클럽 헤드가 수평이 되기까지의 시기

최종 폴로 스루(late follow through)

클럽 헤드가 수평이 되고서 스윙 종료까지의 시기

스윙 시의 근육 활동

테이크 어웨이(take away)

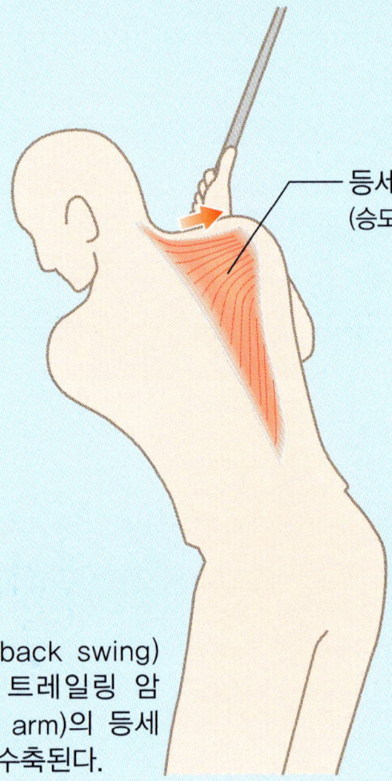

백스윙(back swing) 시에는 트레일링 암(trailing arm)의 등세모근이 수축된다.

포워드 스윙(forward swing) ~가속단계(acceleration)

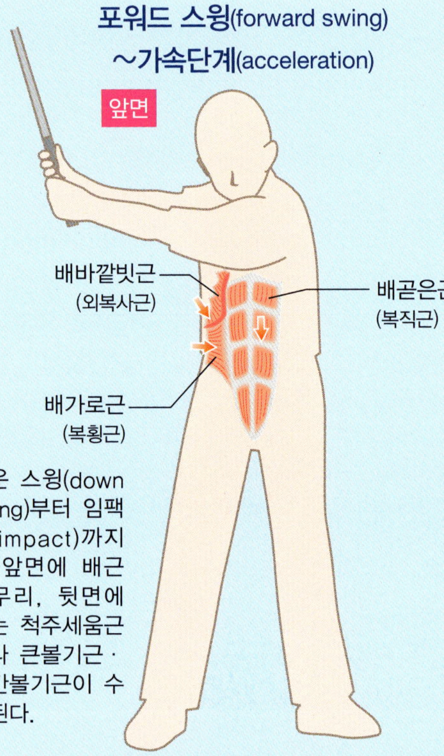

다운 스윙(down swing)부터 임팩트(impact)까지는 앞면에 배근육무리, 뒷면에서는 척주세움근이나 큰볼기근 · 중간볼기근이 수축된다.

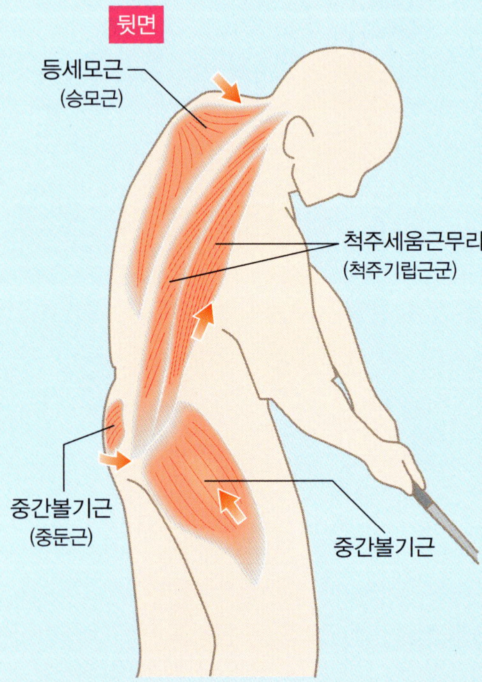

초기 폴로 스루(early follow through) ~최종 폴로 스루(late follow through)

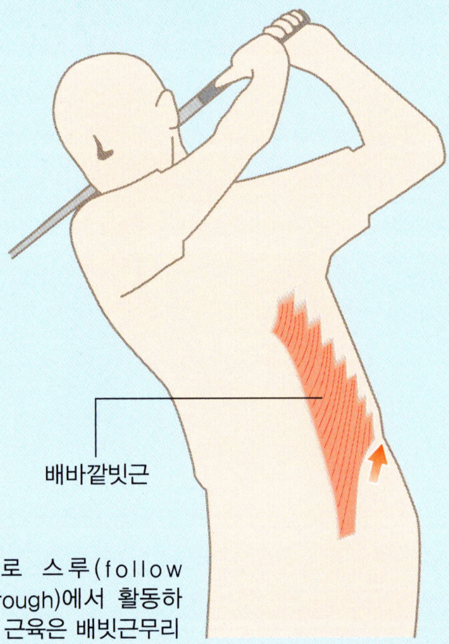

폴로 스루(follow through)에서 활동하는 근육은 배빗근무리

제 4 장

운동 때문에 생기는 장애와 동작

어깨 결림을 일으키는 불량 자세

목뒤부위부터 어깨부위에 걸쳐서 큰 역학적 부담이 가중되고 있다.

목부위의 역학적 특징

어깨 결림은 목뒤부위부터 어깨부위에 걸친 **근육의 경직**이나 **불쾌감**, **위화감**, **둔통**을 말한다. 목부위는 체중의 약 **13%**의 무게나 되는 머리부위를 고리뒤통수관절의 좁은 지지면으로 지지하고 있다. 목뼈는 척추뼈 중에서도 가장 작지만, 그 가동성은 크다. 이 지지성과 가동성이라는 기능을 양립하기 위해서, 목뼈 주위의 연부조직에 큰 역학적 부담이 실리기 쉽다.

목뼈 위의 머리부위는 **제1지레**(균형의 지레 → P.98)에 의해 지지되고 있다. 그러나 머리부위가 앞쪽으로 나오는 등의 불량 자세가 되면, 이 균형이 깨진다. 이 자세에서 목뼈의 상태는 아래쪽 목뼈가 굽힘 되는데 비해 위쪽 목뼈는 시선이 내려가지 않도록 대상적으로 폄한다. 이에 따라 정상적인 **목뼈 앞굽이**(→ P.83)의 배열이 흐트러져, 목뼈의 폄근육무리에는 과잉한 수축력이 요구되어, 과긴장 상태가 유발된다.

목부위 앞쪽 돌출

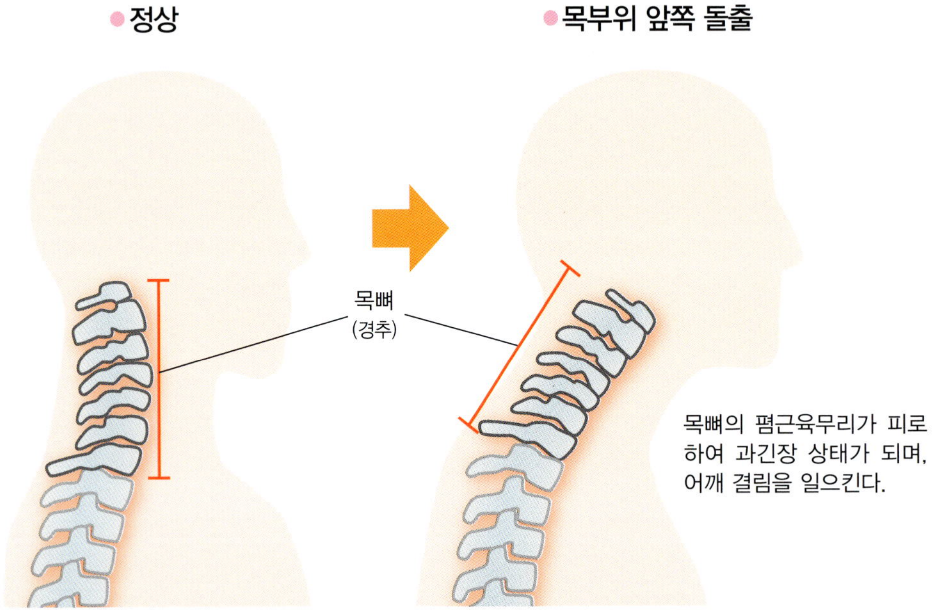

어깨올림근, 등세모근 위쪽 근섬유에 의한 어깨 매달림(현수)

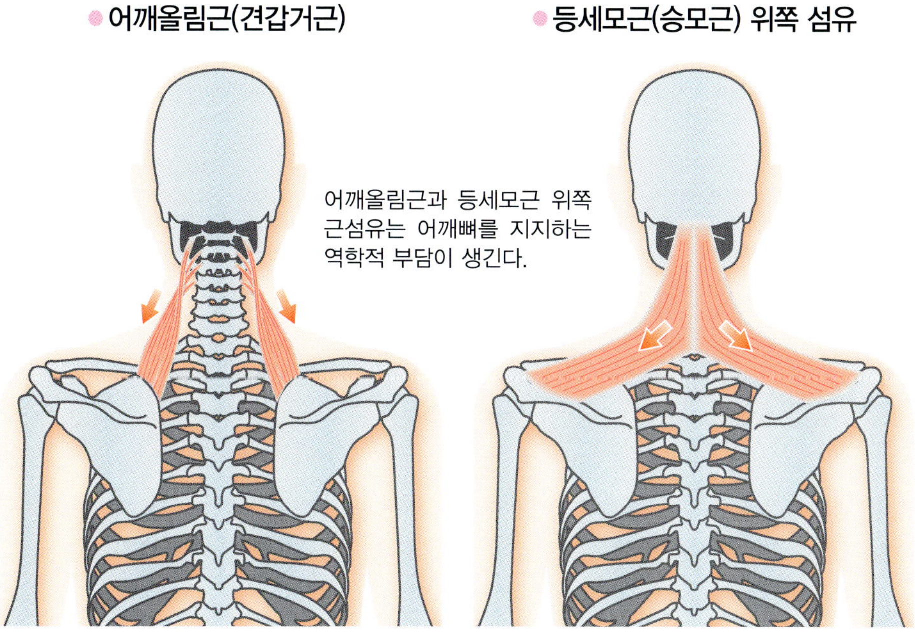

어깨가슴우리관절의 역학적 특징

앉은 자세나 선 자세 시 체중의 약 10%인 팔의 체중이 어깨뼈와 빗장뼈에 실린다. 때문에 이것을 지지하고 있는 **등세모근 위쪽 근섬유**나 **어깨올림근**에는 견인력으로서 지속적인 역학적 부담이 발생되고 있다. 머리부위가 앞쪽으로 나온 불량 자세에서는 어깨뼈의 배열도 불량해지며, **어깨위팔리듬**(→ P.13)에도 영향을 받아 등세모근 위쪽 섬유나 어깨올림근에도 부담을 준다.

일상생활이나 일에 의한 동일 자세 유지나 불량 자세는 목부위의 폄근육무리나 등세모근 위쪽 섬유를 과긴장시켜, 근육 내 혈류를 방해하며, 근육을 쉽게 피로하게 만듦과 동시에 통증을 유발하는 물질이 축적되기 쉽다.

경견완증후군
(cervicoomobrachial syndrome)

목부위 · 어깨 · 팔 · 손 등의 팔이음뼈의 넓은 범위에 걸쳐 이프기니, 지리며, 이상 감각 등의 증상을 호소하는 증후군의 총칭을 정형외과에서는 '경견완증후군'이라고 부른다. 보통 목뼈나 어깨에 기질적 변화가 보이지 않으며, 자율신경계의 관여도 생각할 수 있다. 어깨 결림도 경견완증후군의 증상 중 하나로 출현하는 경우가 있다.

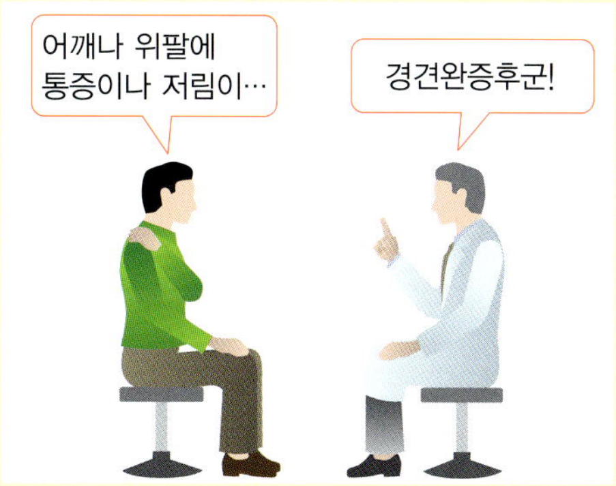

어깨 결림에 좋은 스트레칭

긴장되어 있는 근육을 스트레칭 함으로써 어깨 결림은 해소된다.

어깨 결림에 효과적인 스트레칭

① 스트레칭하는 쪽 팔은 등쪽으로 돌려 모음 자세를 취하고, 반대쪽 손으로 머리부위를 잡고 당기듯이 목뼈를 가쪽굽힘 시킨다.

② 스트레칭하는 쪽 팔꿈치를 반대쪽 어깨에 가까이 대듯이 다른 쪽 팔로 어깨관절을 모음하여, 어깨뼈를 등뼈에서 떼듯이 벌림 시킨다.

③ 양손을 잡고 머리 뒤쪽 부위에 대고 머리부위를 앞쪽으로 쓰러뜨리듯이 목뼈를 앞쪽굽힘 시킨다.

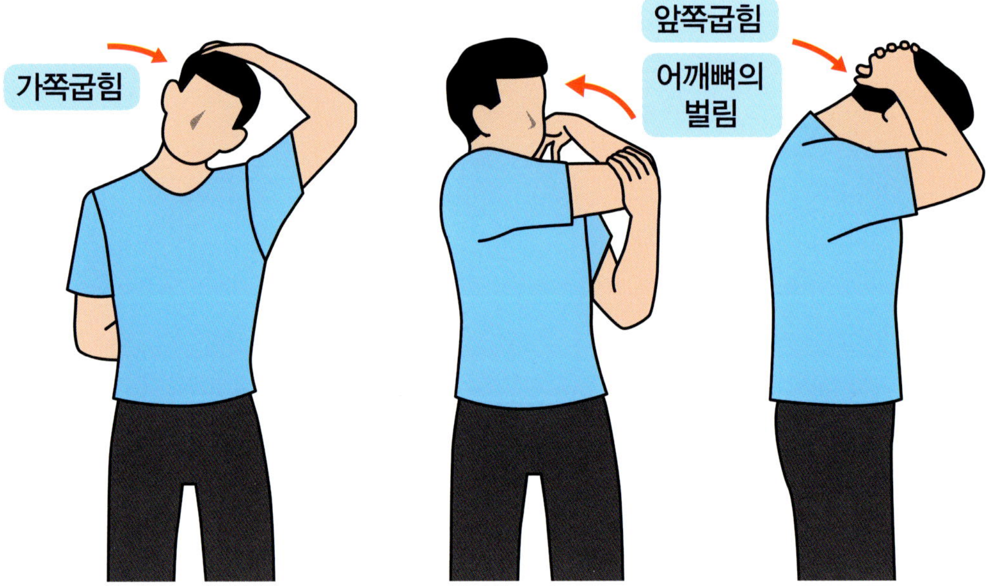

자세 교정

[위를 보고 누운자세 : 와위]

수면 자세는 가능한 척주의 생리적 굽음을 유지시킨다. 그러기 위해서는 너무 부드럽지 않은 매트나 적당한 높이와 단단함이 있는 베개를 사용한다.

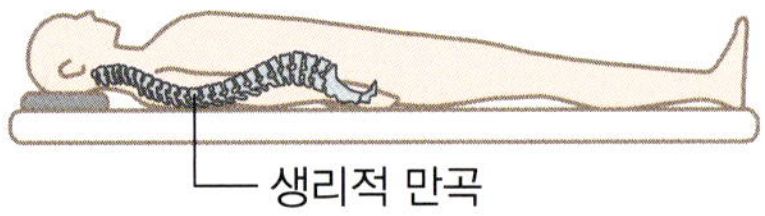

[앉은 자세 : 좌위]

책상에 앉아서 장시간 일하면 머리부위를 앞으로 내밀거나 등이 굽은 자세가 되지 않도록 책상과 의자의 높이와 위치 관계를 배려한다.

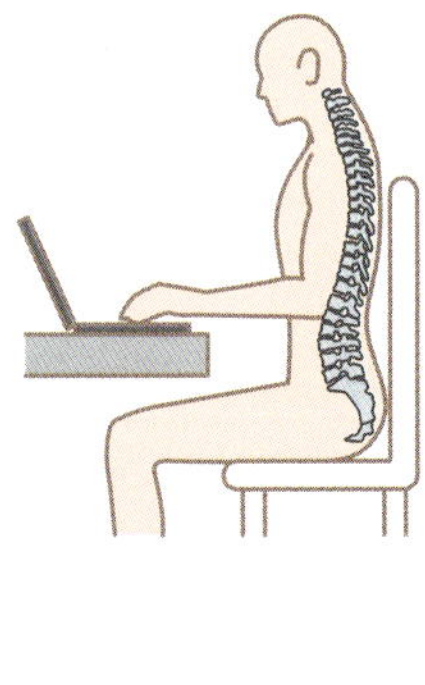

[선 자세 : 입위]

머리부위를 앞으로 내밀거나 등이 굽은 자세가 되지 않도록 거울 등으로 자세를 확인한다. 또한, 벽에 허리와 뒷목 부위를 대고, 가슴을 폄으로써 좋은 자세를 확인한다.

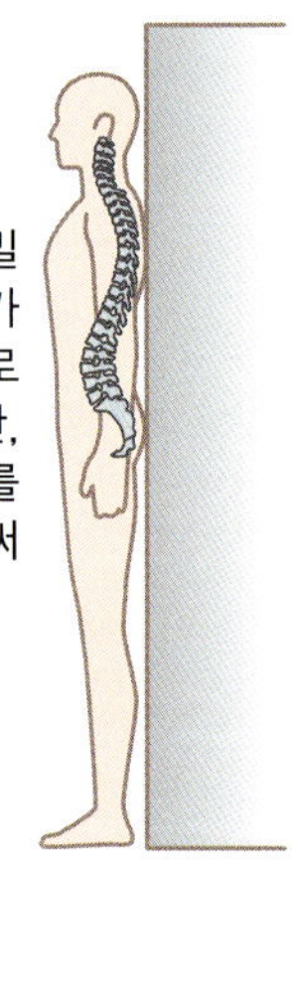

스트레칭과 이완

어깨 결림이라고 해도 실제로 문제가 되는 근육은 어깨관절의 근육이 아니다. 과긴장 상태인 것은 **등세모근 위쪽 섬유**나 **어깨올림근**이며, 등이 굽은 자세 때문에 단축 자세를 취하고 있는 것은 **큰가슴근**이나 **갈비사이근**이다. 그 근육들을 중심으로 스트레칭을 시행한다.

④ 양손을 잡아서 이마부위에 대고, 머리부위를 뒤쪽으로 쓰러뜨리듯이 목뼈를 뒤쪽굽힘 시킨다.

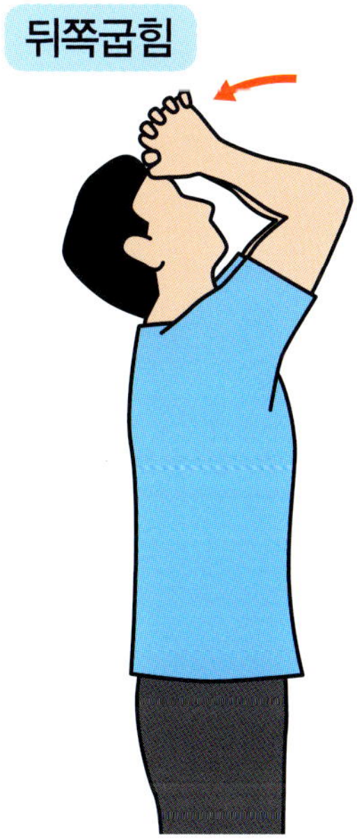

⑤ 가슴을 펴듯이 등뼈를 폄시켜, 양쪽 어깨뼈 안쪽을 맞닿게 하듯이 모음 시킨다.

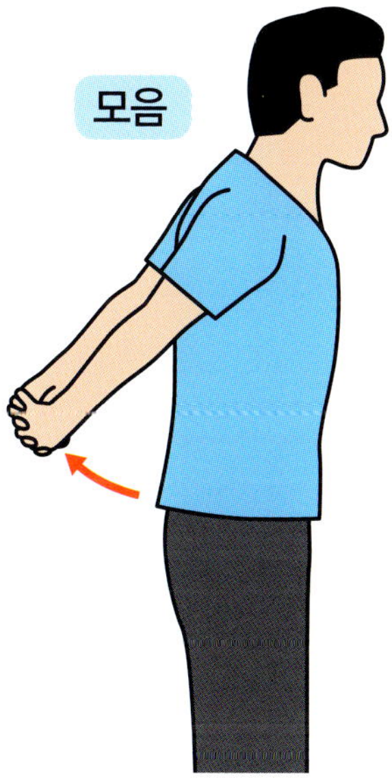

⑥ 어깨를 움츠리는 것 같은 동작으로 양쪽 어깨뼈를 위로 올리고, 수초 유지한 후에 힘을 빼고 긴장을 푼다.

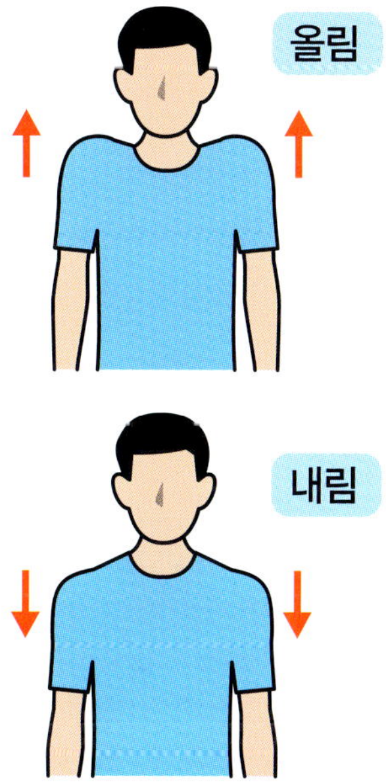

스트레칭의 주의점

- 너무 추운 곳에서는 시행하지 말고, 몸이 얼어있는 경우에는 가볍게 몸을 움직이고 나서 시행한다.
- 숨을 내쉬면서 시행하며, 유지하고 있을 때는 호흡을 멈추지 않을 것
- 이관절근(→ P.48)의 스트레칭에서는 이는점 · 닿는점을 고려한다.
- 스트레칭 하고 있는 근육을 의식하면서 시행한다.

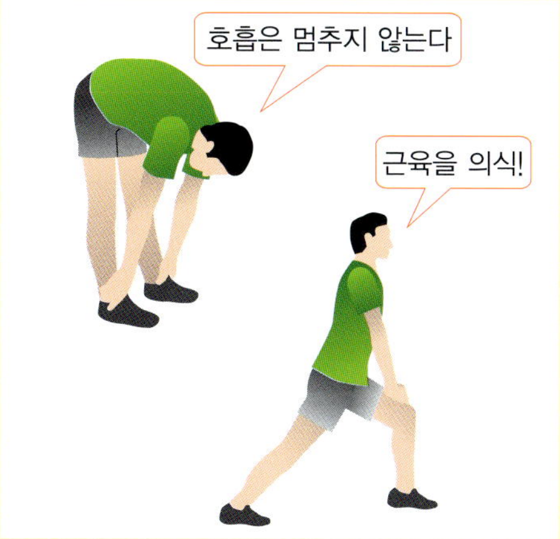

사십견 · 오십견의 재활 치료

어깨관절주위염은 어깨관절의 통증과 운동 제한을 발병시킨다.

다리미 체조

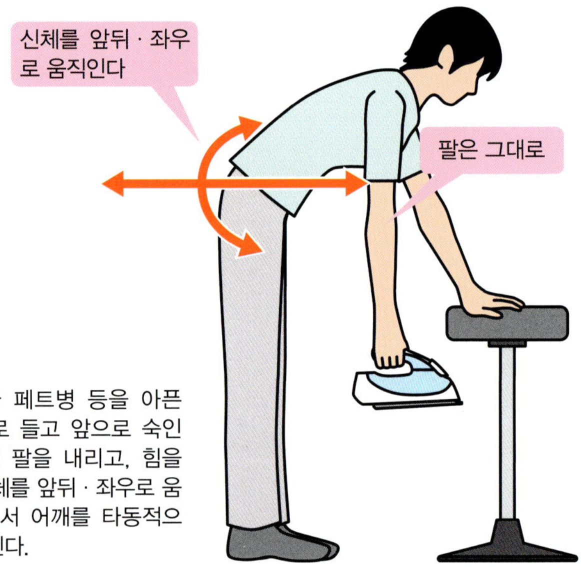

다리미나 페트병 등을 아픈 쪽 손으로 들고 앞으로 숙인 자세에서 팔을 내리고, 힘을 뺀다. 신체를 앞뒤 · 좌우로 움직임으로서 어깨를 타동적으로 움직인다.

봉체조

굽힘

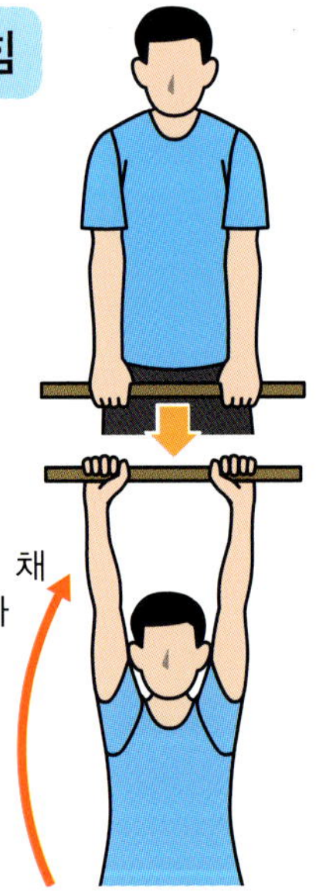

양쪽 팔을 늘인 채 머리 위로 올린다

모음 벌림

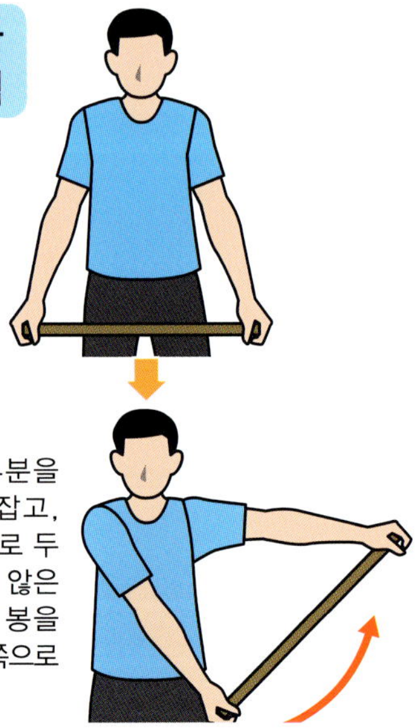

봉의 끝 부분을 양손으로 잡고, 상체는 그대로 두고, 아프지 않은 쪽 손으로 봉을 잡고 아픈 쪽으로 들어올린다.

폄

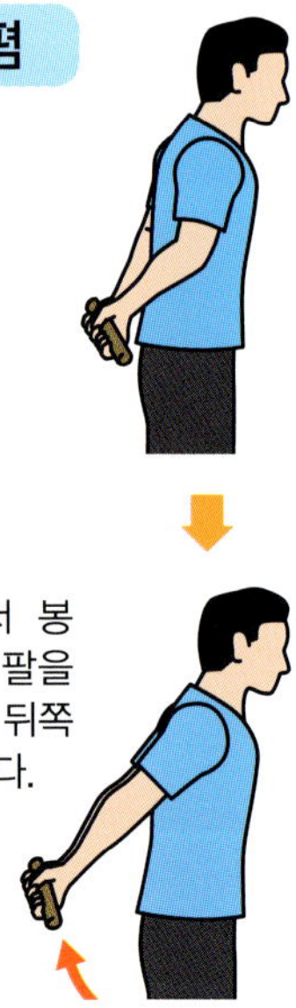

몸 뒤에서 봉을 잡고, 팔을 늘어뜨려 뒤쪽으로 올린다.

어깨관절주위염의 증상과 원인

어깨관절주위염은 중년 이후 어깨관절 구성체의 노화에 의한 변화를 기반으로 발생하는 **어깨관절의 통증과 운동 제한**을 증상으로 하는 질환이다. 일반적으로는 발병하는 연령으로부터 '**사십견**', '**오십견**'이라고 부르는 경우가 많다.

증상은 어깨관절 주변의 통증, 가동영역 제한, 근력저하이다. 통증은 확실한 원인이 없이 갑자기 발병하며, 날씨가 추울 때나 밤에 팔이나 팔꿈치로 강하게 통증이 퍼진다. 통증은 시간의 경과와 함께 경감되어 가지만, 어깨관절의 가동영역 제한이 출현하기 시작한다. 구체적인 임상단계(clinical stage)는 통증이 심한 '**통증 발생 단계(freezing phase)**', 관절 가동영역 제한이 출현하는 '**굳어지는 단계(frozen phase)**', 증상이 개선되는 '**회복 · 이완 단계(thawing phase)**'의 3단계로 나눌 수 있다.

어깨관절주위염의 원인은 확실하지 않지만, 노화에 따른 돌림근건판이나 위팔두갈래근긴머리힘줄 등의 퇴행변성을 기반으로 어깨관절에 염증이 발생, 관절주머니가 단축하여 운동 제한을 일으키는 것으로 알려져 있다.

어깨관절주위염의 재활 치료

예후는 비교적 양호하지만, 통증이 사라져도 관절 운동 제한이 남아있는 경우가 있다. 때문에 통증이 강한 급성기가 지난 때부터 가벼운 자가 스트레칭을 개시한다.

구체적으로는 가동영역 제한이 강한 시기에는 다리미 정도 무게의 물건을 들고 앞으로 숙이고 팔을 내리고 힘을 뺀 후, 신체를 전후 · 좌우로 움직임으로서 어깨를 타동적으로 움직인다(**다리미 체조**).

또한, 1m 정도의 봉을 사용하여, 정상인 쪽 힘을 이용하여 굽힘이나 벌림, 안쪽돌림이나 가쪽돌림운동을 시행한다(**봉체조**).

통증이 경감되고, 가벼운 저항 운동이 가능해지면, **건판 훈련**(→ P.187)을 시작한다.

오십견(frozen shoulder)

어깨관절주위염 등에 의해 고도의 어깨관절 운동 제한(구축)이 발생한 상태의 어깨를 오십견이라고 한다. 난치성으로 운동요법 등으로는 개선할 수 없는 경우, 수술로 관절 가동영역을 넓히는 경우도 있다. 어깨관절주위염의 통증은 시간과 함께 경감되어 가는 경우가 많지만, 어깨관절의 운동 제한을 남기지 않도록 노력해야 한다.

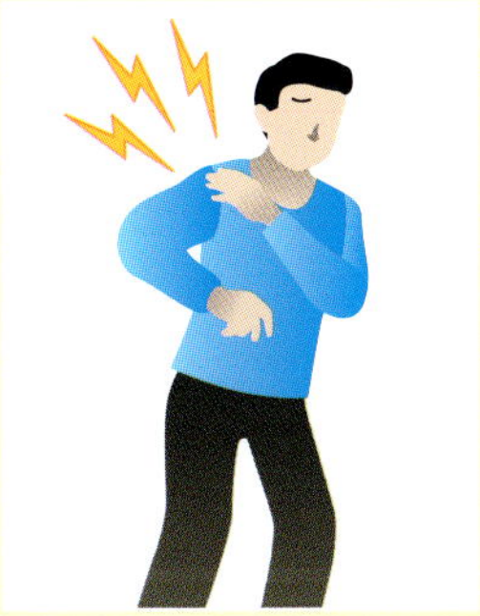

투구장애어깨의 발병 요인

투구장애어깨는 과각 형성 등에 의한 잘못된 사용이 발병 요인이다.

투구 동작 시 어깨에 통증이나 위화감이 있는 상태

투구장애어깨는 투구 동작 시 어깨에 통증이나 위화감을 수반하며, 생각하는 대로 공을 던질 수 없는 상태 즉, **투구를 방해하는 어깨 병변의 총칭**이다. 야구뿐 아니라 배구의 어택(attack)이나 테니스의 서브 등에서도 같은 장애가 발생하며, 이것도 넓은 의미에서의 투구장애어깨에 포함된다.

병변은 **어깨밑주머니(견봉하활액낭) 염증**, **건판염증 · 건판 손상**, **관절테두리 손상**, **충돌증후군** 등 다양하지만, 재활 치료에서는 병명으로 취급하지 않고, 환자가 가지고 있는 기능적인 문제를 파악하여, 그것을 해결하는 것이 중요하다.

투구장애어깨의 병변

어깨밑주머니 염증	어깨관절을 올림으로써 어깨봉우리와 위팔뼈 사이에 있는 어깨밑주머니에 염증을 일으키는 병변
건판염증 · 건판 손상	건판을 구성하는 가시위근 · 가시아래근 · 어깨밑근 · 작은원근에 염증 또는 손상을 일으키는 병변
관절테두리 손상	투구 동작의 반복 등으로 관절 내의 관절테두리가 손상되는 병변
충돌증후군 (impingement syndrome)	건판이나 어깨밑주머니가 어깨의 벌림이나 모음운동 등에 의해 부리어깨활과 충돌함으로써 발병하는 병변

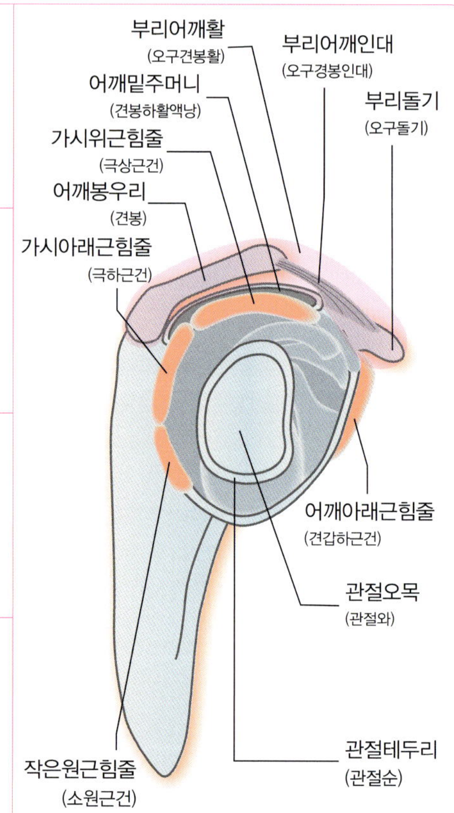

잘못된 사용에 의한 투구장애어깨

● 투구 시 팔꿈치가 내려감

● 몸통의 돌림 부족

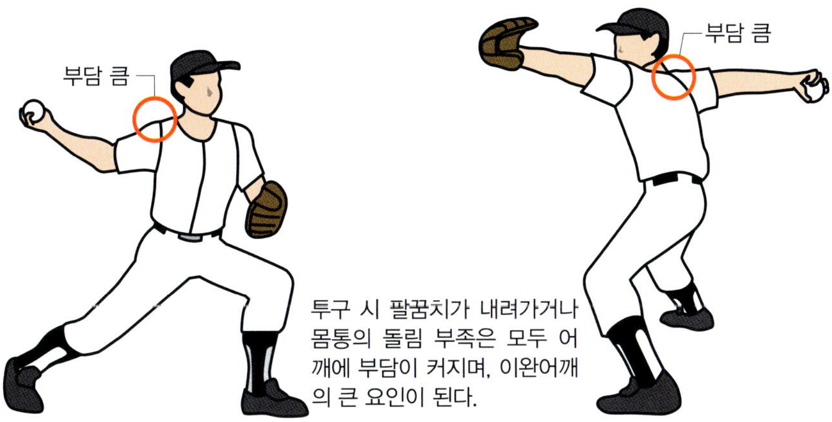

어깨 과사용과 오사용

어깨의 '**과사용**(over use)'이 발병 요인이라고 할 수 있는데, 투구 동작은 다리 · 몸통 · 팔과 신체 전체에서 생성한 에너지를 공에 전달하는 운동이기 때문에 자세의 흐트러짐이나 기술 부족에 의해 어깨에 큰 부담을 준다. 이러한 '**오사용**'도 발병 요인으로 생각할 수 있다.

구체적으로는 top position에서의 몸통 돌림, 등뼈의 폄, 어깨뼈의 모음운동 등이 부족하면 팔꿈치가 어깨뼈 평면보다 크게 뒤쪽으로 당겨진다. 이러한 **과각 형성**(→ P.166)은 이완어깨를 발병시키는 원인이 된다.

또한, 어깨 자체에는 문제가 없는 경우에도 아래팔의 엎침이나 엉덩관절의 안쪽돌림 · 모음이 제한되면, 가속단계(acceleration)부터 폴로 스루(follow-through)에서 어깨위팔관절에 과잉된 운동을 강요하게 되며, 이것도 투구장애의 발병 요인이 된다.

이완어깨(loose shoulder)

투구장애어깨의 대부분은 관절이나 근육의 경직이 문제가 되는 경우가 많다. 그러나 반대로 어깨위팔관절의 과유연성과 함께 불안정성을 띠는 경우가 있다. 이것은 '이완어깨(loose shoulder)'라고 불리며, 자각 증상은 투구 시 통증이나 불안감(던질 때의 감각)이다. 재활 치료에서는 건판의 근육을 주체로 한 근력강화가 중심이 된다.

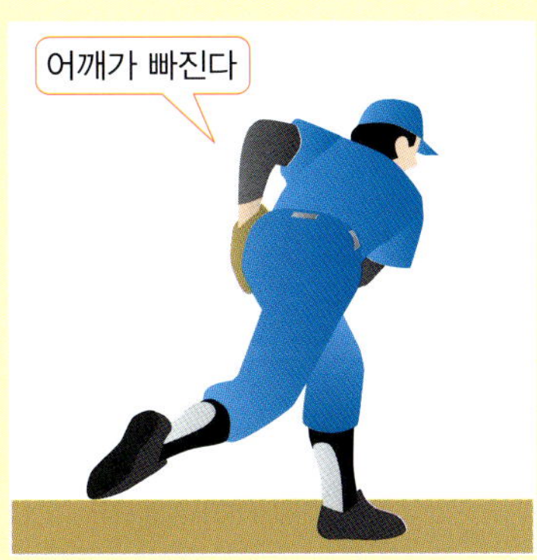

어깨의 가동영역과 근력 확인

투구장애어깨는 관절 또는 근육에 문제가 있는 경우를 생각할 수 있다.

어깨의 가동영역 확인 포인트

투구장애어깨를 띠는 질환은 P.182와 같이 다양하지만, 기능적인 문제점에서 크게 나누면 **관절의 경직**이 문제가 되는 경우와 **근력저하나 이완**이 문제가 되는 경우가 있다.

성장기부터 야구 동작을 시행하면 어깨관절의 가쪽돌림 가동영역이 증대하여, 안쪽돌림 가동영역이 감소하는 경우가 많다. 이 현상은 정상적인 야구선수에게서도 볼 수 있는데, 투구장애어깨인 환자는 안쪽돌림 가동영역의 감소가 크며, 정상인과 비교하여 **20°** 이상 감소하는 경우도 있다.

이것을 간단하게 확인하는 방법은 엎드려서 양손을 허리에 대었을 때의 바닥과 팔꿈치의 위치를 좌우로 비교한다. 안쪽돌림 가동영역이 감소되어 있으면 팔꿈치가 지면에서 많이 뜬다. 또한 손을 들었을 때(올림)의 가동영역을 확인하는 데에는 위를 보고 누워서 만세 자세를 취하듯이 진료대에서 늘어뜨린 손 위치를 좌우로 비교하면 알기 쉽다.

어깨뼈의 가동영역 확인

● 어깨관절의 안쪽돌림 가동영역의 확인

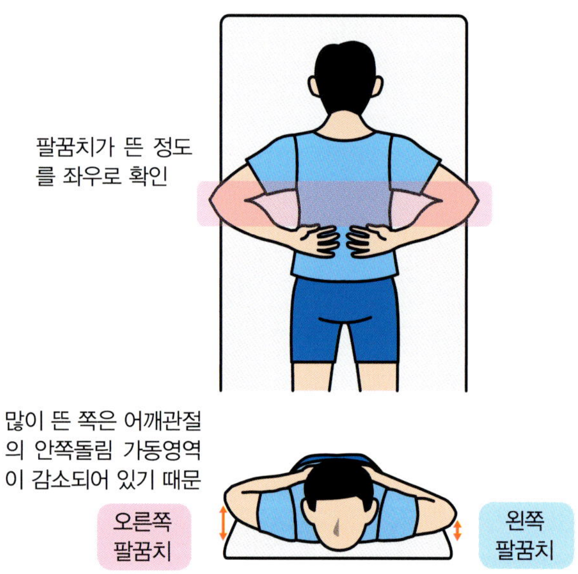

● 어깨관절의 올림 가동영역 확인

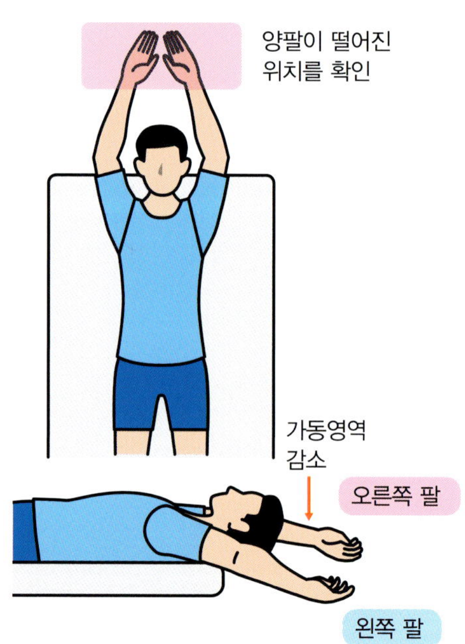

건판의 근력 평가(가쪽돌림, 벌림)

가쪽돌림근의 근력 확인

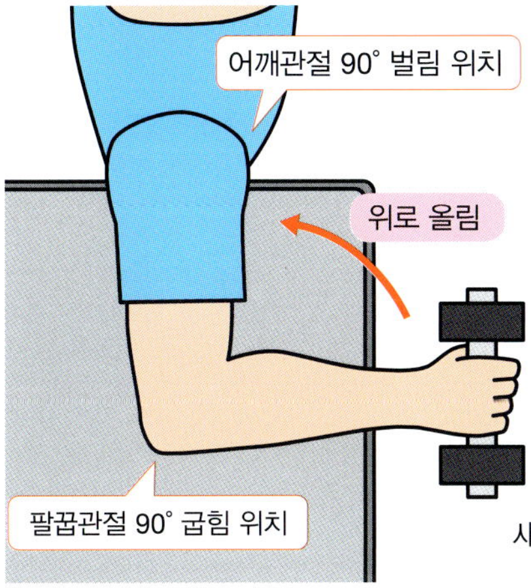

좌우로 가쪽돌림운동을 시행하여, 피로도를 비교한다.

벌림근의 근력 확인

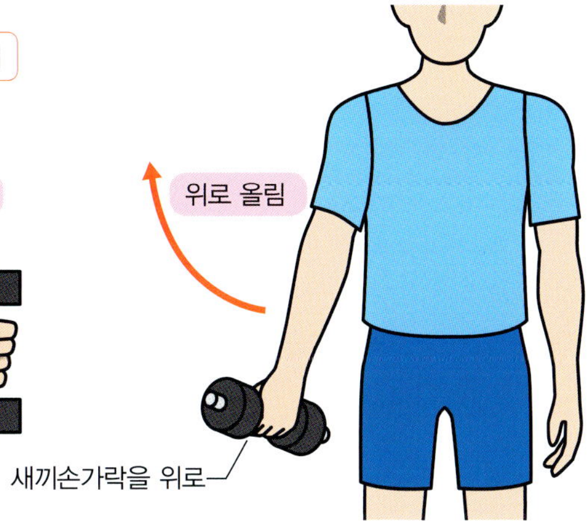

좌우로 벌림운동을 시행하여, 피로도를 비교한다.

어깨의 근력 확인 요점

투구장애어깨 환자는 건판의 근육이 통증과 함께 근력이 저하되는 경우가 많다. 특히 **가쪽돌림근**(가시아래근 · 작은원근)과 **벌림근육**(가시위근)에 그 징후가 많이 보인다.

그것을 확인하는 데에는, 가쪽돌림근의 경우는 어깨관절 **90°** 벌림 위치 · 팔꿉관절 **90°** 굽힘 위치에서 테이블에 팔꿈치를 대고 **2~3kg**의 덤벨을 가쪽돌림 위치에서 들어 올리는 동작을 반복하고, 좌우 피로도를 비교하면 알기 쉽다. 벌림근육의 경우는 마찬가지로 팔을 늘어뜨린 자세에서 새끼손가락이 위로 향하게 하여 덤벨을 들고, 어깨평면에서 벌림 동작을 반복하여 그 피로도를 좌우로 비교한다. 이 운동을 할 때, 위화감이나 통증이 느껴지는 지가 중요한 확인 포인트가 된다.

충돌 징후(impingement sign)

외적 충돌증후군(external impingement syndrome)을 보는 방법에는 어깨관절 90° 굽힘 위치에서 타동적으로 어깨관절을 안쪽돌림하는 방법이나 한쪽 손으로 어깨뼈를 고정하고, 안쪽돌림된 위팔을 관절오목에 압박하면서 벌림하는 방법이 있다. 이에 의해서 위팔뼈큰결절이 부리어깨인대에 충돌하여 통증을 유발하는 것이다.

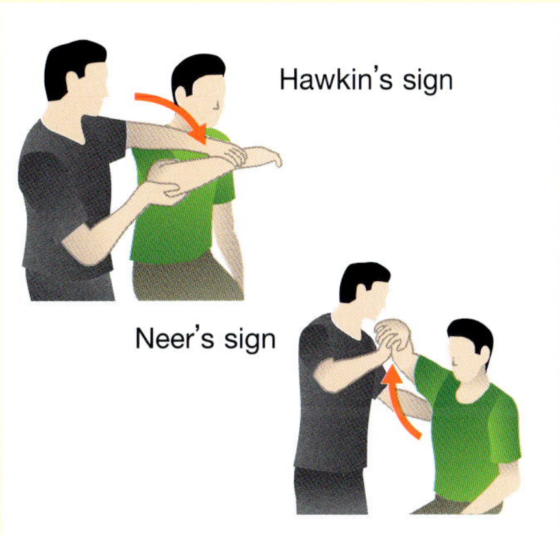

스트레칭과 건판 훈련

스트레칭과 건판 훈련이 야구 어깨의 대표적인 재활 치료이다.

투구장애어깨 스트레칭

대표적인 자가 스트레칭을 소개한다. 어깨의 가동영역을 확인하고, 긴장된 부분이 있으면, 그 방향을 중심으로 하여 스트레칭을 시행한다. 또한, 스트레칭 시 관절 안에서 끼이는 듯한 통증이 있는 경우는 무리하게 시행하지 않는다.

● 안쪽돌림 방향 스트레칭

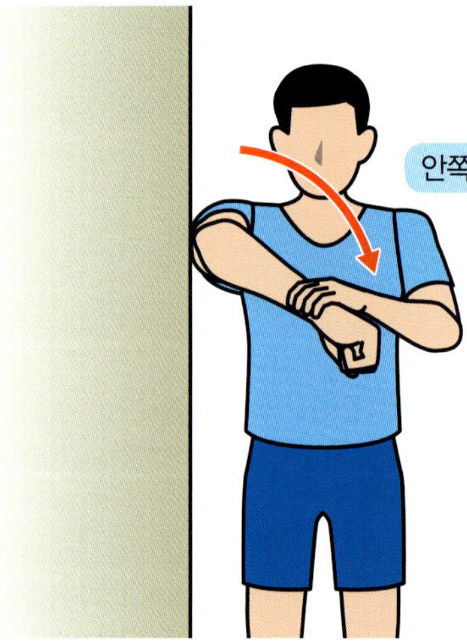

벽 옆에 서서, 팔을 90° 굽힘 위치에서 어깨부터 위팔, 그리고 팔꿈치까지 벽에 붙이고, 반대쪽 손으로 스트레칭하는 쪽 손을 내리듯이 어깨관절을 안쪽돌림시킨다.

● Top position 스트레칭

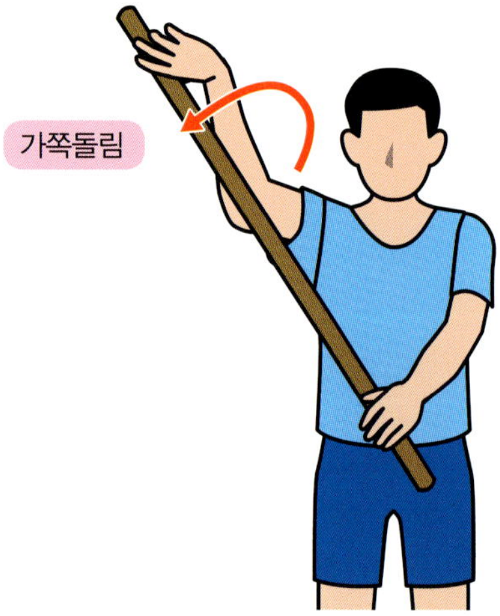

어깨관절을 벌림 · 가쪽돌림시키고, 그 다음에 봉이나 방망이를 잡는다. 반대쪽 손으로 다른 쪽 끝을 잡고, 어깨관절을 가쪽돌림 시키듯이 봉을 앞쪽으로 이동시킨다.

● 수평모음 방향 스트레칭

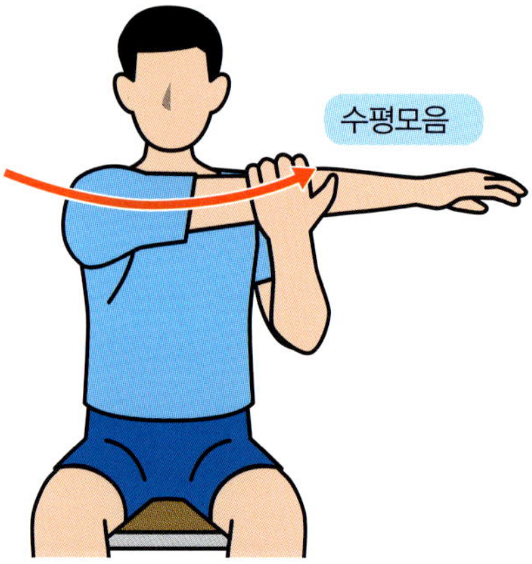

선 자세나 앉은 자세로 어깨관절 90° 굽힘 위치에서 한쪽 손으로 팔꿈치를 반대쪽 어깨에 가까이 가듯이 수평하게 모음 시킨다.

스트레칭의 원칙

정적 스트레칭은 느린 속도로 강도를 서서히 높여가며, 지속 시간은 20초 정도, 회수는 3회 정도가 적당하다고 한다. 또한, 운동 직전에는 부상 예방을 목적으로, 운동 직후에는 회복을 목적으로 운동 전후에 스트레칭할 것을 권장하고 있다.

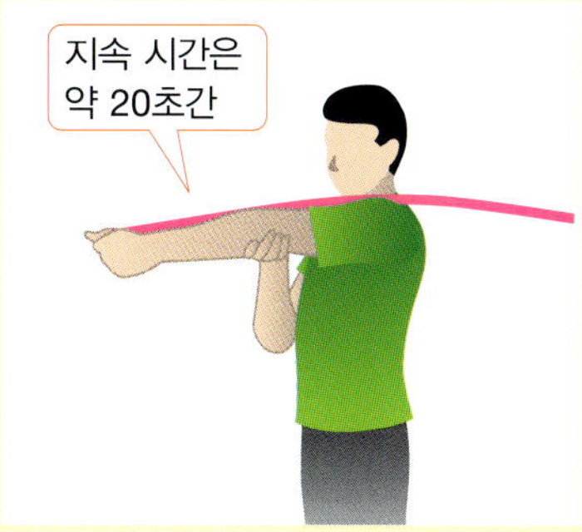

투구장애어깨의 건판 훈련

어깨관절의 동적 안정화 기구인 돌림근건판의 강화훈련은 중요하지만, 바깥근육(outer muscle) 트레이닝과 같이 강한 부하가 아니라 덤벨 2kg정도나, 탄성 밴드라도 가벼운 장력의 물건을 사용한다. 덤벨로 시행하는 방법을 소개한다.

● 가쪽돌림근(lateral rotator muscles)

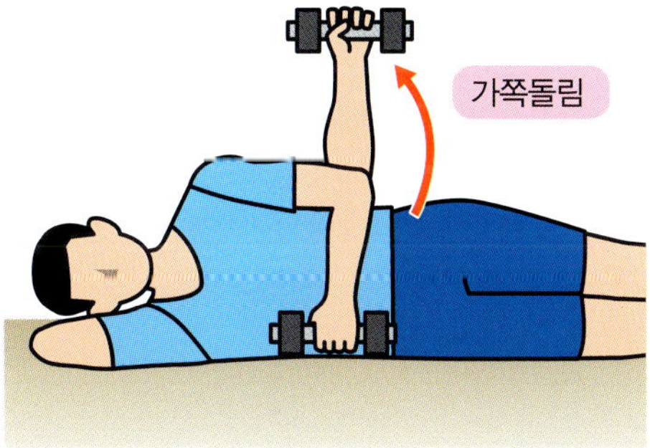

트레이닝할 쪽을 위로 하고 옆으로 누운 자세에서 팔꿉관절을 90° 굽힘 위치로 하여 어깨관절의 가쪽돌림 동작에서 덤벨을 복부에서 위로 들어 올린다.

● 안쪽돌림근(medial rotator muscles)

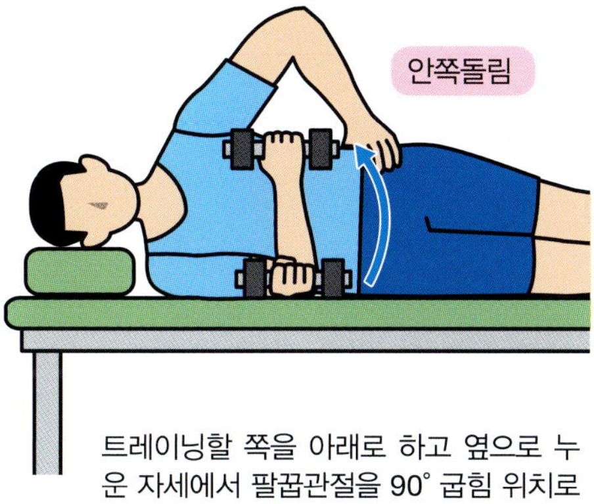

트레이닝할 쪽을 아래로 하고 옆으로 누운 자세에서 팔꿉관절을 90° 굽힘 위치로 하여 어깨관절의 안쪽돌림 동작에서 덤벨을 지면에서 위로 들어 올린다.

● 벌림근(abductor muscle)

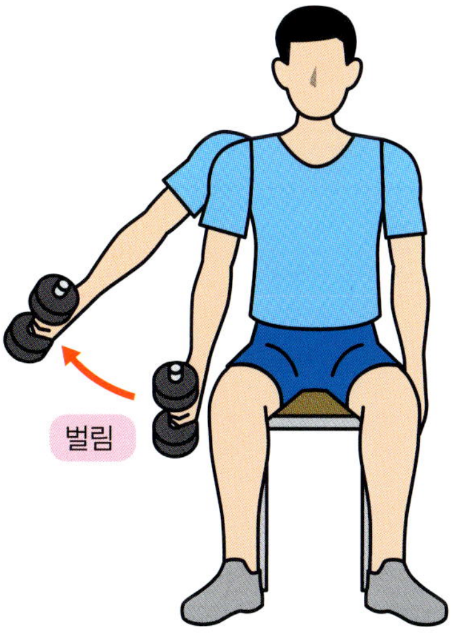

선 자세나 앉은 자세에서 새끼손가락을 위로 향하게 하고 어깨관절 안쪽돌림 위치로 관상면상에서 덤벨을 위로 올린다.

테니스 엘보의 종류

팔꿉관절 주변에 통증을 호소하는 '테니스 엘보'는 가쪽 · 안쪽의 2종류가 있다.

팔꿉관절 주변에 통증을 호소한다

테니스처럼 공을 치는 스포츠를 즐기는 사람이 명확한 원인을 알 수 없이 팔꿉관절 주변에 통증을 호소하는 경우를 '**테니스 엘보(tennis elbow)**'라고 하며, 보통 테니스를 치는 사람의 약 30%가 경험하고 있다고 한다.

테니스 엘보는 위팔뼈가쪽위관절융기 주변에서 손목폄근의 통증을 주증상으로 하는 '**가쪽 테니스 엘보**'와 위팔뼈안쪽위관절융기 주위에서 손목굽힘근의 통증을 주증상으로 하는 '**안쪽 테니스 엘보**'로 나눌 수 있다.

가쪽 테니스 엘보는 백핸드 스트로크(backhand stroke)를 칠 때 통증이 출현하는 경우가 많기 때문에 '**백핸드 테니스 엘보**'라고도 부른다. 반대로 안쪽 테니스 엘보는 포어핸드 스트로크(forehand stroke)를 칠 때 통증이 출현하는 경우가 많기 때문에 '**포어핸드 테니스 엘보**'라고도 불린다.

통계적 · 임상적으로는 가쪽형이 많으며, 테니스뿐 아니라 골프, 야구, 배구 등의 타구 · 투구 동작을 시행하는 스포츠를 즐기는 사람들에게서 보인다.

가쪽 테니스 엘보

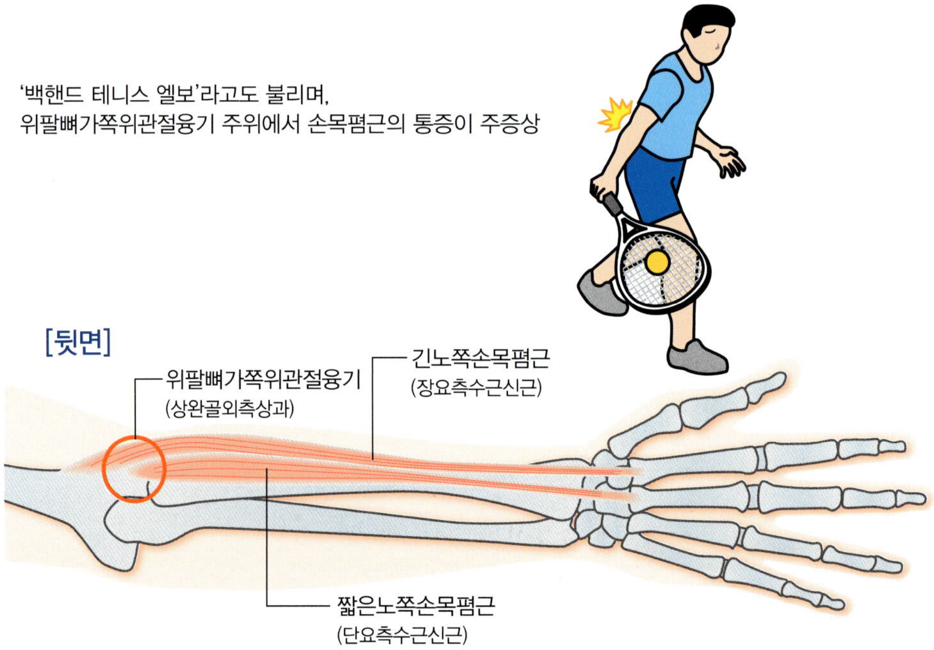

야구 엘보, 테니스 엘보, 골프 엘보

팔꿈치 장애는 팔을 사용하는 스포츠에서 발병하기 쉬우며, 시행하고 있는 스포츠의 종목을 붙여서 '야구 엘보', '테니스 엘보', '골프 엘보' 등으로 부른다. 야구 엘보는 뒤에서 서술하듯이 다양하지만, 일반적으로 테니스 엘보는 '위팔뼈가쪽위관절융기염', 골프 엘보는 '위팔뼈안쪽위관절융기염'을 말하는 경우가 많아지고 있다.

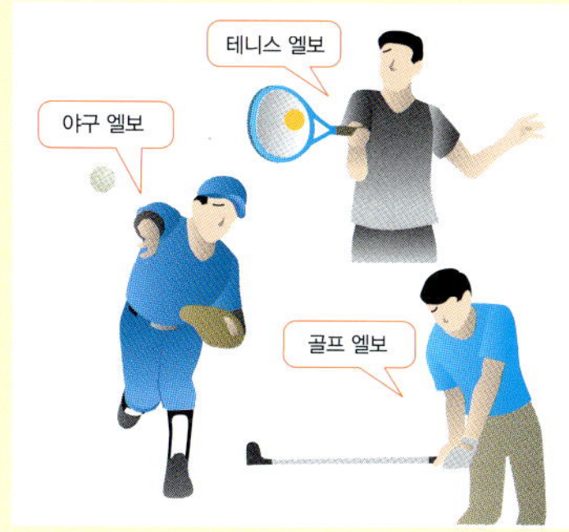

테니스 엘보의 대부분은 '위팔뼈가쪽위관절융기염'

테니스 엘보의 병인에는 여러 가지 설이 있지만, (1) 위팔뼈가쪽위관절융기 주위의 표재성 연부 조직의 염증, (2) 위팔뼈 가쪽 · 안쪽위관절융기에서 기시하는 아래팔폄근 · 굽힘근의 염증이나 퇴행변성, (3) 관절 안의 염증이나 퇴행변성, (4) 노뼈신경 장애 등으로 분류된다.

이 중에 가장 지지되는 것은 (2)로 그 중에서도 짧은노쪽손목폄근 이는곳 부위의 세밀한 파열과 염증, 섬유화, 변성이 주된 원인이며, 가쪽 테니스 엘보의 통증 원인으로 생각할 수 있다. 이 경우, 정형외과적인 질환명으로는 **'위팔뼈가쪽위관절융기염(상완골외측상과염)'**이라고 진단 받는 경우가 많다.

안쪽 테니스 엘보

'포어핸드 테니스 엘보'라고도 불리며, 위팔뼈안쪽위관절융기 주위부터 손목 굽힘근의 통증이 주증상

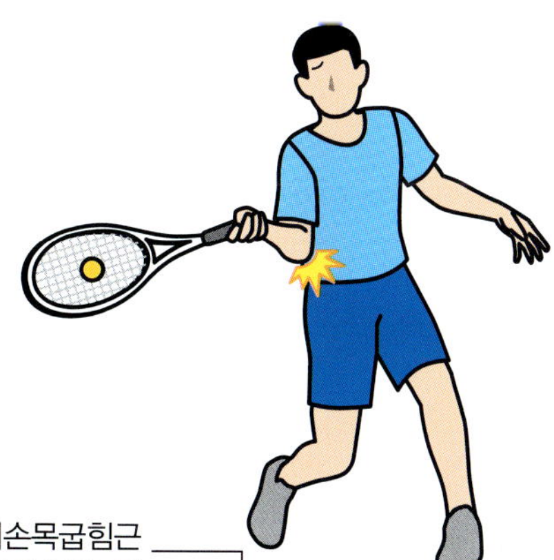

[앞면]

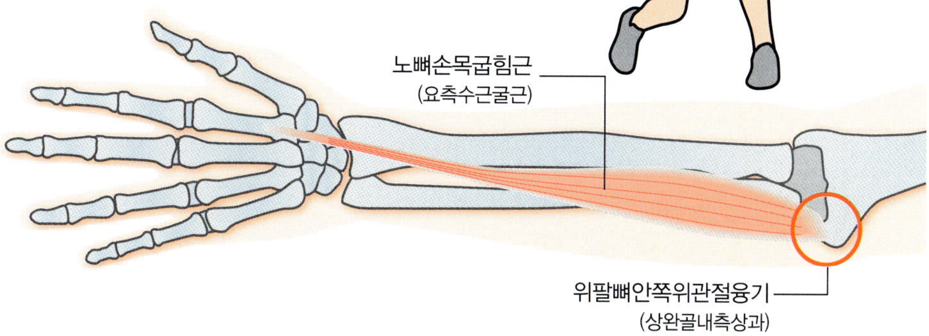

테니스 엘보의 내적 요인 · 외적 요인

테니스 엘보는 연령 등의 내적 요인과 기술 등의 외적 요인으로 발병한다.

테니스 엘보 발병의 내적 요인

테니스 엘보는 연령적으로는 **35~50세**에 많이 발병하며, 스포츠를 시행하지 않는 주부에게서도 볼 수 있다는 점에서 근육 · 힘줄의 퇴행변성 등의 **노화에 의한 변화**가 시초가 된다고 생각할 수 있다.

한쪽 손 백핸드 스트로크(backhand stroke)에서는 손의 강한 등쪽굽힘운동이 필요하며, 손의 폄근이 이러한 기능을 하고 있다. 이러한 점에서 그 근력과 유연성의 저하는 테니스 엘보의 발병 요인과 관련이 있다고 생각할 수 있다.

한쪽 손 백핸드 스트로크(backhand stroke)에 의한 충격

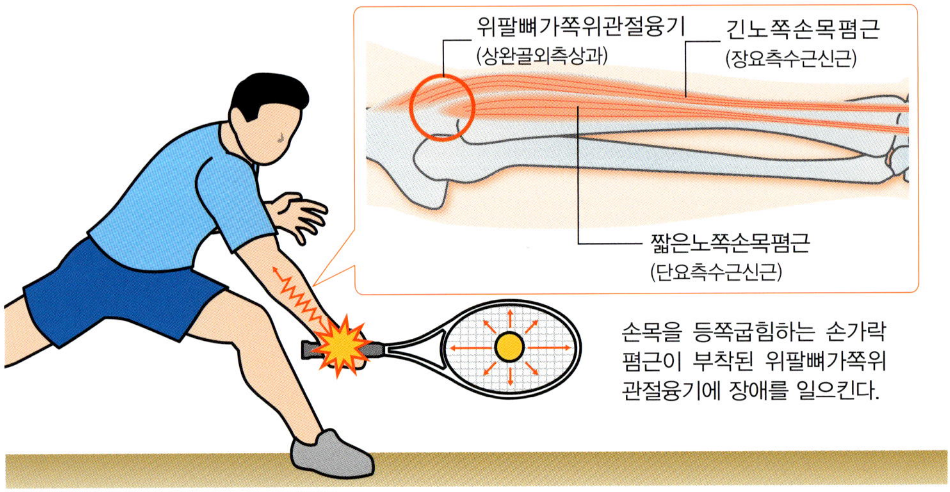

테니스 다리(tennis leg)

테니스가 붙은 스포츠 장애에는 '테니스 다리(tennis leg)'가 있으며 이것은 장딴지근의 근육 파열을 말한다. 테니스는 순간적으로 전후 · 좌우로 뛰어나오는 동작이 많아, 장딴지근의 강한 수축이 필요하며, 이것을 원인으로 생각할 수 있다. 다른 스포츠에서 볼 수 있는 근육 파열과는 달리 중년에 많은 것이 특징이다.

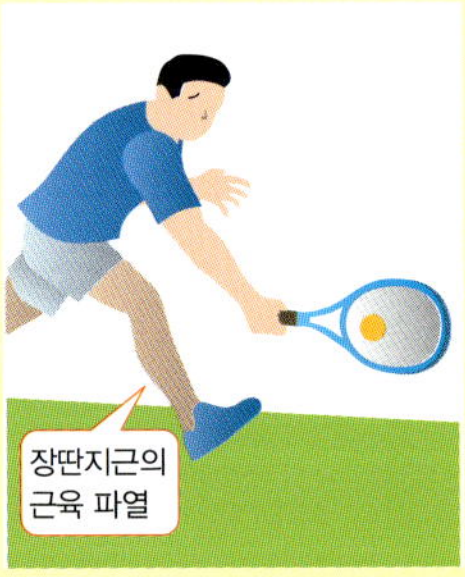

스위트 스팟(sweet spot)과 타점

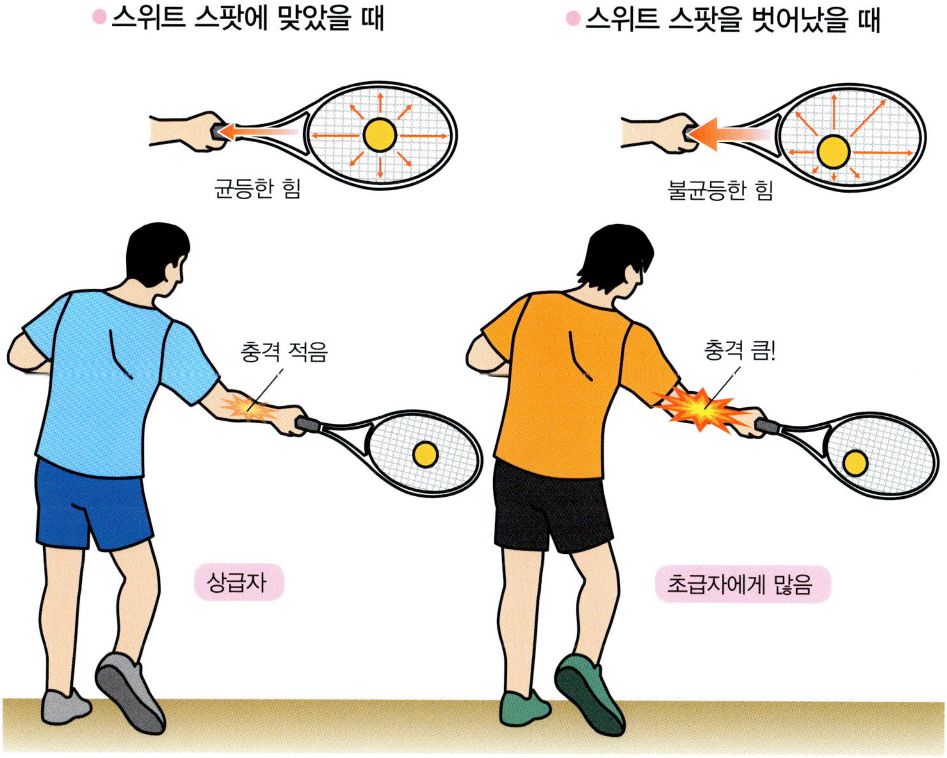

테니스 엘보 발병의 외적 요인

기술적으로 미숙한 사람일수록 이른바 스위트 스팟(sweet spot)에서 타점이 벗어나기 때문에 임팩트(impact) 시 진동이 커지며, 이것도 테니스 엘보의 발병 요인이 된다고 생각할 수 있다.

상급자는 임팩트 시에만 손목폄근 · 굽힘근의 큰 수축을 보이는 반면, 초급자는 스윙 중간, 양쪽 근육이 작용한다고 한다. 때문에 초급자일수록 근육이 조기에 피곤하며, 이것도 테니스 엘보의 발병 요인이 된다고 생각할 수 있다. 또한 연습량의 시간과 그 빈도가 높을수록 발병하기 쉽다.

단단한 재질의 라켓일수록 임팩트 시 진동을 빨리 감소시키지만, 스위트 스팟을 벗어난 충격은 크다. 게다가 라켓 사이즈, 중량, 손잡이 사이즈, 스트링의 종류나 장력도 발병 요인에 관여한다고 할 수 있다.

젖어서 무거워진 공, 공의 튀어 오름, 불규칙적인 경기장, 구속이 빠른 경기장도 테니스 엘보의 발병과 관련이 있다고 할 수 있다.

자세 수정과 근력강화 운동

가쪽 테니스 엘보는 손목폄근육무리, 안쪽 테니스 엘보는 손목굽힘근육무리를 강화해야 한다.

가쪽 테니스 엘보의 통증 유발 테스트

의자 테스트

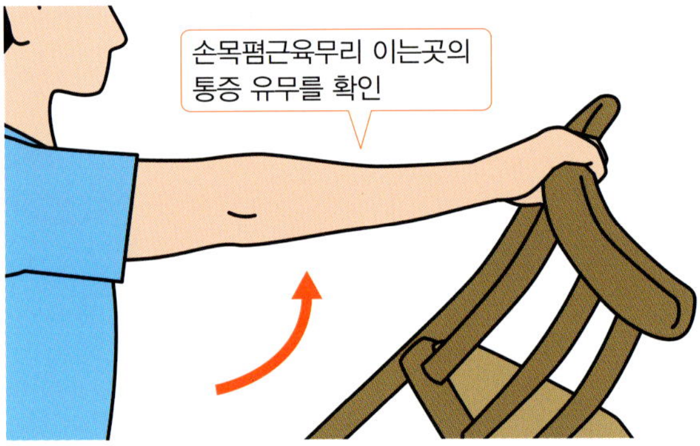

팔꿈치를 편 상태에서 의자를 들어 올려 손목폄근육무리 이는곳의 통증 유무를 본다.

테니스 엘보 테스트(Thompson's test)

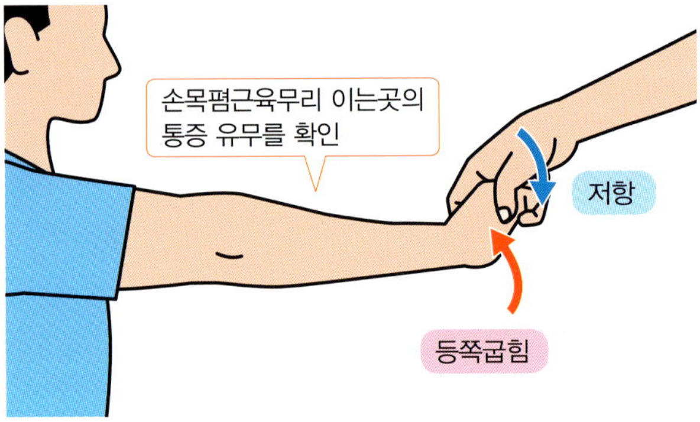

팔꿈치를 편 채 손목관절의 등쪽굽힘에 대해 저항을 가하여, 손목폄근육무리 이는곳의 통증 유무를 본다. 테니스 엘보에서는 높은 빈도로 통증이 출현한다.

가운데 손가락 테스트

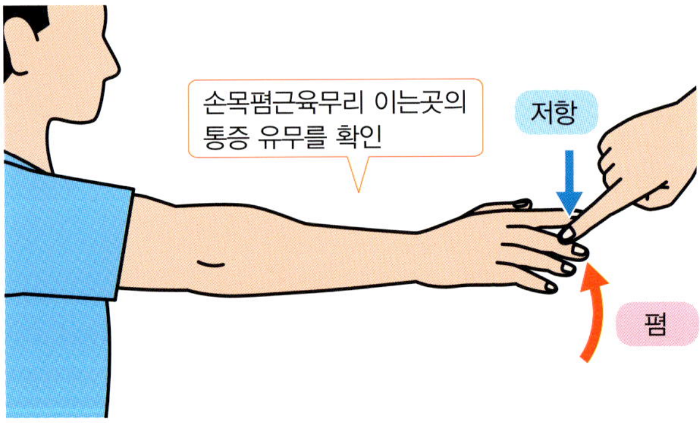

팔꿈치를 편 채, 가운데 손가락의 폄 운동에 대해 저항을 가하여, 손목폄근육무리 이는곳의 통증 유무를 본다.

테니스 엘보의 재활 치료

통증이 심한 급성기에는 테니스를 중지하고 냉찜질을 하는데, 완전하게 고정할 필요는 없다. 일상생활에서 강한 통증이 출현하지 않게 되면, 아래팔근육무리의 근력과 유연성 향상을 목적으로 근력강화 운동과 스트레칭을 시작한다. **가쪽 테니스 엘보에서는 손목폄근육무리**의 스트레칭과 근력강화를, **안쪽 테니스 엘보에서는 손목굽힘근육무리**의 스트레칭과 근력강화를 주로 시행한다.

구체적으로는 투구장애어깨의 재활 치료(→ P.197)에서 소개하고 있는 아래팔 근력운동(wrist curl)이나 스트레칭을 시행한다.

테니스를 다시 시작할 때는 재발하지 않기 위해 손에 충격이 가지 않고 올바른 자세로 칠 수 있도록 주의함과 동시에 테니스 엘보 용품을 사용하는 것도 고려한다. 테니스 엘보 용품은 여러 가지 종류가 판매되고 있다. 가쪽 테니스 엘보에 대해서는 시합 중 손목폄근 수축에 의한 위팔뼈가쪽위관절융기의 스트레스를 경감시키는 것을 목적으로 손목폄근의 이는곳을 압박하는 **forearm support band** 유형이 많다.

테니스 엘보 용품

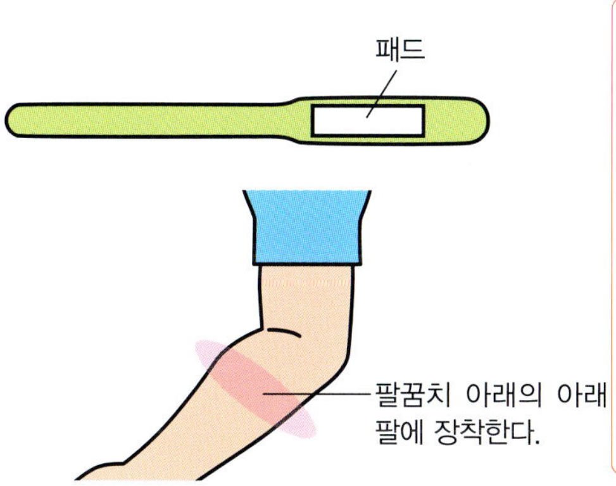

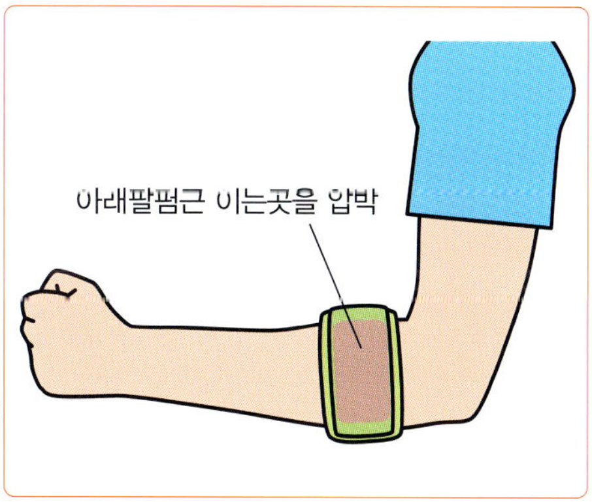

운동 스타일의 변경

한쪽 손 백핸드 스트로크에서 회전하는 공을 치면, 손목관절의 폄근육무리에 강한 수축이 필요하여, 가쪽 테니스 엘보의 원인이 된다. 재발을 막기 위해서는 슬라이스 공을 사용하거나 한쪽 손에서 양손 백핸드 스트로크로 변경하는 것도 해 보아야 한다.

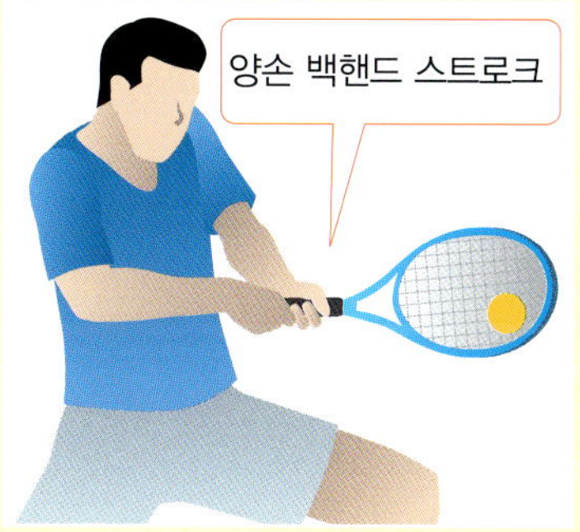

야구 엘보의 종류와 팔꿈치의 부담

투구 시에는 팔꿉관절에 강한 바깥굽힘이 가해지며, 염증이나 손상의 원인이 된다.

투구 동작 시 팔꿈치에 통증이나 위화감이 동반된다.

투구장애 팔꿈치는 일반적으로 '**야구 엘보**'라고 부르며, 투구 동작 시 팔꿈치에 통증이나 위화감을 동반하며, 생각하는 대로 공이 던져지지 않는 상태를 말한다. 투구를 방해하는 팔꿈치 병변의 총칭이며, **안쪽형** · **가쪽형** · **뒤쪽형**의 3가지 형태로 나눌 수 있다.

야구 엘보의 종류

●안쪽형 야구 엘보

안쪽곁인대 손상, 손목관절 및 손가락굽힘근육무리 이는곳의 염증인 위팔뼈안쪽위관절융기염(상안골내측상과염)

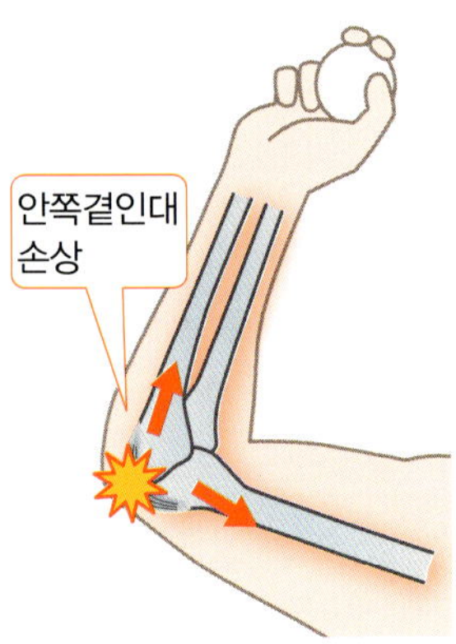

●가쪽형 야구 엘보

위팔뼈작은머리의 연골 아래 뼈 및 관절연골이 괴사되는 위팔뼈작은머리 이단성골연골염(osteochondritis dissecans)

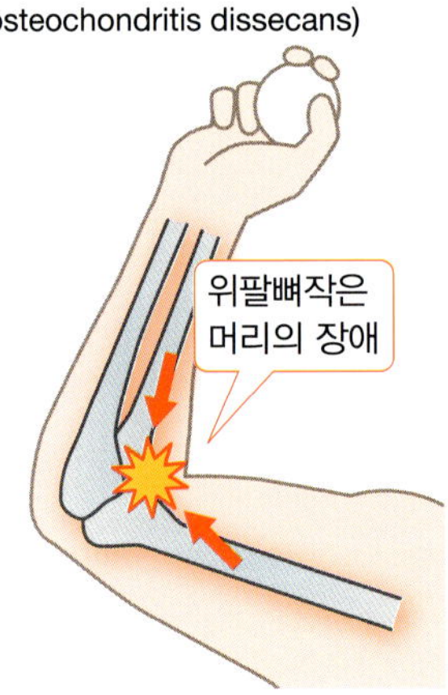

●뒤쪽형 야구 엘보

팔꿈치머리 피로골절, 관절주머니 안에 관절 구성체와 연결성을 가지지 않는 뼈 · 연골(관절서, joint mice라고도 한다)이 존재하는 팔꿈치머리오목 유리체

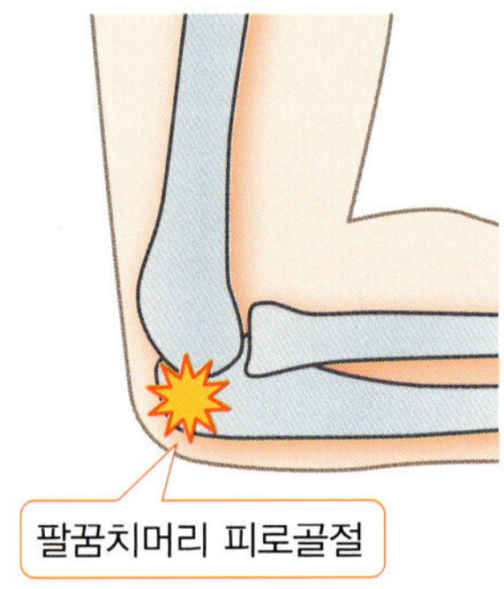

투구장애와 저림

손가락 저림에 의한 투구장애를 호소하는 경우가 있다. 손 부위의 자뼈 쪽 통증을 호소하는 경우가 많으며, 그 원인으로는 흉곽출구증후군이나 팔꿉굴증후군(주관절터널증후군)이라고 불리는 질환에 의한 경우가 많으며, 진행되면 손가락의 근력저하나 새끼손가락 끝부분 근육의 위축이 출현하는 경우도 있기 때문에 전문 의료기관의 검진을 받을 것을 권장한다.

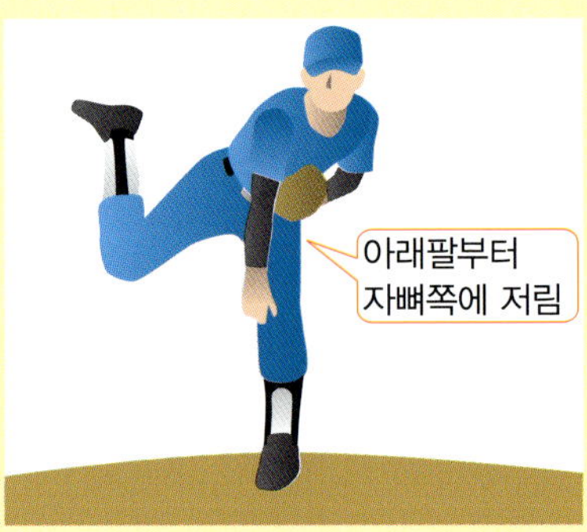

가속단계(acceleration)와 폴로 스루(follow-through)에서 팔꿈치의 부담

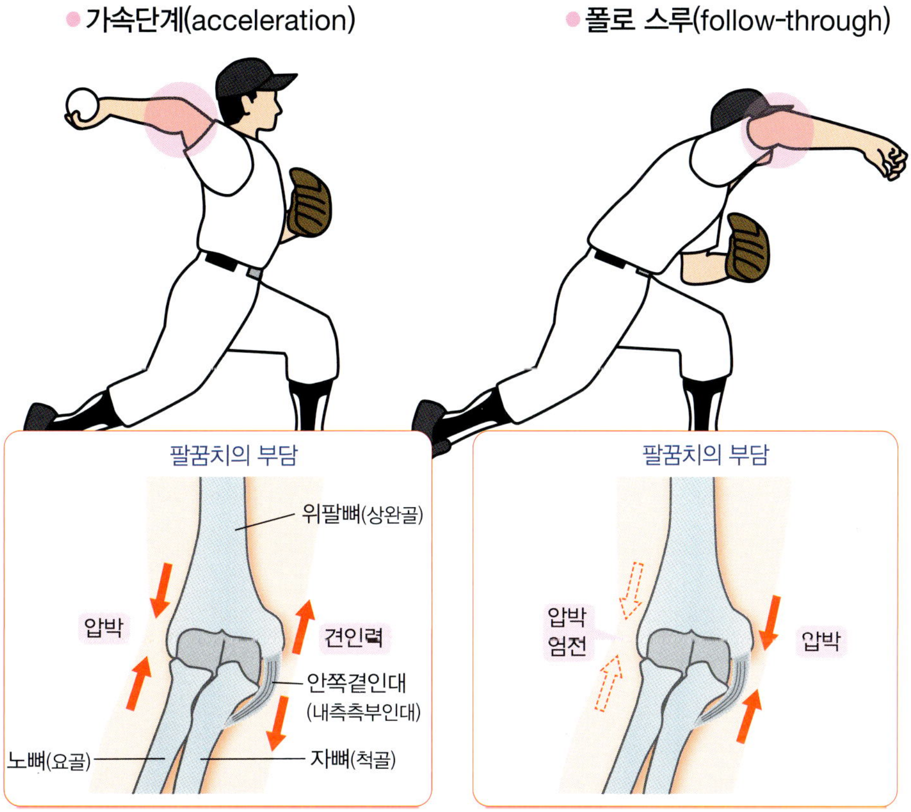

야구 팔꿈치의 발병 요인

투구 동작은 어깨관절에 부담을 주는 동작이지만, 동시에 팔꿉관절에도 역학적인 부담을 준다.

가속단계에서 어깨관절은 수평벌림 위치로부터 빠른 굽힘 · 안쪽돌림운동이 일어난다. 이 때, 공과 어깨관절 중간에 위치하고 있는 팔꿉관절에는 강한 안쪽굽힘이 가해진다. 때문에 팔꿉관절 안쪽에서는 위팔자관절에 대해 견인력이 발생하며, 안쪽곁인대를 긴장시켜 염증이나 손상의 원인이 된다.

또한 가쪽에서는 위팔노관절에 대해 압박이 발생하며, 위팔뼈작은머리로 반복되는 압박 자극이 위팔뼈작은머리 이단성 골연골염(박리성 골연골염, osteochondritis dissecans)의 원인이 된다.

폴로 스루(follow-through)에서는 팔의 움직임이 급격히 감속되지만, 팔꿉관절에 대해서는 강제적인 폄력이 부가된다. 때문에 팔꿈치머리와 팔꿈치머리오목에 충돌 스트레스가 발생하며, 팔꿈치머리 피로골절이나 팔꿈치머리오목 유리체의 원인이 된다.

근력강화와 스트레칭

안쪽곁인대가 손상되면 운반각(carrying angle)의 각도가 증가한다.

야구 팔꿈치의 확인 포인트

팔꿉관절의 배열은 남성은 약 10°, 여성은 약 15°의 carrying angle이라고 불리는 운반각을 확인할 수 있다(팔꿈치 각 → P.29). 안쪽곁인대 손상에서는 이 각도의 증가와 함께 팔꿉관절 경도 굽힘 위치에서 타동적으로 팔꿉관절을 가쪽돌림시키면 가쪽돌림 동요나 안쪽 부위에 통증이 출현하는 경우가 있다.

또한, 어깨관절의 가쪽돌림이 제한되어 있으면, 가속단계(→ P.163)에서 팔꿉관절의 가쪽돌림 스트레스를 증가시키기 때문에 어깨관절의 유연성 확인도 중요하다.

뒤쪽형의 경우, 통증과 함께 팔꿉관절의 폄 제한이 보이는 경우가 많기 때문에 좌우를 비교해 본다.

팔꿉관절의 배열

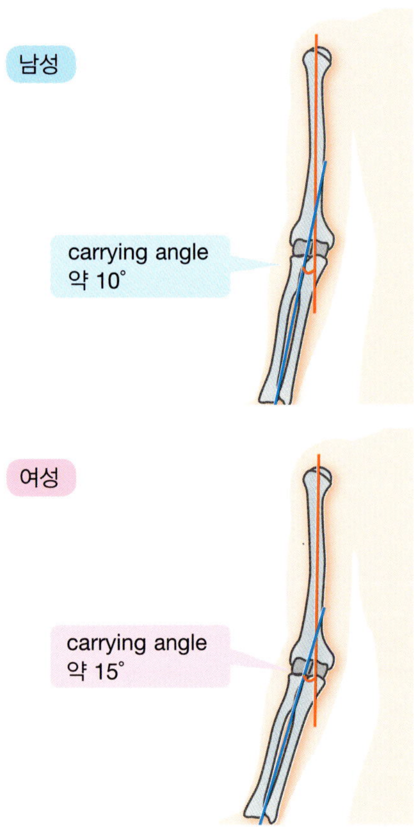

관절서(joint mice)

관절공간 안에 유리된 연골성 · 골성 조직의 총칭을 관절서(joint mice, 관절공간 안을 쥐처럼 움직이기 때문에)라고 한다. 원인이 되는 질환에는 이단성 골연골염, 변형성 관절증, 골연골 골절 등이 있다. 관절면에 끼이면, 심한 통증과 함께 관절운동이 불가능하게 되는 경우가 있으며, 감돈증상(incarceration symptom)이라고도 부른다.

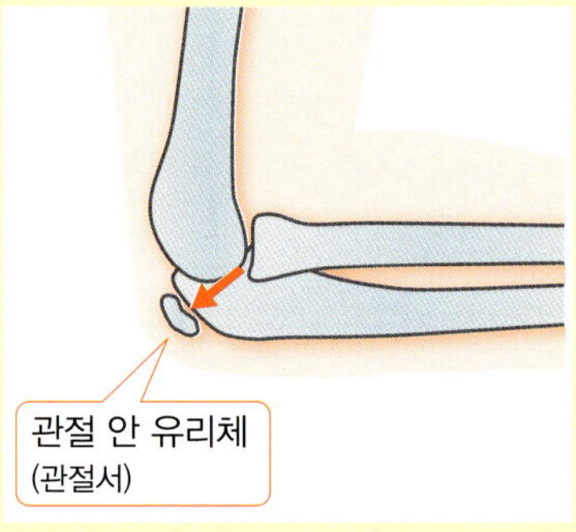

야구 팔꿈치의 재활 치료

어깨관절의 유연성에 문제가 있는 경우 어깨관절의 스트레칭(→ P.186)을 시행할 필요가 있는데, 팔꿉관절을 통과하는 아래팔 근육무리의 근력강화와 스트레칭이 중요하다.

리스트 컬(wrist curl)

아래팔의 뒤침 위치에서 1~2kg의 덤벨을 쥐고 손바닥 방향으로 굽힘 동작을 시행한다.

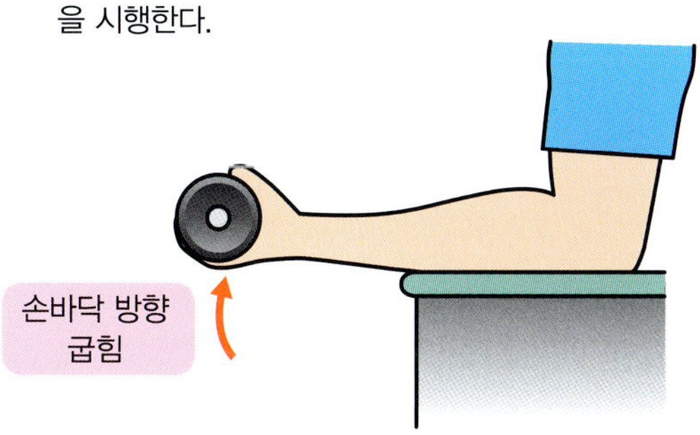

리버스 리스트 컬(reverse wrist curl)

아래팔의 엎침 위치에서 1~2kg의 덤벨을 쥐고 손등 방향으로 굽힘 동작을 시행한다.

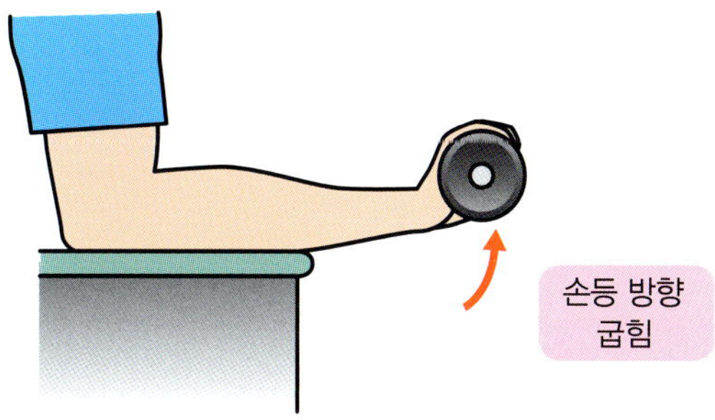

아래팔 폄근육무리의 스트레칭

아래팔의 엎침 위치에서 타동적으로 다른 쪽 손의 손목관절부터 손가락을 손바닥 방향으로 굽힘 시킨다.

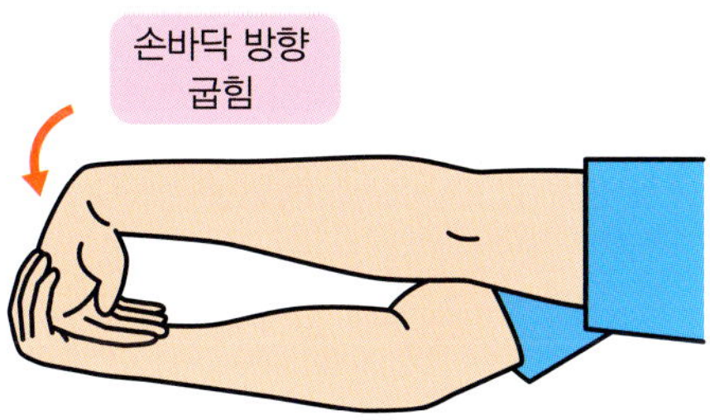

아래팔 굽힘근육무리의 스트레칭

아래팔의 뒤침 위치에서 다른 쪽 손을 이용하여 타동적으로 손목관절부터 손가락을 손등 방향으로 굽힘 시킨다.

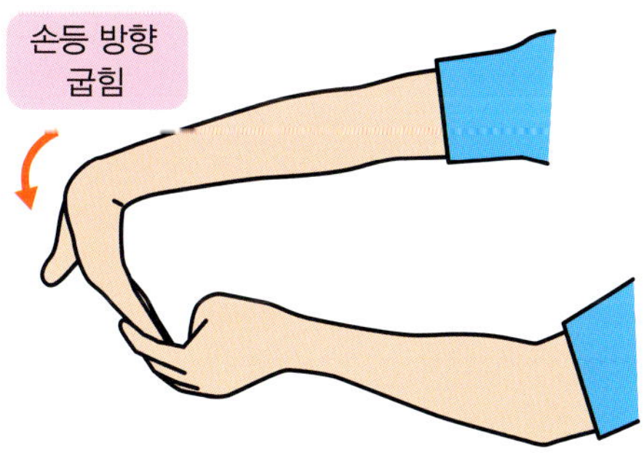

안쪽곁인대 손상인 경우의 테이핑

위팔 안쪽을 따라 감은 테이핑과 아래팔 안쪽을 따라 감은 테이핑이 팔꿉관절 안쪽에서 교차하도록 하는 것이 효과적인 경우가 있다.

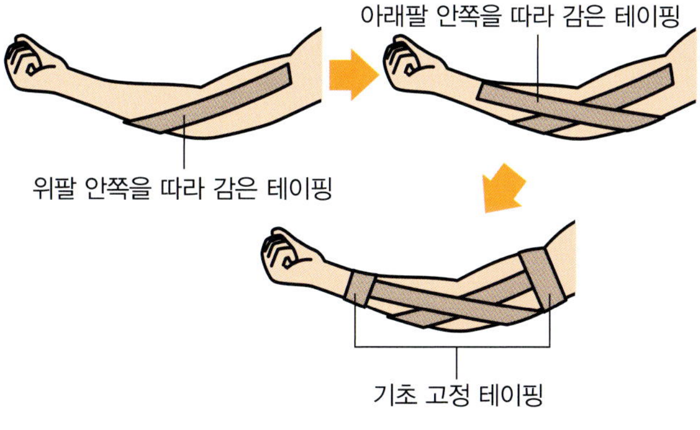

일차성 관절증 · 이차성 관절증

변형성 엉덩관절증이나 변형성 무릎관절증은 다리를 저는 증상을 보인다.

'변형성 관절증'에는 일차성과 이차성이 있다.

변형성 관절증(osteoarthritis)은 **관절연골의 변성**에 의해 일어나는 질환이며, 노화가 주된 원인으로 일어나는 **일차성 관절증**과 외상이나 관절염 등의 선행질환이 원인으로 발병되는 **이차성 관절증**으로 나눌 수 있다.

일차성 관절증은 일반적으로 45세 이후에 발병하며, 부위는 무릎관절, 팔꿉관절, 첫째발허리발가락관절, 엉덩관절 순으로 많다. 그러나 팔의 경우 통증은 소실되기 쉬우며, 치료상의 문제가 있는 경우는 적다.

그에 비해 **가중관절**(체중을 지지하는 관절)인 무릎관절이나 엉덩관절은 보행 시 통증이나 관절 가동영역 제한, 변형의 진행이 문제가 되는 경우가 많다.

변형성 관절증에서 볼 수 있는 다리 저는 증상

변형성 엉덩관절증에서는 엉덩관절 벌림근력의 저하에 의해 중심이 지면에 발이 닿은 쪽 다리의 엉덩관절부터 안쪽으로 이동되는 순간에 반대쪽 골반이 쳐지는 **트렌델렌버그 보행(Trendelenburg's sign** → P.145)을 띠는 경우가 있다. 또한 엉덩관절 벌림근력이 저하되면 상반신의 중심을 지면에 발이 닿은 쪽 다리로 이동시키는 **뒤센형 보행(Duchenne's sign)**을 보이는 경우가 있다.

또한, 엉덩관절의 폄 제한이 있으면 중기 디딤기(stance phase) 이후에 골반이 앞으로 기울며, 허리뼈의 앞굽이가 증가한다.

변형성 무릎관절증은 바깥굽이 무릎 변형을 띠는 경우가 많으며, 양쪽에서 **O자 다리**(→ P.62)가 된다.

통풍(gout)

통풍이란 고뇨산혈증(hyperuricacidemia)이 원인으로 관절에 요산염(urate)이 침착하여 생기는 관절염이다. 변형성 관절증과는 달리 야간에 심한 통증을 유발시키며, 바람에 스치는 것만으로도 아프다고 하여 '통풍'이라고 불린다. 30~40대 남성에게 많으며, 통증부위는 발의 첫째발허리발가락관절에 가장 많이 발생한다.

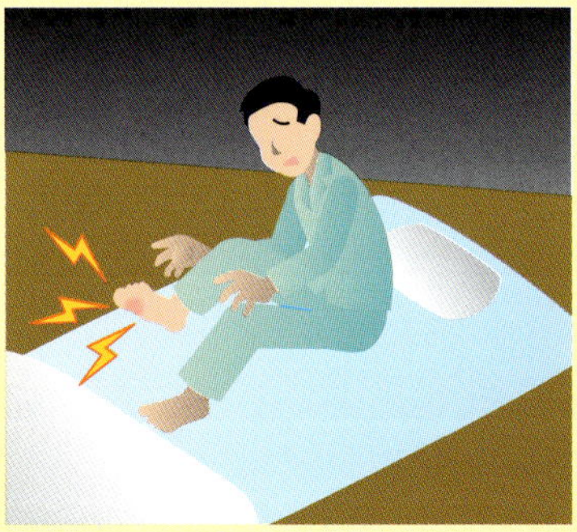

이러한 자세로 보행하면 발바닥이 닿는 때(foot flat)부터 중기 디딤기(stance phase)에 걸쳐 급격하게 무릎이 가쪽으로 동요하는 **'가쪽 밀림(lateral thrust) 현상**(→ P.145)을 보이는 경우가 있다.

또한 무릎관절의 폄 제한에 의해 발뒤꿈치가 땅에 닿을 때(heel strike)에는 무릎관절의 폄이 불완전하며, 중기 디딤기(stance phase)에서는 신체중심을 지지면의 직선 위에 두려고 하기 때문에 발관절의 과도한 등쪽굽힘이 일어난다.

변형성 엉덩관절증에서 보이는 다리 저는 증상

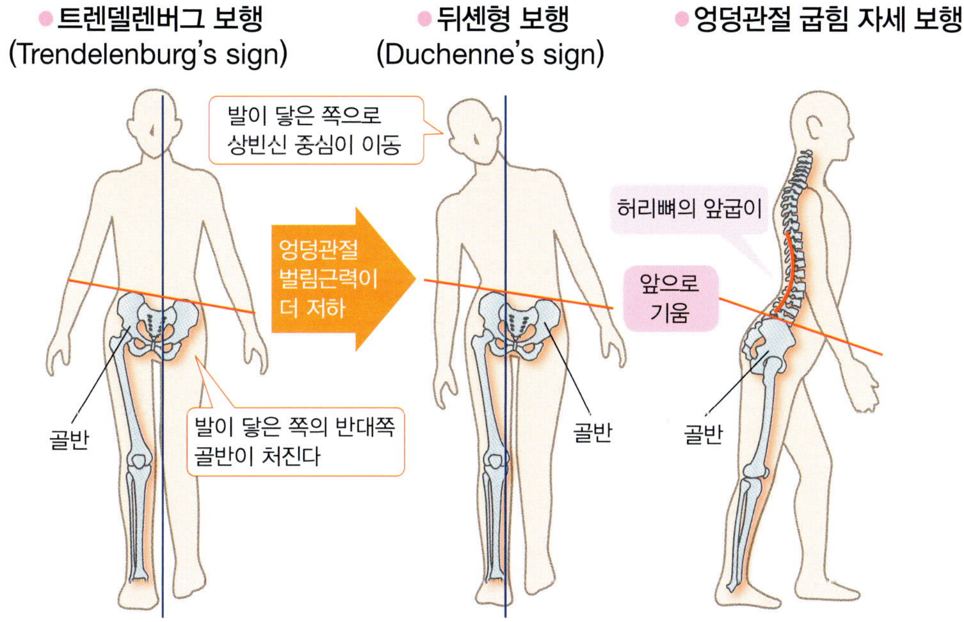

변형성 엉덩관절증에서 보이는 다리 저는 증상

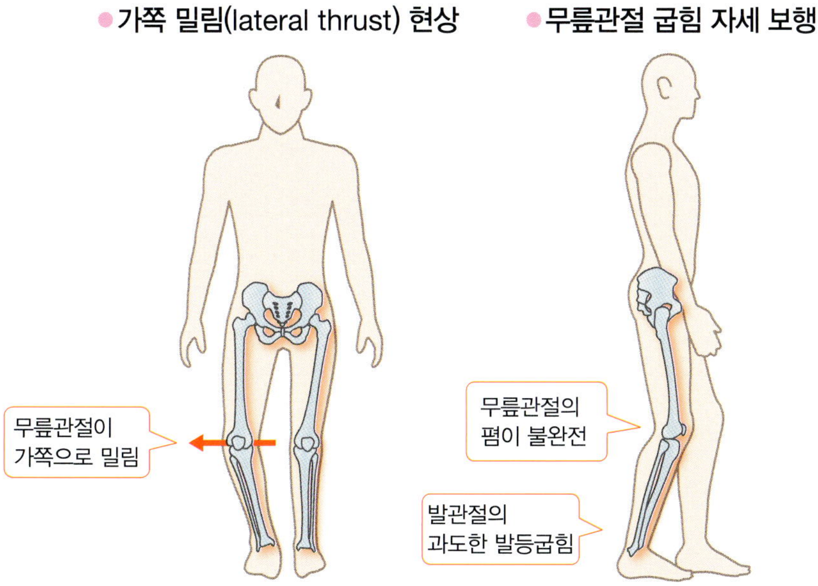

중간볼기근 · 큰볼기근의 근력강화법

초기 단계의 변형성 엉덩관절증에서는 특히 중간볼기근과 큰볼기근의 강화가 중요하다.

변형성 엉덩관절증의 증상

선천성 엉덩관절 탈구(출산 전 · 출산 시 넙다리뼈머리가 관절주머니 안에서 탈구되어 있는 질환)나 **구개형성부전**을 기반으로 하는 이차성의 변형성 엉덩관절증이 80%를 차지하며, 여성에게 압도적으로 많다.

주된 증상은 엉덩관절 통증, 다리 저는 증상, 운동 제한으로 병태와 함께 악화와 회복을 반복한다. 관절에 생기는 병변에는 연골의 변성, 관절열극(joint space, 뼈머리와 관절오목의 틈새)의 협소화에서 소실, 뼈가시(관절 비하중 부위에서의 뼈 증식) 등이다. 진행되면 통증은 더 심해지며, 근력저하, 근육 위축, 엉덩관절의 운동 제한에 의한 다리 저림이 현저해진다.

또한 뼈머리의 편평화나 위쪽으로 변위되어 다리 길이 차(아픈 쪽 다리가 정상 쪽보다 짧아진다)가 나타난다.

변형성 엉덩관절증의 재활 치료

병기나 연령 등을 고려하여 수술이 적합한 경우도 있으며, **인공관절치환술** 등의 많은 수술이 있다. 이 경우, 의료기관에서 수술 후의 재활 치료가 함께 시행되는 것이 보통이다.

초기 증상으로 수술이 필요하지 않은 경우는 운동요법이 적용된다. 구체적으로는 통증을 증가시키지 않는 범위 내에서 가동영역 훈련과 근력 강화훈련이지만, 특히 **중간볼기근과 큰볼기근의 강화**가 중요하다.

중간볼기근의 근력저하와 옆으로 걷기

중간볼기근의 근력이 현저하게 저하되면, 옆으로 걸을 때, 진행방향의 엉덩 · 무릎관절을 굽힘하지 않으면 걷지 못한다. 이것은 지지하고 있는 쪽의 중간볼기근이 약하기 때문에 엉덩관절이 모음되어 진행 방향의 골반이 내려가, 편 상태에서 발이 지면에서 떨어지지 않기 때문이다.

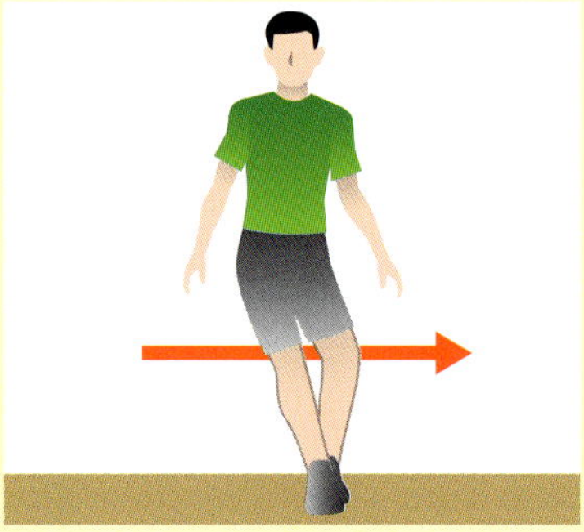

중간볼기근의 근력강화법

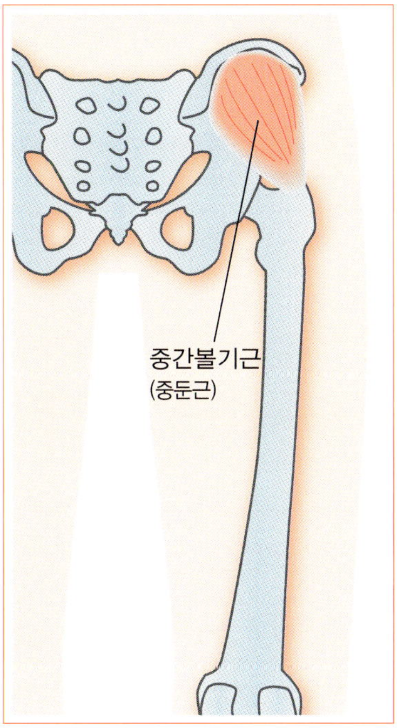

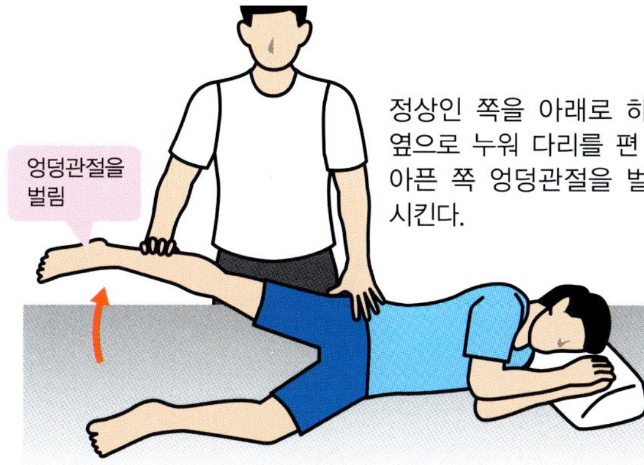

정상인 쪽을 아래로 하여 옆으로 누워 다리를 편 채 아픈 쪽 엉덩관절을 벌림시킨다.

혼자서 시행하는 경우

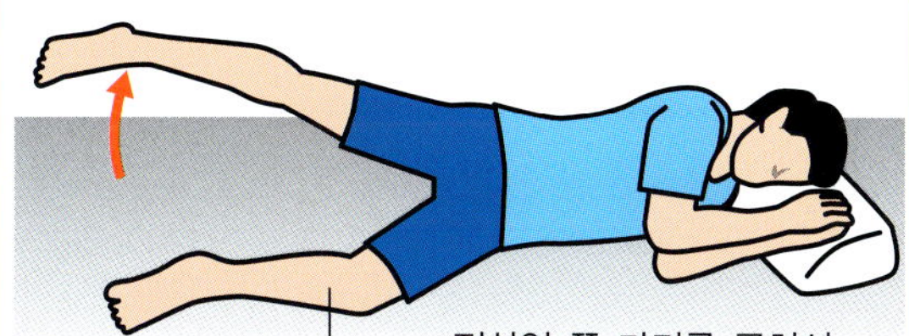

정상인 쪽 다리를 굽혀서 안정시킨다.

큰볼기근의 근력강화법

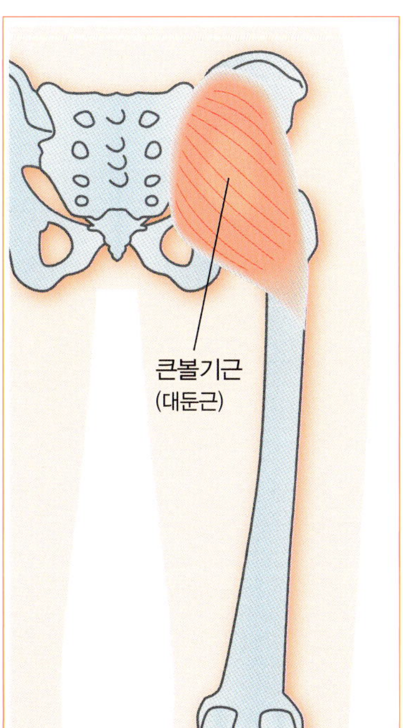

천장을 보고 누워서 무릎을 가볍게 굽힌 채, 엉덩이를 들어 올리듯이 엉덩관절을 편다.

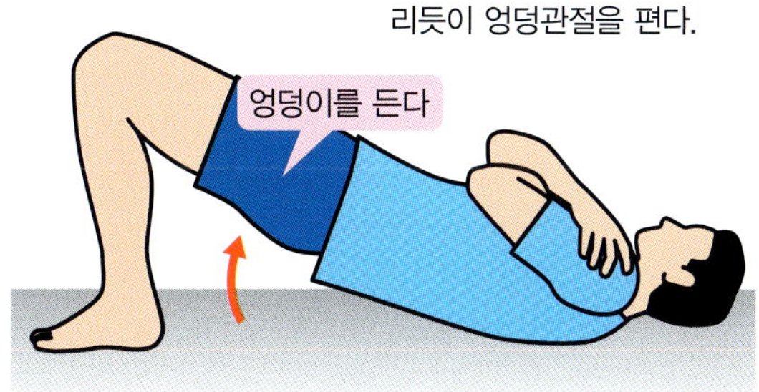

가능하다면, 정상인 쪽은 폄 상태에서 동시에 올릴 수 있도록 아픈 쪽만 엉덩이를 들어 올린다.

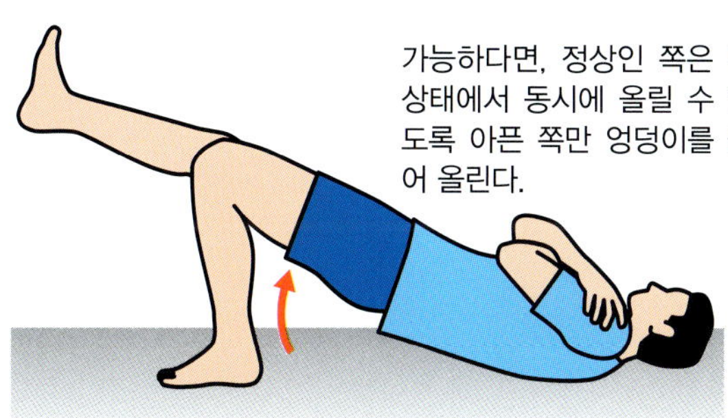

넙다리네갈래근 · 햄스트링의 근력강화법

보존요법에서는 다리의 근력강화와 스트레칭이 주가 된다.

변형성 무릎관절증의 증상

변형성 무릎관절증은 변형성 관절증 중에서 **가장 빈도가 높은 질환**이다. 변형성 엉덩관절증과 마찬가지로 여성에게 많지만, 변형성 무릎관절증의 경우는 노화나 기계적 스트레스를 기반으로 하는 일차성이 많으며, **비만과의 관계**가 지적되고 있다.

초기 증상은 무릎관절의 경직인데, 진행되면 계단을 오를 때나 보행 시 무릎관절에 통증을 느끼며, **관절 수종**(관절에 관절액이 쌓인다)이나 관절의 변형이 생긴다.

관절에 생기는 병변에는 변형성 엉덩관절증과 마찬가지로 연골의 변성, 관절열극의 협소화부터 소실, 뼈가시 등이 있다. 대부분은 관절 안쪽 열극의 협소화로 인해 바깥굽이 무릎이 발생한다.

밖굽이(내반 변형)

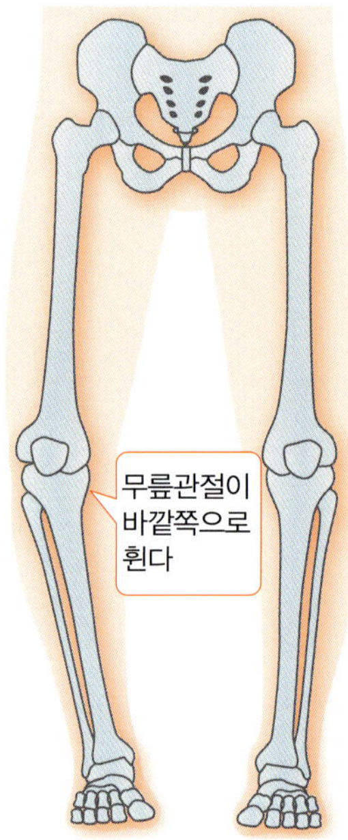

변형성 무릎관절증의 재활 치료

병기나 연령 등을 고려하여 수술이 적합한 경우도 있고, 인공관절치환술 등의 많은 수술이 있다.

족저삽판(insole)요법

발바닥에서 신체로 부가되는 무게 방향을 변화시켜, 좋은 자세를 만들기 위함을 목적으로 구두 깔창을 세공하는 치료법이 족저삽판(insole)요법이다. 발바닥의 활을 높이거나, 발꿈치 부위를 안쪽벌림 시키거나, 가쪽벌림 시키는 등의 패드를 넣는 방법이 대표적이다. 변형성 무릎관절증의 치료법 중 하나로, 족저삽판요법도 선택된다.

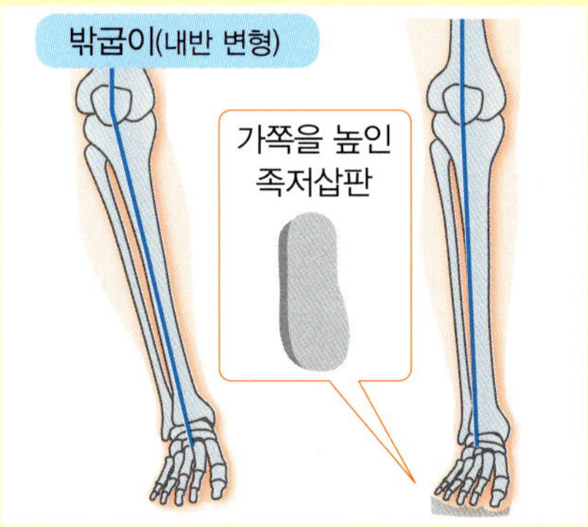

이 경우, 의료기관에서 수술 후의 재활 치료가 시행되는 것이 보통이지만, 대부분의 경우, **보존요법**(수술을 하지 않는 치료법)이 적용된다.

보존요법의 대표로 운동요법이 있으며, 다리 근력강화와 스트레칭이 주가 된다. 무릎관절을 지탱하는 근육에서 중요한 것은 **넙다리네갈래근과 햄스트링**으로, 이 근육을 동시에 수축시키면서 단련하는 것이 중요하다.

넙다리네갈래근과 햄스트링의 근력강화법

①

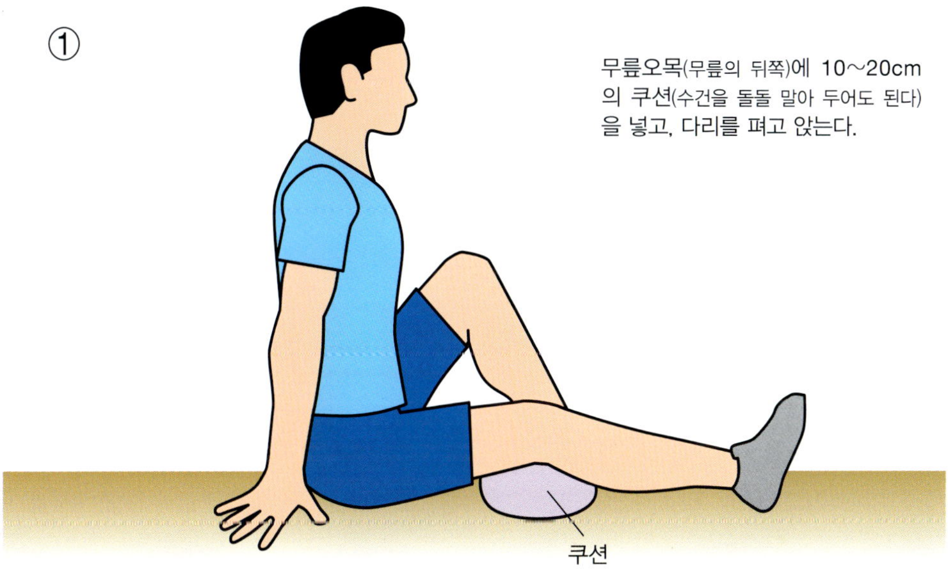

무릎오목(무릎의 뒤쪽)에 10~20cm의 쿠션(수건을 돌돌 말아 두어도 된다)을 넣고, 다리를 펴고 앉는다.

②

엉덩관절의 굽힘동작에서 다리로 쿠션을 누르고, 동시에 무릎관절의 폄동작에서 발꿈치를 들어 올리듯이 힘을 주고 5초 정도 유지한다.

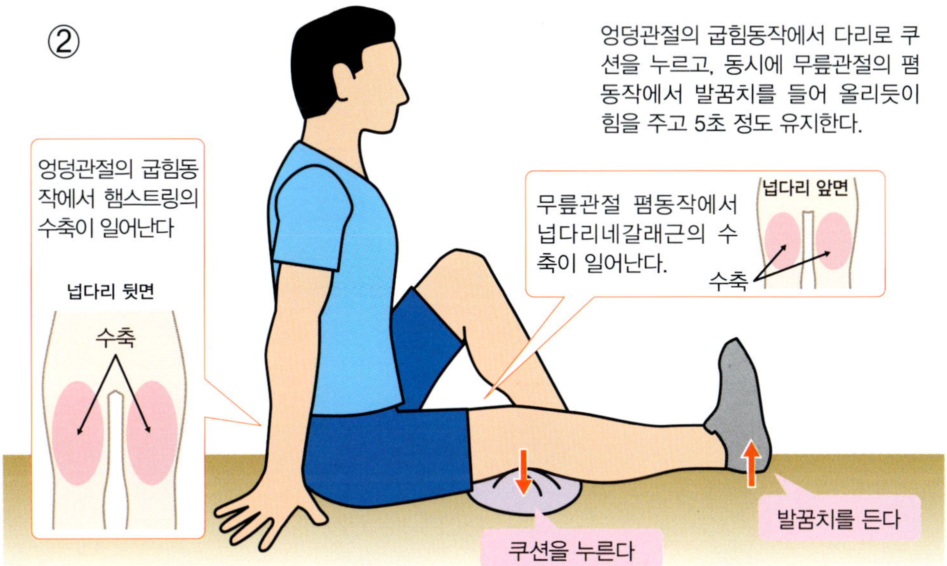

햄스트링의 근육 파열

근육 파열은 파열 직후에 'RICE 처치'를 충분히 시행하는 것이 중요하다.

'근육 파열'은 근육의 일부가 손상된 상태

근육에 강한 수축을 일으키는 스포츠 동작에 의해 급격한 장력이 작용하여 근육 일부에 손상을 일으킨 상태가 근육 파열이다. 손상 부위는 **햄스트링**이 가장 많고, 약 **70%**을 차지하며, 넙다리곧은근, 장딴지근, 넙다리모음근 순이다. 햄스트링의 근육 파열은 단거리 선수, 럭비 · 축구 선수의 질주 중에 가장 많이 발생한다.

무릎을 편 상태에서 급격히 앞발딛기를 하면 햄스트링근이 과도하게 긴장되어 근육파열이 생긴다.

RICE 처치

Rest(안정), icing(냉각), compression(압박), elevation(올림)을 말하며, 급성 외상처치의 기본이다. 외상 후 염증 증상을 가능한 억제함으로서 수술이든, 보존치료든 다음 치료를 매끄럽게 진행하기 위해 처치한다.

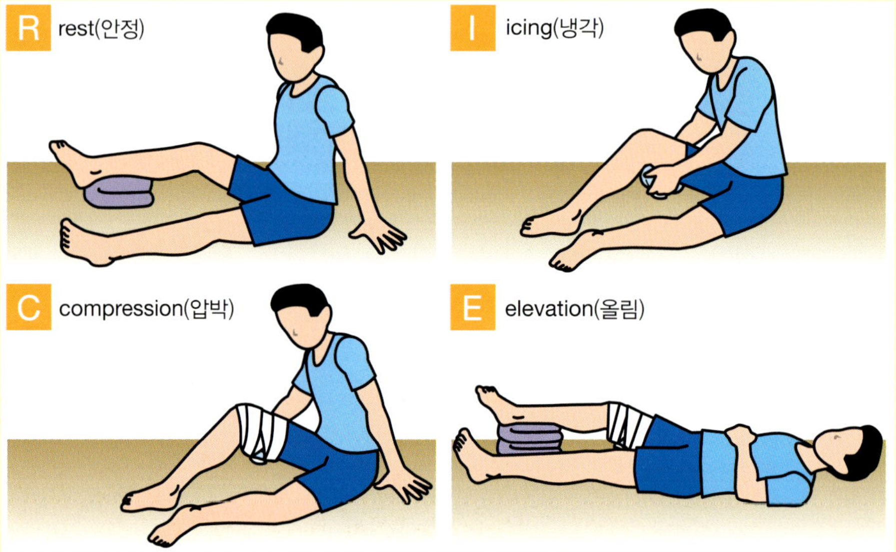

햄스트링의 스트레칭과 가벼운 재활 운동

- 스트레칭

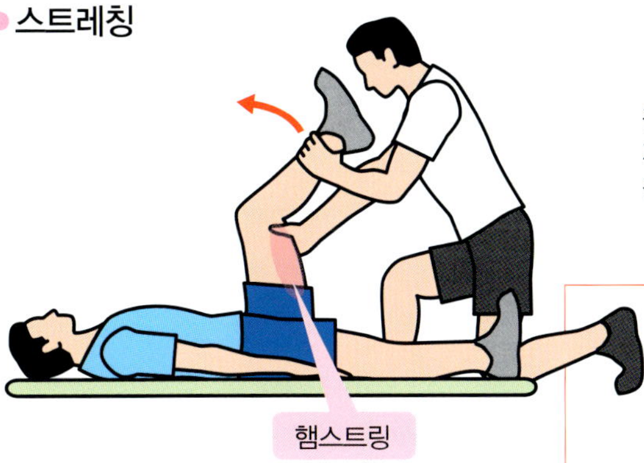

천장을 보고 누워서 정상인 쪽 다리는 펴고, 아픈 쪽 엉덩관절을 굽혀 무릎관절을 펴듯이 햄스트링을 늘인다.

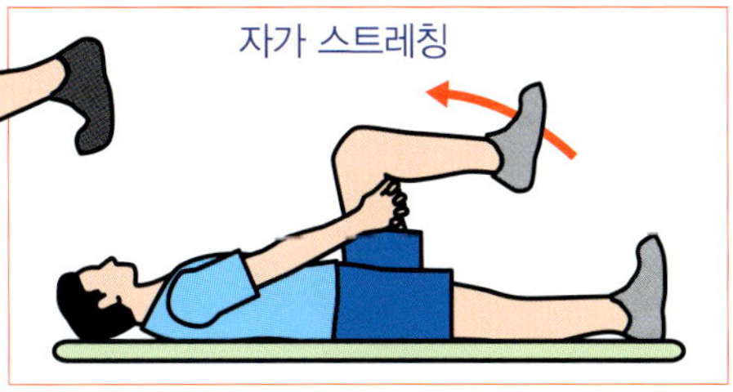

- 무릎의 굽힘운동

엎드려서 다리를 펴고, 아픈 쪽 무릎을 천천히 굽힘 ↔ 폄한다.

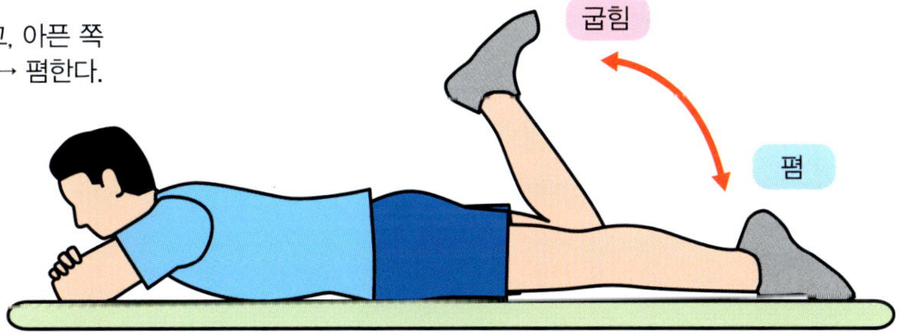

근육 파열의 재활 치료

근육 파열은 응급 처리가 불충분하거나, 재활 치료가 부적절하면 경기 복귀 후에 운동통증이나 위화감을 느끼는 등의 후유증을 남기는 경우가 있다. 또한 재발 위험성이 있는 위독한 스포츠 외상 중 하나이기 때문에 압통이 강한 경우는 의료기관에서 검사를 받아야 한다.

초기 증상의 경우에도 부상을 입은 직후는 **RICE 처치**를 충분히 시행한다. 1~2주 후 통증이 완화되면 온열 후 햄스트링의 가벼운 자동운동(무릎의 굽힘운동)이나 스트레칭을 시작하여, 통증을 지표로 자전거 타기나 근력강화 운동도 추가한다.

부상 약 3주 후부터 가벼운 조깅을 시작하여 거리와 속도를 서서히 높여 간다. 근육 파열은 재발하기 쉬운 질환이기 때문에 운동 전의 워밍업, 특히 스트레칭을 하는 것이 중요하다.

무릎앞십자인대의 기능

무릎관절의 안정화와 관련된 무릎앞십자인대는 스포츠 활동에서 부상을 입기 쉬운 부위이다.

무릎앞십자인대의 기능

무릎앞십자인대는 무릎뒤십자인대와 함께 무릎관절의 관절주머니 안에 독립되어 있는 인대로, 넙다리뼈가쪽관절융기 안쪽 뒤부터 정강뼈 관절면 앞 안쪽에서 주행한다.

무릎앞십자인대의 주된 역할은 **정강뼈의 앞쪽 이동이나 무릎관절의 과도한 폄을 제어**하는 것으로, 넙다리네갈래근을 강하게 수축시켜 무릎관절을 펴면 긴장된 상태가 된다.

무릎십자인대

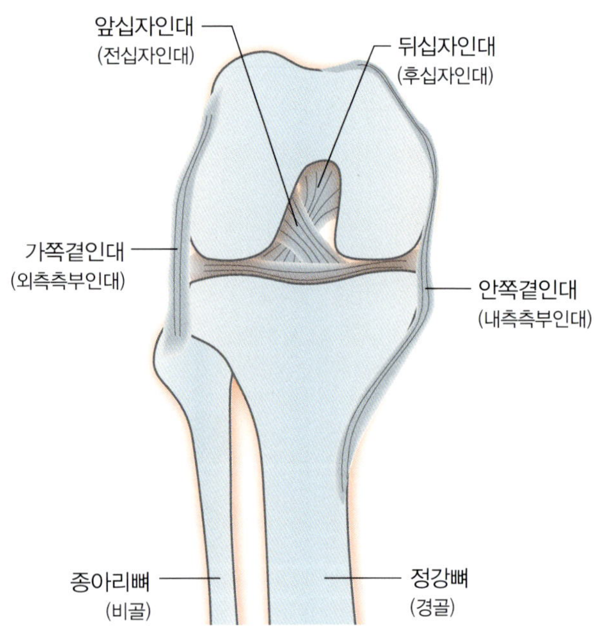

손상 기전과 병태

무릎관절은 엉덩관절처럼 뼈 자체의 안정성은 낮으며 인대, 반달판막, 근육이나 힘줄 등의 조직이 안정성에 크게 관여하고 있고, 스포츠 장애가 많이 발생하는 부위이다.

스포츠 활동에서 무릎관절인대 손상은 무릎앞십자인대 손상이 **50%**, 무릎안쪽곁인대 손상이 약 **30%**로, 양쪽 인대의 복합 손상을 포함하면 전체의 **90%**를 차지하며, 미국에서는 무릎앞십자인대 손상이 연간 **10**만건 이상 발생하고 있다고 한다.

스포츠 외상 기전

인대 손상 기전은 크게 제3자에 의한 외력이 직접 인대에 스트레스를 가하여 손상을 입는 접촉 손상과 활동 중에 신체의 감 · 가속 관성력과 근력에 손상을 입는 비접촉 손상으로 나뉜다. 무릎앞십자인대 손상의 기전은 스포츠 종목에 따라 다르지만 비접촉 손상이 많으며, 약 70%라고 한다.

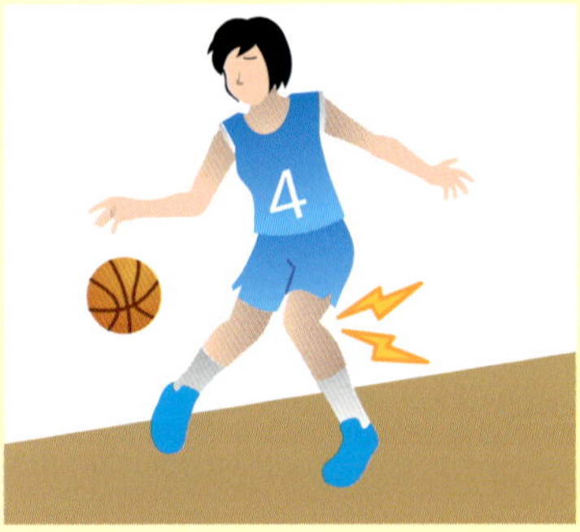

무릎앞십자인대 손상은 **Cutting(방향전환)** 동작, **Landing(착지)** 동작, **Stopping(감속 · 정지)** 동작을 원인으로 많이 발생한다. 이 때 몸의 위치는 선수가 균형을 잃고 뒤쪽으로 중심이 전환되어 발 부위가 지면에 고정된 상태에서 무릎관절이 가볍게 굽혀지고 비틀어질때 발생한다. 또한 발생률은 여성이 높으며, 종목은 배구에서 많다.

보존적 치료의 경우 손상 후의 스포츠에서 **giving away(무릎에 힘이 빠지는 증상)**라고 불리는 정강뼈의 불완전 탈구 현상이 생기는 경우가 많다. 이것은 스포츠 활동을 어렵게 만들 뿐 더러 반달 손상이나 관절 연결 손상 등, 이차적으로 관절 안의 손상을 일으킬 가능성이 높다.

제 4 장

넙다리네갈래근의 수축과 십자인대의 긴장

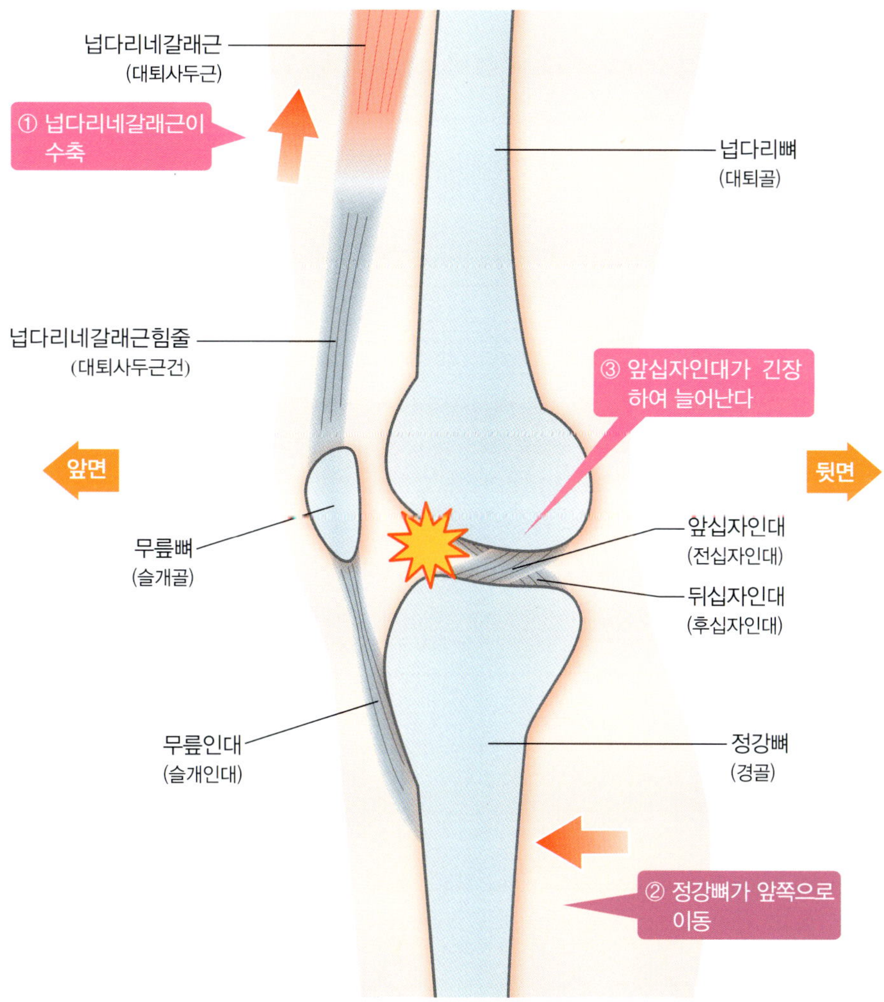

재건술 후의 근력강화법

손상된 인대 재건수술을 시행한 후, 스포츠 활동 복귀까지는 장기간을 필요로 한다.

무릎앞십자인대 손상의 재건술

운동 중에 앞 페이지와 같은 자세에서 무릎관절이 손상되어 탈구감이 느껴지고 **12시간** 내에 관절이 부은 경우(**관절 내 혈종**)는 무릎앞십자인대 손상을 의심할 수 있다. 의료기관에서 관절 혈종을 흡인하여 안정되게 하면 통증이 완화되어 조금 있으면 일상생활, 게다가 스포츠 동작도 가능해 지는 경우가 많다.

그러나 스포츠를 시행하면 **giving away(무릎에 힘이 빠지는 증상)**를 경험하며, 무릎관절의 이차적 손상을 일으킬 위험성이 크다. 때문에 스포츠 활동을 계속하는 경우는 **'무릎앞십자인대 재건술'**이라는 수술요법을 시행하는 것이 일반적이다. 재건술에서 사용하는 이식재는 무릎인대나 안쪽 햄스트링 힘줄의 일부를 사용하는 경우가 많다.

재건술 후의 재활 치료

무릎앞십자인대 재건술에서 스포츠 활동 복귀 허가까지의 기간은 의료기관에 따라 차이는 있지만, 일반적으로는 **6개월에서 10개월**로 장기간이 걸린다. 이것은 재건인대의 강도와 재건인대가 뼈에 고정되는 고정력 회복에 시간이 걸리기 때문이다. 수술 후 2~3주간의 입원 기간이 일반적이며, 무릎관절의 가동영역과 일상생활에서 문제가 없는 근력을 획득하여, 그 후에도 **근력강화 훈련**을 계속하게 된다.

그 때 주의해야 할 점은 재건된 인대에 과잉된 부담을 주지 않도록 해야 한다. 특히 넙다리네갈래

재건술과 무릎 보조기구

무릎앞십자인대 재건술 후에는 무릎 보조기구를 처방받는 경우가 많아졌다. 미국에선 '기능적 무릎 보조기(functional knee brace)'라고 불리는 많은 종류의 유형이 판매되고 있는데, 보조기구의 효과는 객관적으로 증명되지는 않았다. 단, 장착함으로서 환자 자신이 안심하거나, 재활 치료기간이라는 것을 인식하는 데에는 중요하다고 할 수 있다.

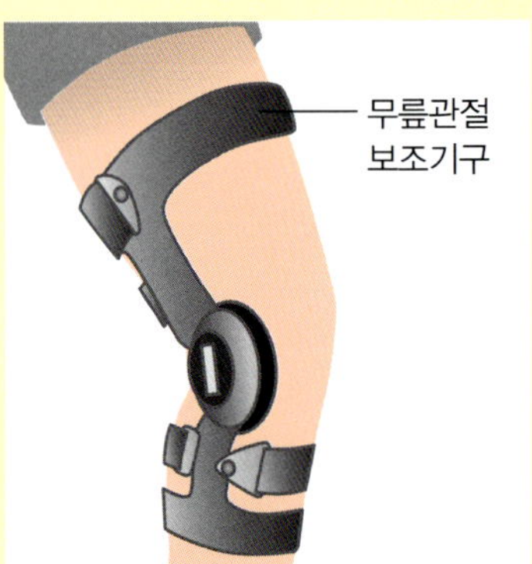

근의 강화법에서는 통상의 레그 익스텐션 (leg extension)(→ P.213)과 같은 방법으로 종아리 먼쪽에 저항을 주면 넙다리네갈래근의 수축이 재건 인대를 손상시킨다. 이것을 방지하기 위해서는 종아리 몸쪽에 강한 튜브로 저항을 주는 등의 고안이 필요하며, **전문가의 재활 치료가 필요**하다.

제 4 장

재건술 후의 근력강화 트레이닝

● 넙다리네갈래근의 강화 트레이닝

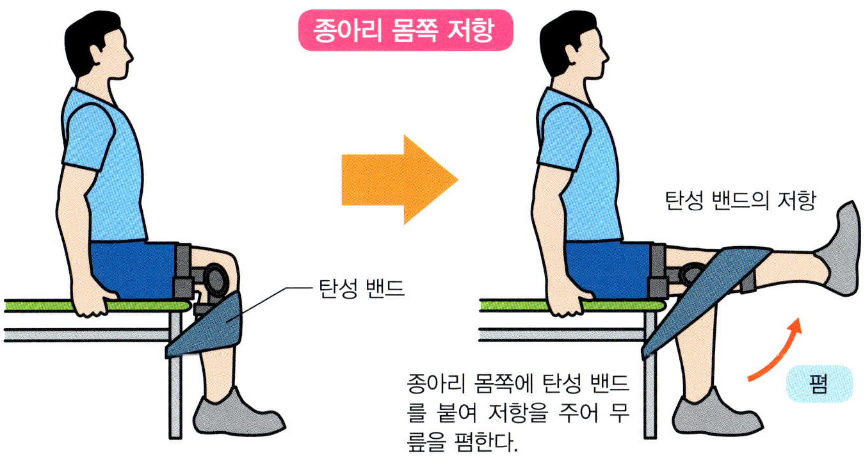

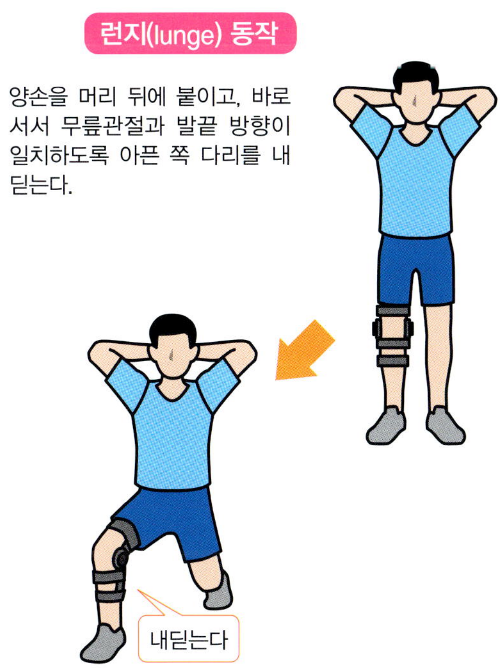

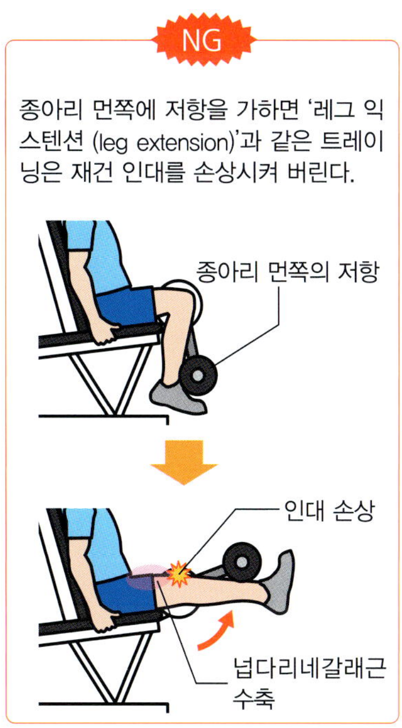

근력강화법과 균형 트레이닝

정형적인 자세에서 손상을 입는 무릎앞십자인대 손상은 트레이닝으로 예방이 가능하다.

무릎앞십자인대 손상의 예방 효과

무릎앞십자인대 손상의 예방 효과 검증은 10년 이상 전부터 미국을 중심으로 실시되어 왔다. 무릎앞십자인대 손상은 비접촉 손상으로 비교적 정형적인 자세에서 손상되기 때문에 그러한 자세에 빠지지 않도록 하면 손상 기회를 줄어들게 하는 것이 가능하다고 생각되었다.

과거 보고에서는 착지 동작의 지도, 균형 트레이닝, 점프 트레이닝, 햄스트링의 근력강화 등을 시행함으로서 무릎앞십자인대 손상이 감소되었다고 한다.

무릎앞십자인대와 햄스트링

넙다리네갈래근의 수축은 무릎관절 폄 위치에서 무릎앞십자인대를 긴장시키도록 작용한다. 그에 대해 햄스트링의 수축은 어떠한 각도에서도 정강뼈를 뒤쪽으로 끌어당기도록 작용하기 때문에 무릎앞십자인대를 이완시킨다. 이러한 이유에서도 재건술 후의 재활 치료나 손상 예방으로 햄스트링의 강화가 중요해 지는 것이다.

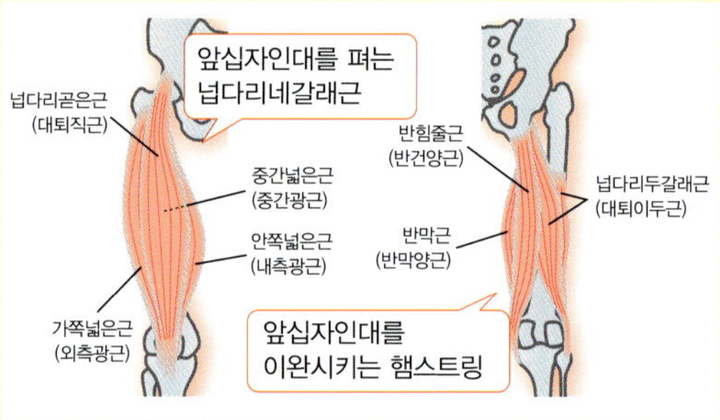

착지 동작의 자세 지도

농구 등에서는 점프 동작이 많으며, 착지 동작에서 손상을 입는 경우가 많다. 무릎관절이 약간 펴진 위치에서 안쪽으로 들어가는 자세가 많기 때문에 엉덩관절과 무릎관절을 깊게 굽혀, 무릎과 발끝 방향이 일치하는 자세를 습득한다.

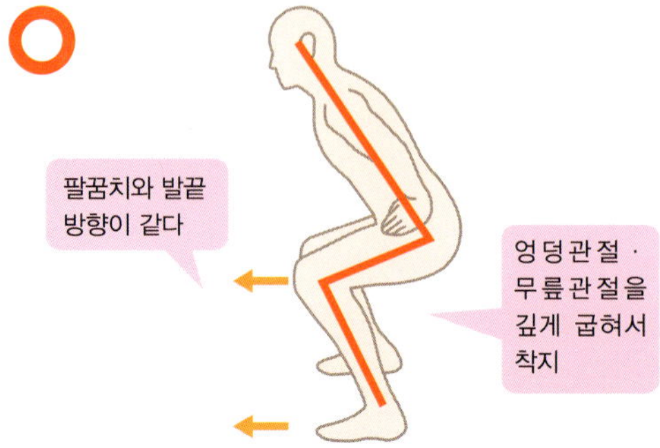

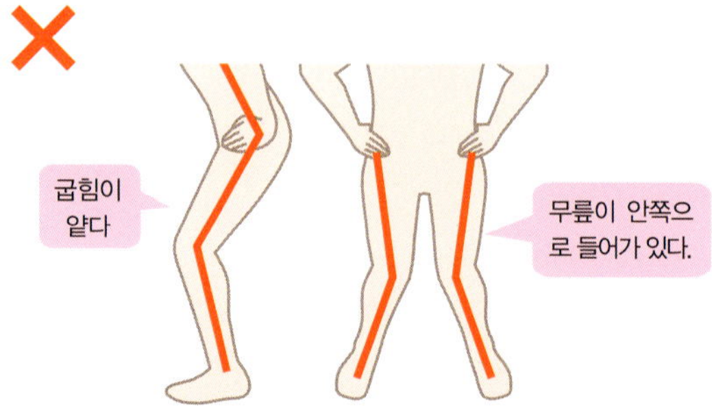

햄스트링의 근력강화

햄스트링의 수축은 무릎앞십자인대의 긴장을 이완시키는 기능을 한다. 레그 컬(leg curl)이나 러시안 햄스트링이라고 불리는 방법으로 강화를 시행한다.

레그 컬(leg curl)

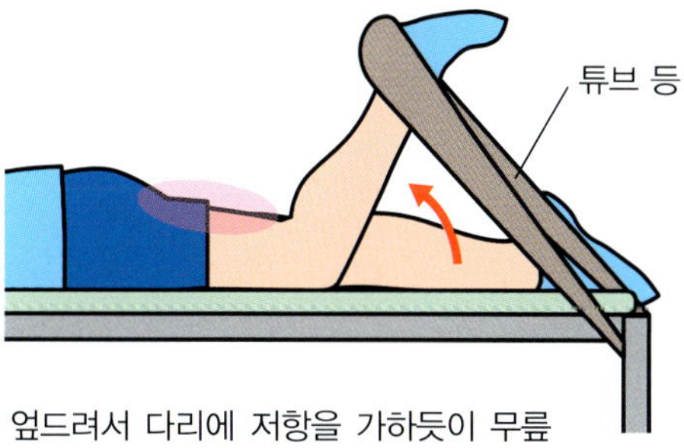

엎드려서 다리에 저항을 가하듯이 무릎 관절을 굽힌다.

러시안 햄스트링

무릎을 세운 상태에서 상체를 앞으로 기울게 하여 유지한다.

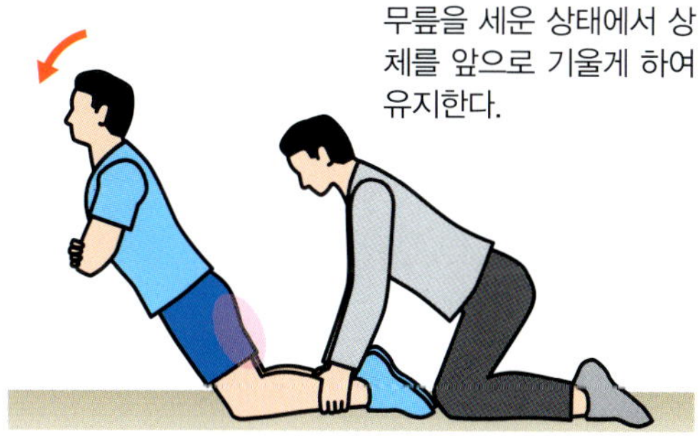

균형 트레이닝

감각기이기도 한 관절(→ P.116)의 불안정한 상태를 빨리 완화시키며, 자신의 신체를 제어하는 것을 익힌다. 고유 수용기 트레이닝이라고도 불리며, 구체적으로는 밸런스 쿠션이나 밸런스 보드라고 불리는 기구에 타서 그 위에서 선 자세를 유지하거나 한쪽 다리로 선 자세를 유지하여 불안정한 상태에서도 유지할 수 있게 하는 트레이닝을 시행한다.

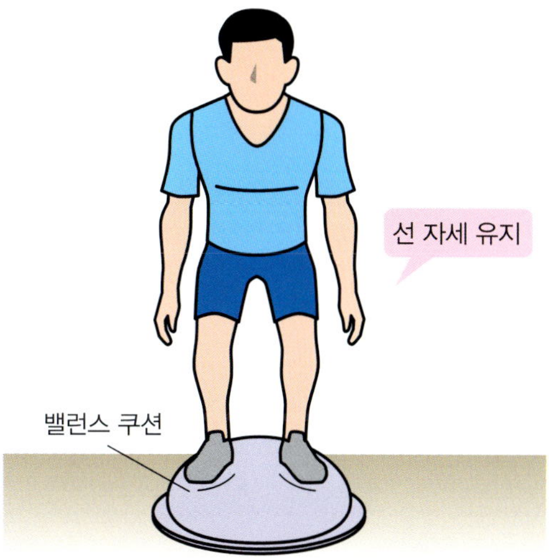

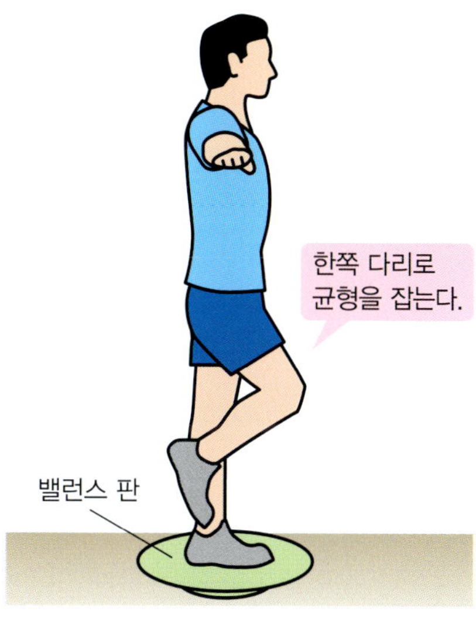

인대손상 후의 근력강화법

무릎안쪽곁인대 손상은 무릎관절에 가쪽충격 · 가쪽돌림력이 작용함으로써 발병한다.

무릎안쪽곁인대 손상의 병태

무릎관절의 안쪽 지지기구는 정적 지지로서 무릎안쪽곁인대 및 안쪽관절주머니가 있으며, 또한 동적 지지기구는 넙다리빗근 · 두덩정강근 · 반힘줄근 · 반막근이 있다. 안쪽 지지기구의 기능은 가쪽충격 및 가쪽돌림에 대한 제한이며, 특히 무릎관절의 경도 굽힘 위치에서 가쪽충격이 가해진 경우의 주된 억제 조직은 무릎안쪽곁인대이다. 손상되면 안굽이무릎 동요가 출현하며, 중증인 경우는 가쪽충격 불안정성이 출현한다.

무릎안쪽곁인대 손상은 유도나 미식축구에서 접촉 손상이 많으며, 옆쪽에서의 태클 등으로 무릎관절에 가쪽충격 · 가쪽돌림력이 작용함으로써 발병한다.

손상 원인

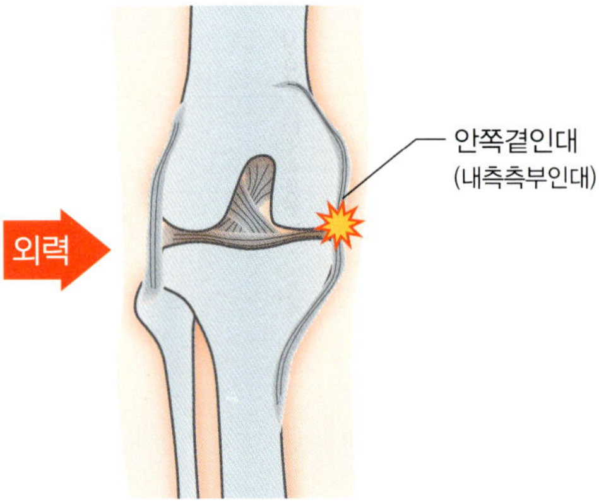

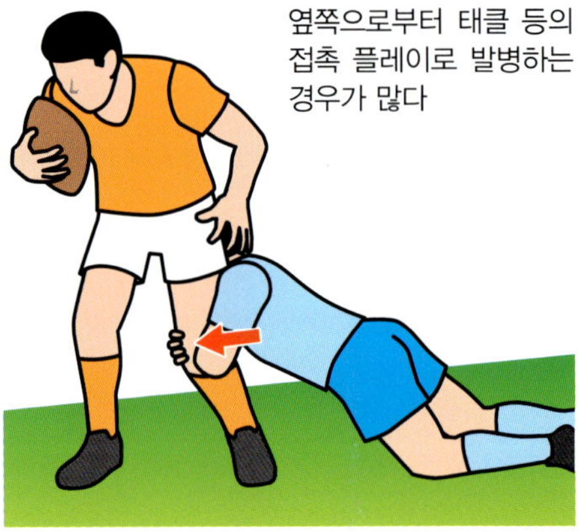

무릎 펴기 운동(terminal knee extension)

다리를 쭉 뻗고 앉은 자세에서 무릎 밑에 높이 10~20cm의 베개나 수건을 말아 넣는다. 이것을 누르듯이 엉덩관절의 폄동작을 시행하며, 동시에 무릎관절을 폄으로써 발부위를 올리고 5초 정도 유지한다. 엉덩관절 폄동작 때문에 넙다리곧은근이 억제되며, 넓은 근육무리가 작용한다.

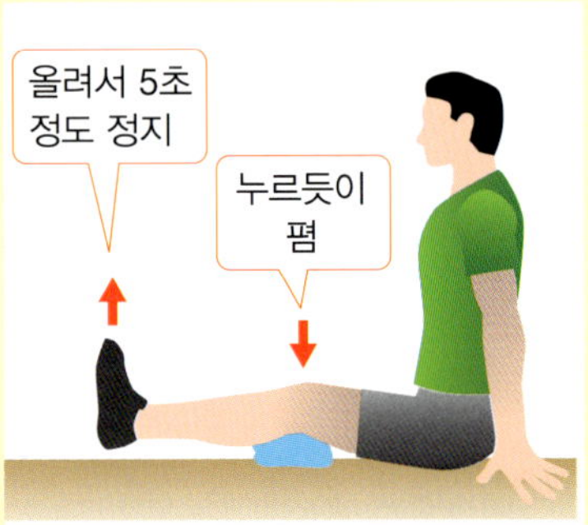

무릎안쪽곁인대 손상 후의 근력 강화 트레이닝

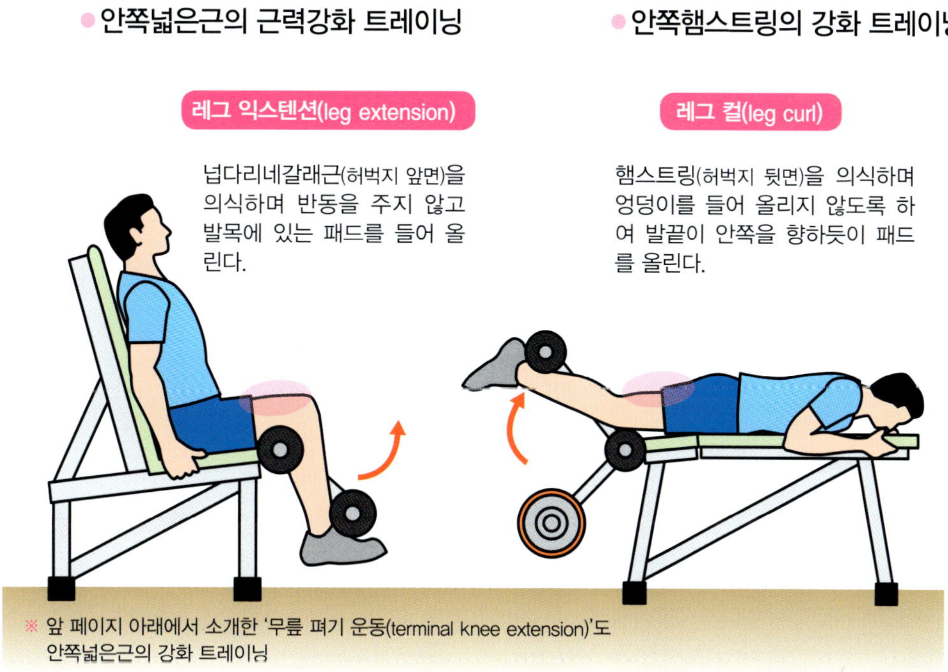

무릎안쪽곁인대 손상의 치료와 예방

무릎안쪽곁인대 손상은 중증인 경우에도 보존요법이 일반적인 치료이며, 깁스 고정의 필요성도 부정되고 있다.

급성기에는 **RICE 처치**(→ P.204)로 대응하며, 통증의 정도에 따라 목발을 짚고 보행한다. 그 후에는 무릎안굽이를 제어하는 보조기구를 장착하여 재활 치료를 시작한다.

무릎안굽이의 불안정성 예방에는 **넙다리네갈래근의 특히 안쪽넓은근의 근력강화**가 중요하며, 무릎 펴기 운동(terminal knee extension)이나 레그 익스텐션(leg extension)을 적극적으로 시행한다. 안쪽햄스트링의 강화도 중요하기 때문에 통증이 경감되면, 종아리를 안쪽돌림시킴으로써 안쪽 햄스트링의 수축을 의식한 레그 컬(leg curl)을 시행한다. 무게를 실어도 통증이 없으면, 레그 프레스(leg press)나 스쿼트(squat) 등의 근력강화나 밸런스판을 사용한 균형 훈련을 시작한다.

안굽이에 도움이 되는 보조기구

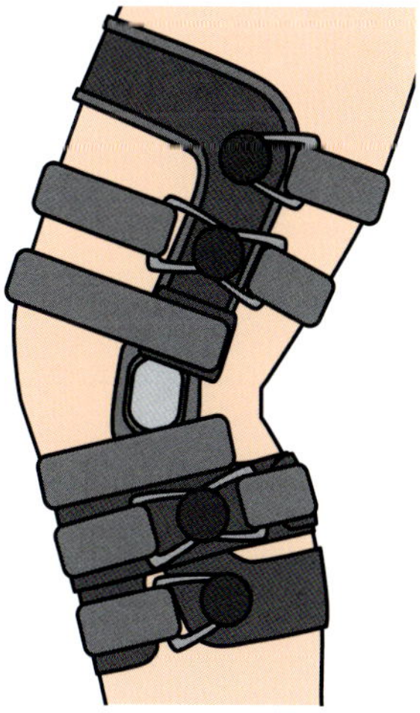

그 외의 무릎관절 통증

무릎 장애의 대부분은 무릎뼈의 가쪽 불안정성이 문제가 되어 발병한다.

무릎넙다리관절의 장애와 자세

확실한 원인을 알지 못하고 무릎관절 및 그 주위의 통증을 호소하는 사람이 많다. 무릎넙다리관절(→ P.52)에서 기인하는 장애에는 무릎연골연화증, 무릎넙다리관절증, 무릎뼈의 불완전 탈구 등이 있는데, 대부분은 **무릎뼈의 가쪽 불안정성**이 문제가 된다. 무릎의 관상면상의 배열에는 **Q각**(→ P.62)이 있는데, 이것이 커지면, 넙다리네갈래근의 수축에 의해 무릎뼈가 가쪽으로 견인된다. 때문에 이러한 자세 불량을 장애 발생의 내적 요인으로 생각할 수 있다.

임상 증상으로는 주로 무릎관절 앞면을 중심으로 한 무릎관절 통증으로 무릎연골연화증에서는 무릎넙다리관절 안쪽에서 하부에 걸친 통증이 13~15세 여자에서 특징적으로 많이 발병한다.

무릎넙다리관절 장애의 치료와 재활 치료

중증에 대해서는 몇 가지 종류의 수술 치료도 있지만, 그 대부분은 보존요법이 적합하다. 통증이 강한 시기는 스포츠 활동을 중지시킨다. 무릎뼈의 가쪽 불안정성에 대해서는 무릎뼈의 안쪽 방향에 동적 견인력으로 작용하는 안쪽넓은근의 강화가 중요해진다.

무릎 펴기 운동(terminal knee extension, → P.212)부터 시작하여 통증이 완화되면 레그 익스텐션(leg extension), 또한 스쿼트(squat)와 같은 무게를 가한 근력강화를 시행한다.

스트레칭으로서는 **넙다리네갈래근의 가쪽 섬유 신장**을 목적으로 뒤쪽에서 반대쪽 손으로 다리 부위를 잡고 엉덩관절에 가쪽돌림을 가하면서 엉덩관절 폄 · 무릎 굽힘 방향으로 스트레칭을 시행한다.

또한 무릎뼈 가쪽에 대는 패드가 들어간 보조기구도 있다.

무릎뼈 불완전 탈구용 보조기구

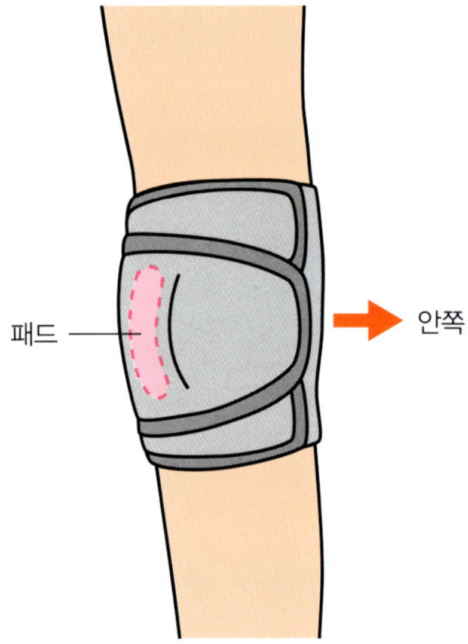

근력 강화 트레이닝과 스트레칭

무릎뼈의 가쪽 불안정성 → 안쪽넓은근의 강화

무릎 펴기 운동(terminal knee extension)
(→ P.212)

↓

레그 익스텐션(leg extension)
(→ P.213)

↓

스쿼트(squat)

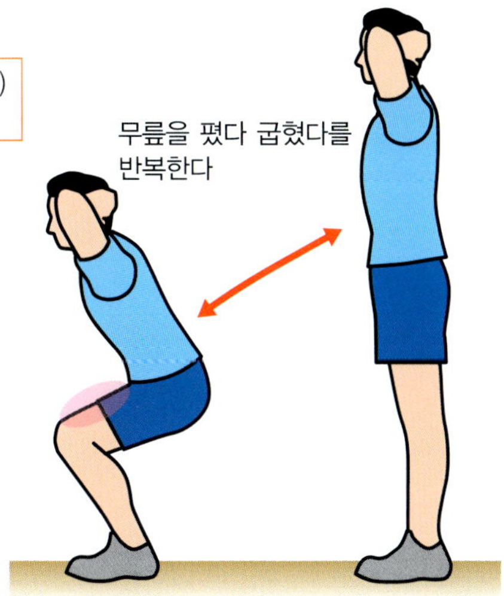

● 넙다리네갈래근 외부 섬유를 늘려주는 스트레칭

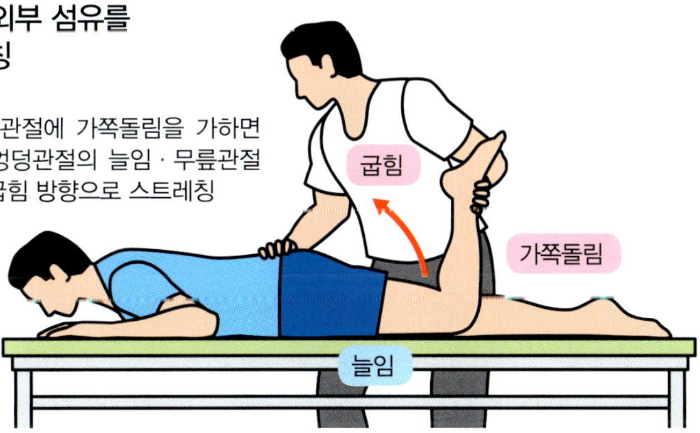

바이오 피드백 요법(biofeedback therapy)

근육 수축 시 생기는 막전위(membrane potential)의 변화(활동전위)를 근전도계(electromyograph)를 사용하여 미터나 음량으로 나타낸다. 해당 근육이 강하게 수축되었을 때 미터나 음량이 높아지며, 해당 근육이 어떠한 힘에 의해서 강하게 수축되는지 알 수 있는 방법이다.

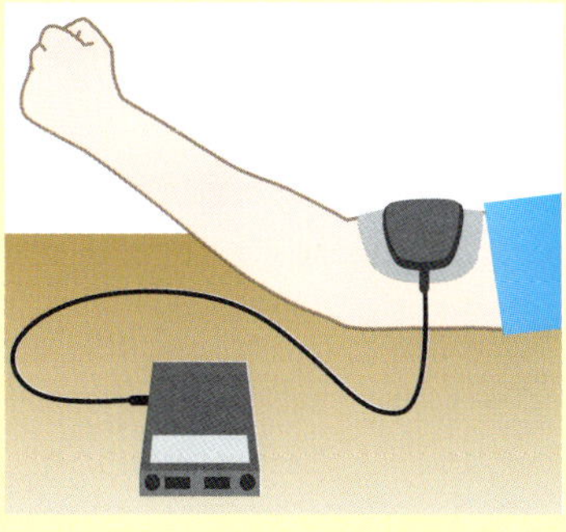

슬개건염(jumper's knee) · 오스굿슐라터병(osgood-schlatter disease)

슬개건염이나 오스굿슐라터병은 무릎 폄기구에서 기인하는 대표적인 장애이다.

무릎 폄(신전)기구의 장애와 발병 요인

무릎 폄기구에서 기인하는 장애에는 **슬개건염(jumper's knee)**이나 **오스굿슐라터병(osgood-schlatter disease)** 등이 있다. 슬개건염은 점프나 달리기의 반복에 의한 스트레스가 무릎 폄기구에 부가되면서 생기는 무릎뼈를 중심으로 한 통증성 질환이다. 오스굿슐라터병은 스포츠 활동을 왕성하게 하는 **10대** 초반의 소년들에게서 볼 수 있는 정강뼈거친면 부위의 통증질환이다.

발병의 외적 요인은 점프나 달리기 등의 스포츠 동작으로, 넙다리네갈래근의 반복 수축에 의해 생기는 무릎 폄기구로의 늘림 스트레스를 들 수 있다. 내적 요인은 넙다리네갈래근이나 햄스트링의 단축, 발목관절의 등쪽 굽힘 제한 등을 들 수 있다.

슬개건염의 발병 부위

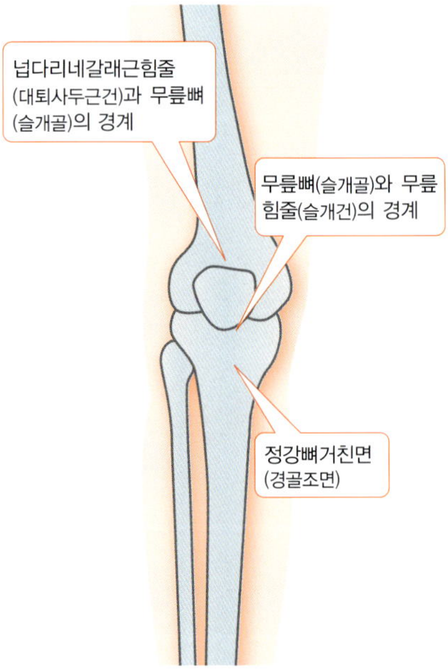

무릎 폄기구 장애의 치료와 재활 치료

염증 증상이 강한 시기에는 **냉찜질(icing)**을 시행하며, 운동을 쉬게 한다. 염증 증상이 경감되면 통증에 대해 온열요법이나 초음파요법 등의 물리요법을 시행한다. 강한 통증이 경감되면, **넙다리네갈래근이나 햄스트링의 스트레칭**을 적극적으로 시행하는데, 통증이 강한 시기의 넙다리네갈래근이나 햄스트링의 스트레칭 시, 무릎의 깊은 굽힘은 피하고, 엉덩관절의 폄을 강조하는 방법으로 시행하며, 서서히 무릎의 굽힘을 증가시켜 간다. 발관절이 경직된 경우에는 발관절의 교정도 시행한다.

넙다리네갈래근의 강화는 필요하지만, 통증을 증가시킬 위험도 내포하고 있기 때문에 통증이 출현하지 않는 각도와 저항의 **등척성 훈련**부터 시작한다.

또한, 무릎힘줄을 압박하는 것 같은 패드가 들어간 보조기구의 사용도 고려해야 할 방법이다.

넙다리네갈래근 · 햄스트링의 스트레칭

● 넙다리네갈래근 스트레칭

선 자세

벽 등에 손을 대고 늘이는 쪽 발꿈치를 잡고, 발꿈치를 몸에 가까이 한다.

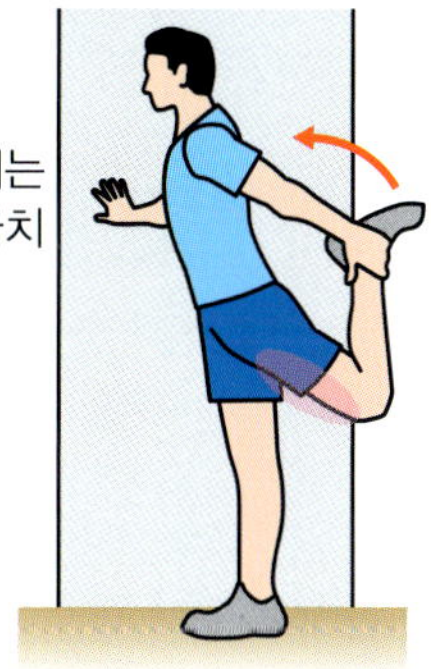

앉은 자세

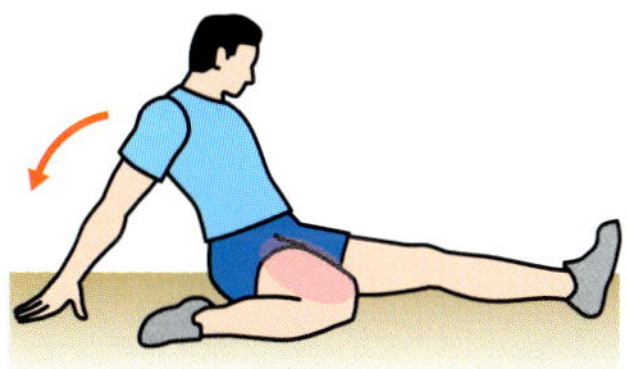

늘이는 쪽 다리의 무릎을 굽히고, 반대쪽은 늘인다. 상체를 뒤쪽으로 쓰러뜨리면서 허벅지에 탄력이 느껴지는 부위에서 그 자세를 유지한다.

● 햄스트링 스트레칭

앉은 자세

한쪽 다리는 펴고, 반대쪽 다리는 무릎을 구부린다. 상체를 앞으로 숙이고 발끝을 잡아 햄스트링을 늘려준다.

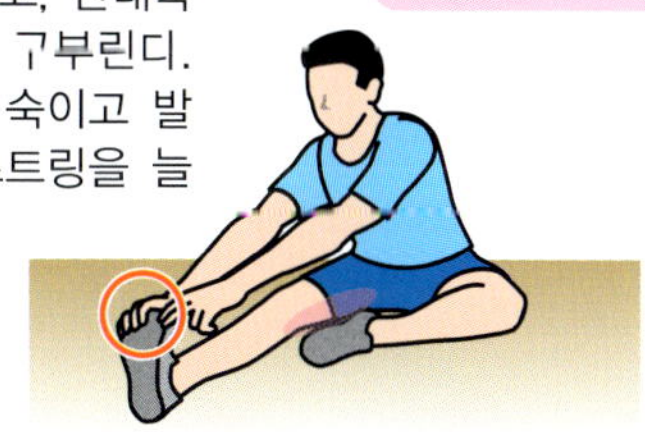

통증이 강한 시기의 넙다리네갈래근의 강화 트레이닝

앉은 자세

의자에 앉아서 무릎이 펴지도록 천천히 다리를 든다.

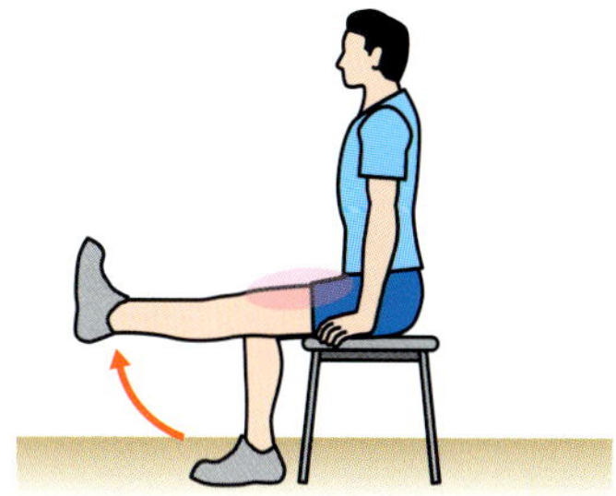

위를 보고 누운 자세

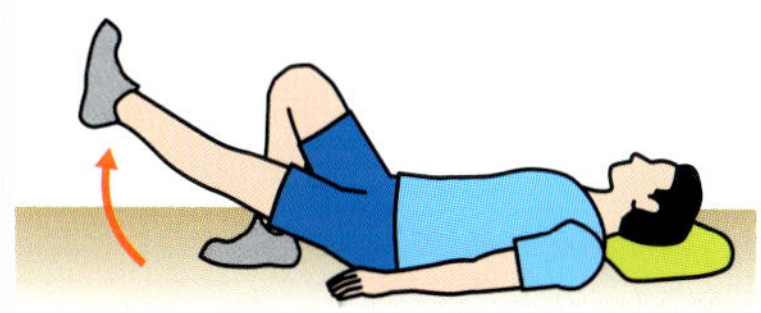

위를 보고 누워서 한쪽 다리를 세운다. 반대쪽 다리를 천천히 올린다.

발관절의 등쪽굽힘 장애와 오스굿슐라터병(osgood-schlatter disease)

오스굿슐라터병이 발병하는 소년한테서 볼 수 있는 신체적 특징으로 발관절의 등쪽굽힘 제한이 있다. 등쪽굽힘이 제한되면 스포츠 동작 시 무릎이 앞으로 나오기 어려워진다. 그에 의해 중심이 뒤쪽으로 실리며, 결과적으로 넙다리네갈래근의 과도한 수축이 필요해 지며, 오스굿슐라터병의 발병 요인이 된다고 생각할 수 있다.

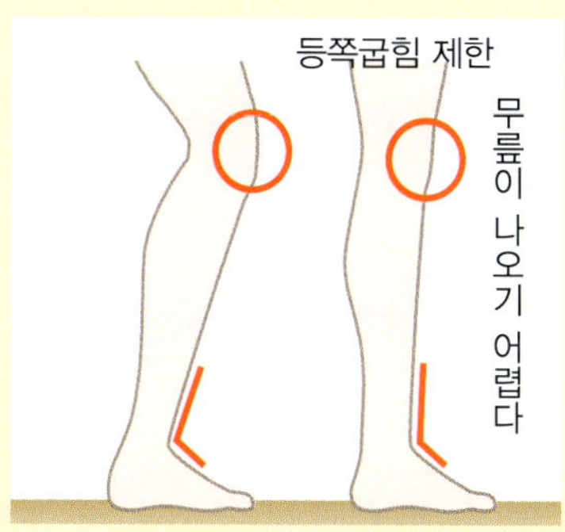

엉덩정강근막띠염증(장경인대염) · 거위발건염(아족염)

엉덩정강근막띠염증과 거위발건염은 힘줄에서 기인하는 장애의 대표적인 질환이다.

무릎을 굽힘과 폄을 반복하는 스포츠에 많은 '엉덩정강근막띠염증(장경인대염)'

무릎관절 주변에는 무릎 폄기구 이외에도 뒤쪽 햄스트링 · 무릎오목근, 안쪽의 넙다리빗근, 가쪽의 엉덩정강근막띠 등의 근육 · 힘줄이 있으며, 이 근육 · 힘줄에서 기인하는 장애를 볼 수 있다. 구체적으로는 가쪽의 **엉덩정강근막띠염증, 안쪽의 거위발건염** 등이다.

엉덩정강근막띠는 엉덩뼈능선에서 정강뼈몸쪽의 가쪽에서 주행하며, 무릎관절 폄 시에는 넙다리뼈가쪽위관절융기의 앞쪽에 있으며, 굽힘 시에는 뒤쪽으로 이동한다. 때문에 무릎의 굽힘을 반복하는 스포츠에서는 엉덩정강근막띠와 넙다리뼈가쪽위관절융기 사이의 기계적 자극에 의해 엉덩정강근막띠염증이 생긴다고 할 수 있다.

자각증상으로는 달리기에 의한 무릎 가쪽 통증이 특징적이다. 보통 달리기 시작할 때는 통증이 없으며, 달리는 거리가 증가하면서 출현한다. 엉덩정강근막띠염증이 발생하기 쉬운 스포츠로는 육상 장거리 경기, 자전거 경기 등을 들 수 있다.

달리기 중심 스포츠에 많은 '거위발건염(아족염)'

거위발(아족)은 정강뼈몸쪽 안쪽에서 넙다리빗근 · 두덩정강근 · 반힘줄근이 부채 모양으로 부착

엉덩정강근띠염증(장경인대염)과 집기 테스트(grasping test)

엉덩정강근띠염증의 경우, 무릎 굽힘 위치에서 엉덩정강근막띠를 넙다리뼈가쪽위관절융기부터 몸쪽 부위에서 양쪽 엄지손가락으로 압박한다. 그 상태에서 무릎을 펴면 30° 굽힘 위치 부근에서 통증을 호소하는 경우가 있습니다. 통과할 시 자극이 증가되기 때문이라고 생각된다.

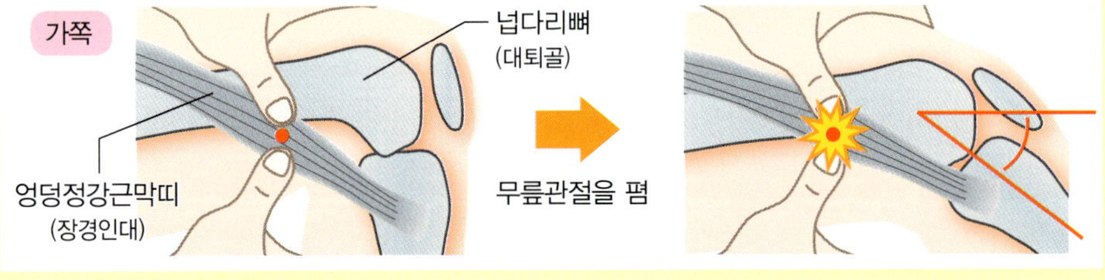

된 부위의 총칭이다. 부착부의 형태가 거위발(아족)과 닮았다고 하여 거위발(아족)이라고 이름이 붙여졌다. 닿는곳 부위에 강대한 근력을 가지는 햄스트링에 의한 견인력이 반복적으로 부가되어 해부학적 특징에 의해 무릎관절의 굽힘에 동반되는 무릎안쪽곁인대의 앞쪽 섬유와 거위발(아족) 사이의 마찰이 반복됨에 따라 힘줄의 부착부나 거위발윤활액주머니에 염증을 일으킨 것이 거위발건염(아족염)이다. 달리기가 많은 장 · 단거리 선수나 축구 선수에게서 많이 발병한다.

자각증상은 거위발부위의 통증 및 압통으로, 증례에 따르면 무릎 굽힘 시 삐걱거리는 소리가 나거나 붓는 경우가 있다.

엉덩정강근막띠염증(장경인대염)과 거위발건염(아족염)

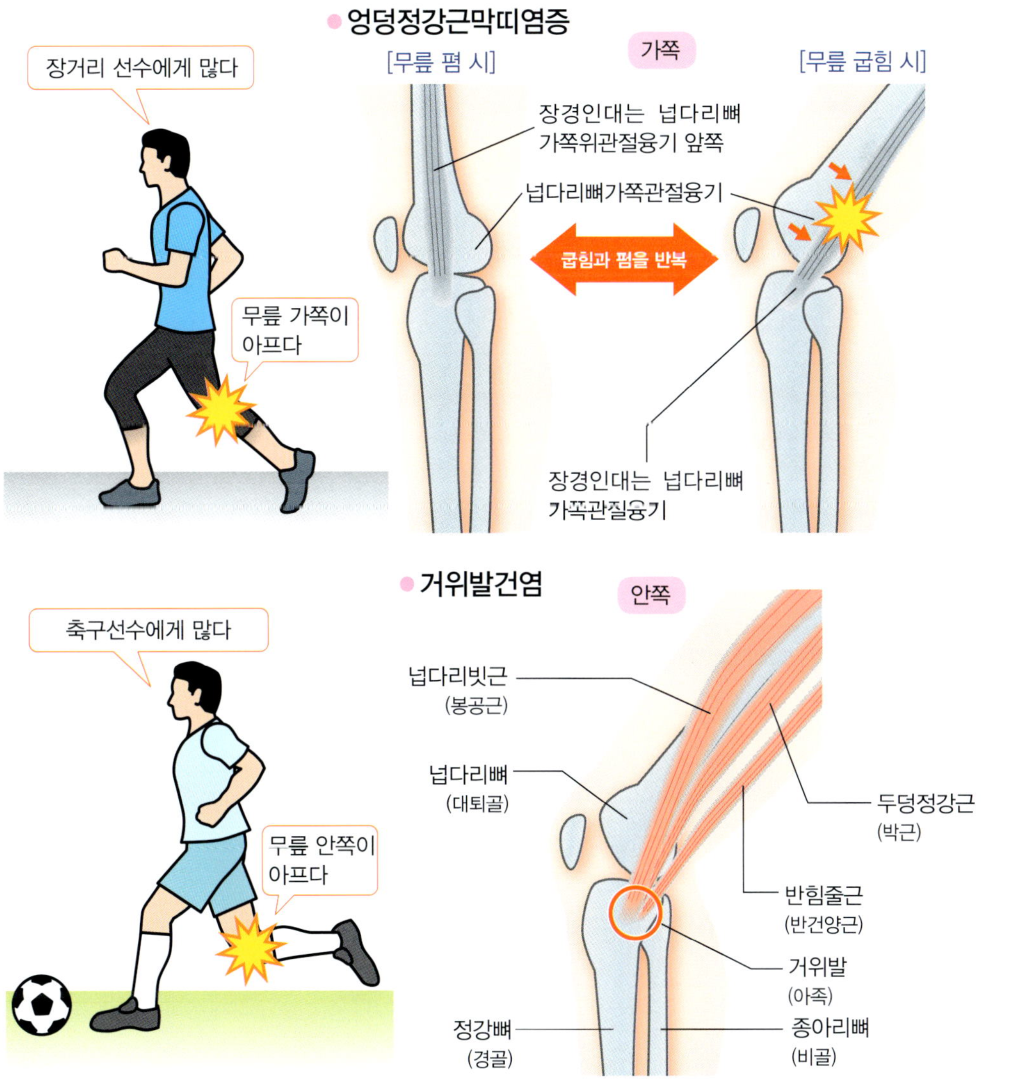

스트레칭과 근력강화법

발병의 내적 주요인으로 엉덩정강근막띠염증은 밖굽이무릎(내반슬)이나 안쪽번짐발, 거위발건염은 안굽이무릎(외반슬)이나 안쪽번짐발을 들 수 있다.

엉덩정강근막띠염증 · 거위발건염 발병의 내적 요인

엉덩정강근막띠염증을 일으키기 쉬운 내적 요인에는 밖굽이무릎(내반슬, → P.62)이나 **안쪽번짐발**(pes pronatus, 발목이 안쪽으로 기움)을 들 수 있다. 밖굽이무릎(**O자 다리**)은 무릎관절의 밖굽이를 증가시켜, 엉덩정강근막띠에 부담을 준다. 발목이 안쪽으로 기운(안쪽번짐발) 달리기 선수들은 무릎의 안쪽돌림이 강해지며, 무릎의 가쪽 지지기구에 부담이 생기며, 엉덩정강근막띠염증을 발생시키기 쉽다고 한다.

또한 중간볼기근의 근력저하는 그 대신 큰볼기근과 넙다리근막긴장근(엉덩정강근막띠의 가까운 부위)의 동시 수축을 일으킴에 따라 엉덩정강인대의 긴장을 증대시킨다.

거위발건염은 **안굽이무릎**(**외반슬**, → P.62)이나 안쪽번짐족(회내족) 등의 배열 불량이 잠재적 요인이 된다고 할 수 있다.

엉덩정강근막띠염증 · 거위발건염의 치료와 재활 치료

통증이 강한 급성기는 달리기를 중지시키고, 안정을 취하도록 한다. 염증 증상이 진정되면 온열요법이나 초음파요법 등을 시도한다. 긴장완화를 목적으로 엉덩정강근막띠염증에서는 넙다리근막긴장근부터 엉덩정강근막띠의 스트레칭을 주체로 시행하며, 거위발건염에서는 햄스트링의 스트레칭을 시행한다. 또한 통증이 출현하지 않는 범위의 저항으로 엉덩관절 벌림근육무리, 햄스트링의 근력강화훈련도 시작한다. 신장 스트레스 감소를 목적으로 **족저삽판(insole)**이나 **테이핑**으로 대응하는 것도 효과적이다.

달리기 시작 시에는 충격을 충분히 흡수 할수 있는 러닝화를 사용하며, 느린 속도로 보폭을 좁게 하여 편평하고 매끄러운 지면에서 시행하도록 지도하며, 경사가 있는 곳에서의 주행은 피한다.

족저삽판(insole)의 대응

엉덩정강근막띠염증의 족저삽판으로는 가쪽 안창, 거위발건염은 안쪽 안창을 실시한다. 가쪽 안창은 종아리에 부가되는 관상면상에서의 중심선을 안쪽으로 향하게 하여 무릎관절의 밖굽이를 감소시켜, 엉덩정강근막띠의 신장 스트레스를 감소시킨다.

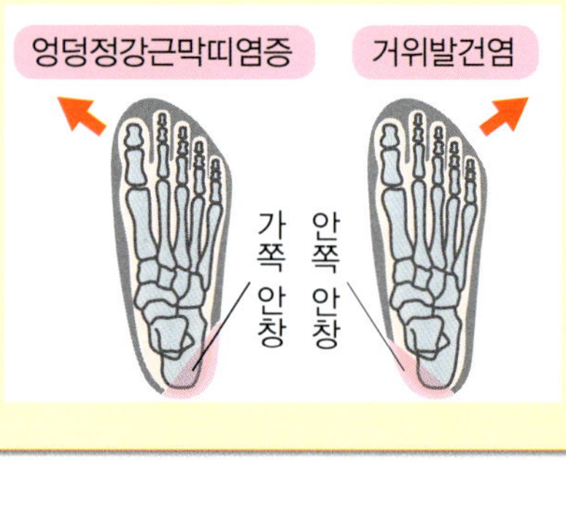

재활 치료의 스트레칭

넙다리근막긴장근(대퇴근막장근) · 엉덩정강근막띠(장경인대)

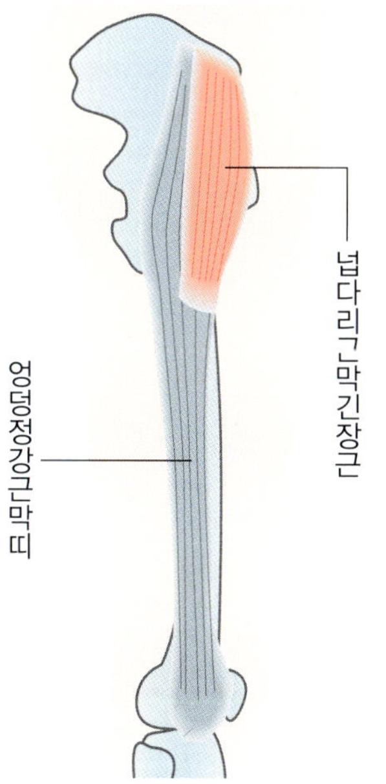

햄스트링
[넙다리두갈래근(대퇴이두근) · 반힘줄근(반건양근) · 반막근(반막양근)]

[넙다리 뒷면]

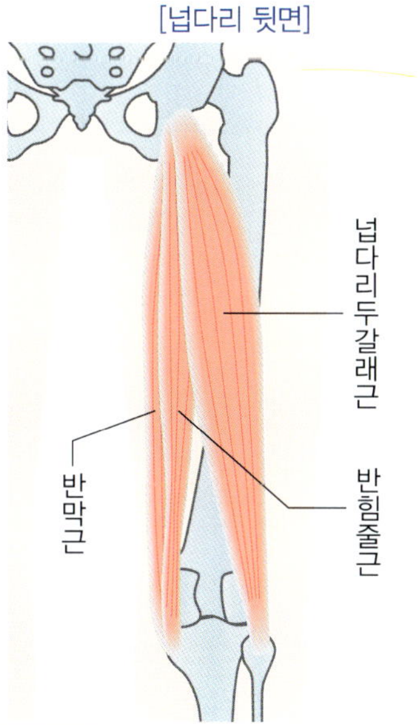

● 엉덩정강근막띠염증의 스트레칭

[선 자세]

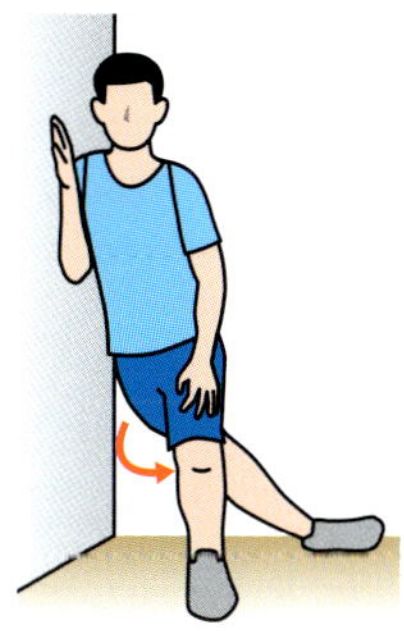

[위를 보고 누운 자세]

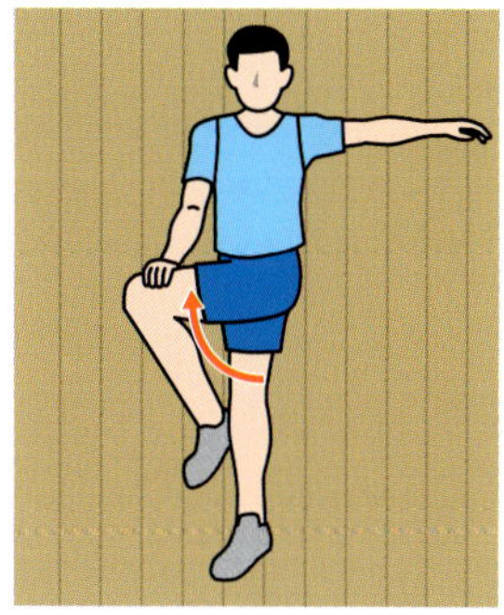

모두 넙다리근막긴장근부터 엉덩정강근막띠의 스트레칭

[앉은 자세]

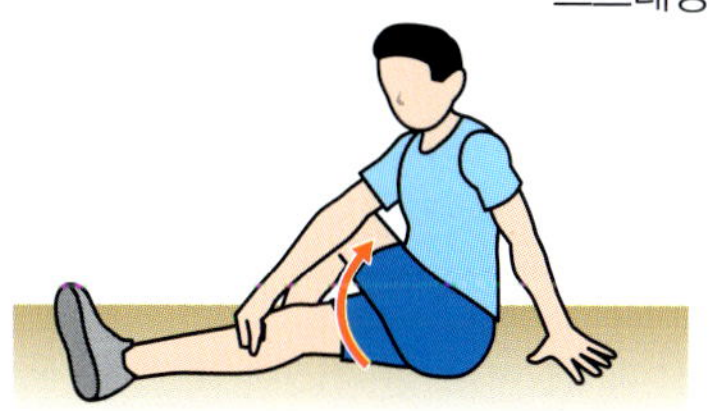

● 거위발건염의 스트레칭

[자가 스트레칭]

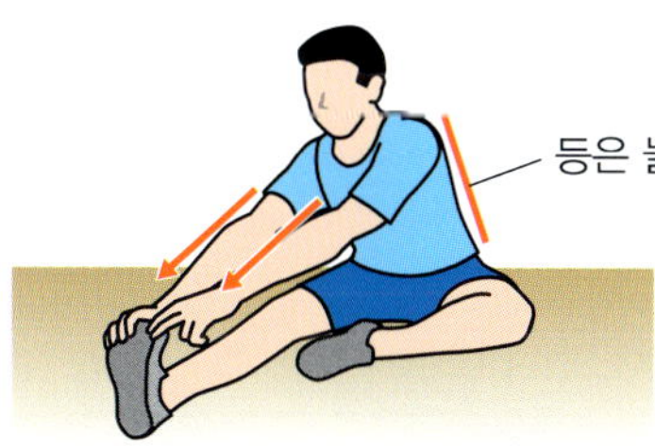

[파트너]

모두 햄스트링의 스트레칭

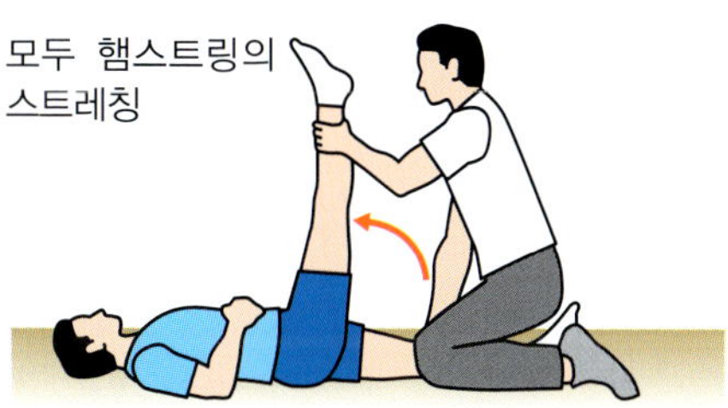

편평발의 근력강화 트레이닝

안쪽세로활이 저하된 상태의 '편평발'은 보존요법이 주가 된다.

발의 활과 편평발

편평발은 3개의 활(→ P.72) 중, 일반적으로 **안쪽세로활이 제한된 상태의 발**을 말한다. 안쪽세로활의 기능은 무게와 충격의 흡수 작용으로 발부위에 체중이 실리면 안쪽세로활을 끼고 주로 발꿈치 부위와 엄지발가락으로 분산된다. 즉, 발바닥널힘줄이 스프링과 같이 작용하여 체중을 흡수하여 분산시킨다.

편평발은 이 '**충격 흡수장치(shock absorber)**'의 역할이 손상되기 때문에 발이 피곤해지기 쉬우며, 발부위가 아플 수 있다.

성인기에서 보이는 편평발의 원인으로는 나이가 듦에 따른 근력저하나 인대의 기능저하 등이 지적된다.

편평발의 상태

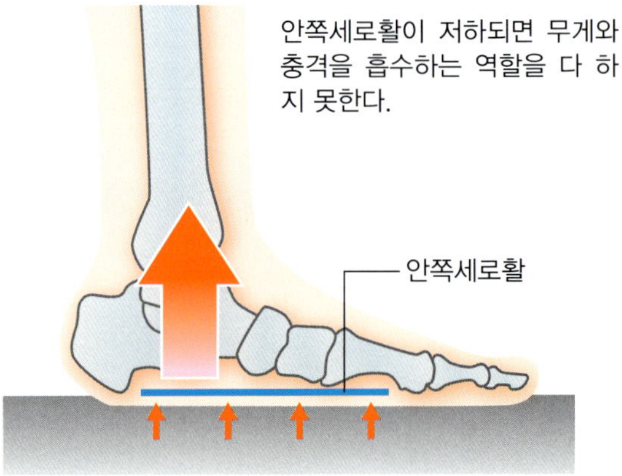

편평발 장애의 치료와 근력강화 트레이닝

수술요법과 함께 보존요법도 시행되고 있다. 일반적으로 **족저삽판(insole)** 대응을 가장 먼저 선택한다. 구체적으로는 안쪽세로활의 형태에 맞는 **활의 보조(arch support)**이다. 편평발은 안쪽번짐발(회내족, 발목이 안쪽으로 기움)을 동반하는 경우가 많기 때문에 이러한 경우는 **안쪽 깔창도 병용**된다.

안쪽세로활의 올림에 작용하는 근육은 뒤정강근, 긴엄지굽힘근, 긴발가락굽힘근 등이며, 이 근육의 강화에 의해 한번 저하된 활이 재구성되는 것은 어렵지만, 저하된 근력을 회복시킬 필요성이 있다. 발부위에 탄성 밴드를 끼고 안굽이 동작을 취하거나, 발가락으로 수건을 끌어당기는 동작을 시행하는(**수건 주름 잡기, towel gathers**) 등의 방법이 좋다. 비만인 경우는 체중감량도 증상을 완화시키기 위해서 중요하다.

안쪽세로활의 올림에 작용하는 근육의 강화 트레이닝

안쪽세로활의 올림에 작용하는 근육

[다리 뒷면]

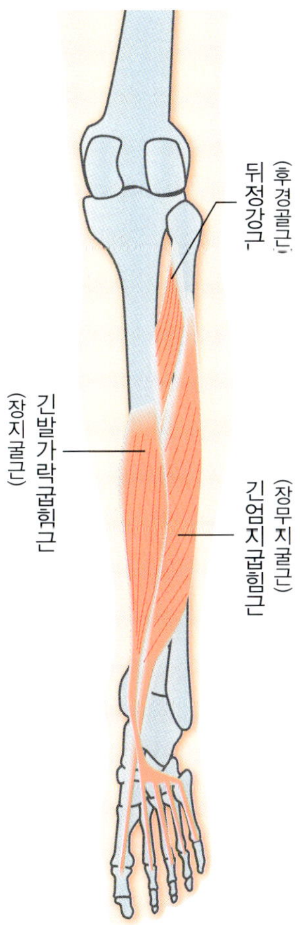

● 뒤정강근의 강화 트레이닝

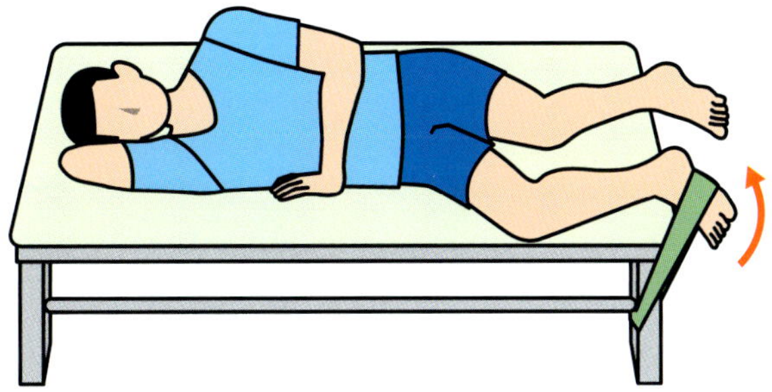

환부를 아래로 하고 옆으로 누운 자세에서 발부위를 침대 바깥쪽으로 내민다. 앞발 부위에 걸린 탄성 밴드를 끌어당기도록 발목관절을 안굽이 시킨다.

● 수건 주름 잡기(towel gathers)

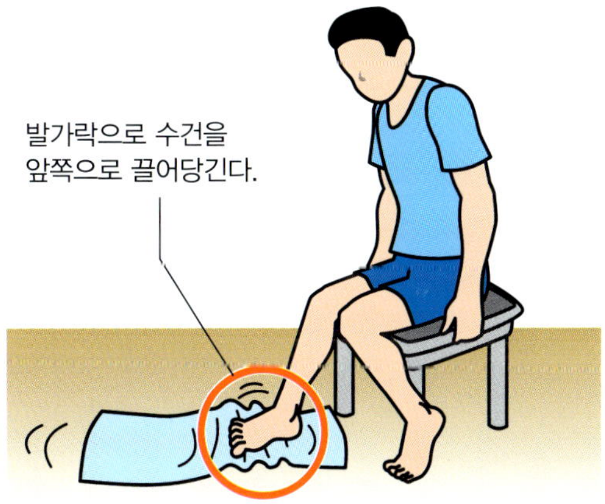

엄지발가락휨증(외반무지, pollex valgus)

엄지발가락 발허리발가락관절의 가쪽휨증 상태를 '엄지발가락휨증(외반무지)'이라고 하며, 편평발과 밀접한 관계가 있다고 한다. 증상은 엄지발가락 발허리발가락관절 주위의 통증이다. 압도적으로 여성에게 많은 것이 특징이며, 하이힐을 신는 것과의 관련성이 지적되고 있다. 중년 이후의 발병에는 근력 저하나 체중 증가가 내적 요인이다.

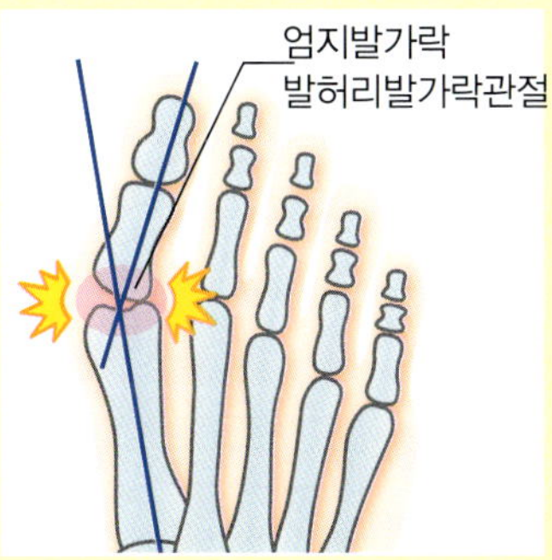

찾아보기

ㅅ

ㅇ

ㅈ

ㅊ

참고문헌

『ネッター解剖学アトラス』(Frank H. Netter 著、相磯貞和訳、南江堂)
『スポーツ整形外科学』(中島寛之監修、福林徹・史野根生編集、南江堂)
『基礎運動学(第6版)』(中村隆一・齋藤宏・長崎浩著、医歯薬出版)
『身体運動の機能解剖』(栗山節郎監修、中村千秋・土屋真希訳、医道の日本社)
『筋骨格系キネシオロジー』(Donald A.Neumann 著、嶋田智明・平田総一郎監訳、医歯薬出版)
『人体解剖学』(藤田恒太郎著、南江堂)
『標準整形外科学』(石井清一・平澤泰介監修、鳥巣岳彦ほか編集、医学書院)
『ストレッチングと筋の解剖』(Brad Walker 著、栗山節郎監訳、川島敏生訳、南江堂)
『DVD でみるテーピングの実際』(栗山節郎・川島敏生著、南江堂)
『実践アスレチックリハビリテーション Text & CD-ROM』(栗山節郎監修、川島敏生著、南江堂)
『理学療法のクリティカルパス下巻~下肢~』(David C. Saidoff、Andrew L. McDonough 著、赤坂清和・藤縄理監訳、エルゼビアジャパン)
『理学療法ハンドブック1巻・3巻』(細田多穂・柳澤健編集、協同医書出版社)
『スポーツ動作と身体のしくみ』(長谷川裕著、ナツメ社)
『スポーツバイオメカニクス入門』(金子公宥著、杏林書院)
『動作分析の実際~スポーツ障害、特に投球障害を中心として~、PT ジャーナル第 30 巻第 11 号』(山口光圀ほか、医学書院)
『選手と指導者のためのサッカー医学』(日本サッカー協会スポーツ医学委員会編集、金原出版)